ORATOR - KÖLE
SPEZIELLE CHIRURGIE

VICTOR ORATOR · WOLFGANG KÖLE

GRUNDLINIEN ZUM CHIRURGIE-STUDIUM

Band I
ALLGEMEINE CHIRURGIE

Band II
SPEZIELLE CHIRURGIE

Band III
CHIRURGISCHE UNFALLHEILKUNDE

Band IV
KURZE CHIRURGISCHE OPERATIONSLEHRE

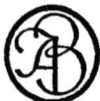

Springer-Verlag Berlin Heidelberg GmbH

SPEZIELLE CHIRURGIE

29. und 30. überarbeitete und ergänzte Auflage

von

UNIV.-DOZ. DR. WOLFGANG KÖLE
tit. ao. Professor für Chirurgie an der Universität Graz
Vorstand der II. Chirurgischen Abteilung des Landeskrankenhauses Graz

Mit 126 Abbildungen im Text und
auf 13 Tafeln in einem Röntgen-Anhang

19 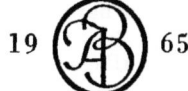 65

Springer-Verlag Berlin Heidelberg GmbH

1. Auflage	1934
2. Auflage	1935
3. Auflage	1936
4. Auflage	1936
5. Auflage	1937
6. Auflage	1937
7. Auflage	1938
8. Auflage	1939
9. Auflage	1939
10. Auflage	1940
11. Auflage	1940
12. Auflage	1940
13. Auflage	1941
14. Auflage	1941
15. Auflage	1942
16. u. 17. Auflage	1942
18. u. 19. Auflage	1943
20. bis 22. Auflage	1945
23. u. 24. Auflage	1950
25. u. 26. Auflage	1952
27. u. 28. Auflage	1960
Portugiesische Übersetzung	1936
Italienische Übersetzung	1944

ISBN 978-3-642-93599-2   ISBN 978-3-642-93598-5 (eBook)
DOI 10.1007/978-3-642-93598-5

© 1965 by Springer-Verlag Berlin Heidelberg
Ursprünglich erschienen bei Johann Ambrosius Barth, München 1965
Softcover reprint of the hardcover 30th edition 1965
Alle Rechte, auch die des auszugsweisen Nachdrucks, der fotomechanischen Wiedergabe und der Übersetzung, vorbehalten

Gesamtherstellung: Allgäuer Heimatverlag GmbH., Kempten/Allgäu

Vorwort zur 29. und 30. überarbeiteten und ergänzten Auflage 1965

Innerhalb kurzer Zeit war die 27./28. Auflage vergriffen. Mit den so rasch folgenden Neuauflagen wird es immer mehr erforderlich, neue Erfahrungen und Erkenntnisse einzufügen. Bei Erfüllung dieser Aufgabe war es für mich eine Verpflichtung, neben den Ergänzungen und ohne Verzicht auf wichtige Details, die Kürze und Prägnanz, die die „ORATOREN" so sehr auszeichnen, beizubehalten.

Eine weitgehende Kontinuität in der Darstellung und Neubearbeitung seiner beliebten und didaktisch hervorragenden Kompendien scheint durch die gemeinsame Schule gegeben zu sein; Professor ORATOR, den persönlich zu kennen ich die Ehre hatte, war an derselben Klinik in Graz bei Professor HANS V. HABERER tätig, an der von meinem verehrten Lehrer Professor F. SPATH — gleichfalls einem Schüler v. HABERERS — geleiteten Klinik ich sechzehn Jahre arbeitete.

So wurde der gesamte Stoff überarbeitet und zum Teil neu gegliedert, wie z. B. die Chirurgie des Halses und des Herzens, Fortschritte wurden berücksichtigt und sinnvoll eingeordnet.

Dabei wurde nicht vergessen, die Grundkonzeption Professor ORATORS für seine Grundlinien, die Vorlesung und Lehrbuch weder ersetzen sollen noch können, zu erhalten.

Wie bisher sollen diese Grundlinien für Studierende und Praktiker ein Wegweiser und ein brauchbares Repetitorium sein und auch dem Fachmann Gelegenheit geben, sich in kürzester Zeit über verschiedene Gebiete der Chirurgie zu informieren. Möge dieses neubearbeitete Buch eine ebenso freudige Aufnahme finden, wie die vielen vorhergegangenen Auflagen und damit beitragen, das Andenken an den großen Lehrer, Arzt und Freund der akademischen Jugend, Professor ORATOR, zu wahren.

Graz, im Frühjahr 1965   WOLFGANG KÖLE

VI

Aus dem Vorwort zur 1. und 2. Auflage 1934

„Das vorliegende Büchlein möchte zweierlei: *Erleichterung* und zugleich *Anregung* zum Chirurgiestudium bieten.

Wer als jüngerer Dozent ständig mit den Studierenden in Fühlung ist, kennt ihre berechtigte Sorge um einen Überblick des im Laufe der vier Semester in der Chirurgischen Klinik und in ergänzenden Vorlesungen gehörten, übergroßen Stoffes.

Nur in diesem Sinne eines Rückblickes, einer ordnenden Gliederung und stellenweisen Lückenfüllung, kann ein an vielen Kliniken gelesenes „Repetitorium" seine Berechtigung haben. Der allfällige Mißbrauch durch oberflächliche „Prüfungshasardeure" (denen es mehr oder minder das ganze Studium ersetzen soll), vermag dem eben angedeuteten Sinn eines solchen Wiederholungskursus nicht Abbruch zu tun. *Einen solch richtig gesehenen Wiederholungskursus zu einem förmlichen „Leitfaden zum Chirurgiestudium" umzubauen,* war der Plan vorliegender Arbeit. Es wurde versucht, durch einfache Gliederung und Hervorheben der Hauptpunkte, durch Analogisieren und gegenseitige Verknüpfung verschiedener Erkrankungsgruppen, durch mnemotechnische Hilfsmittel, durch einprägsame, z. T. absichtlich naive Skizzen und geometrische Figuren, also durch Betonung des Visuellen, den Leser zu möglichster Denk- und Lernökonomie anzuregen und so *die Grundtatsachen der speziellen Chirurgie zu dauernder Erinnerung einzugraben, nicht bloß für Studium und Prüfung, sondern fürs Leben. Nicht Vollständigkeit, sondern Erfassen der wesentlichen Leitlinien war demnach das Ziel* ...

Duisburg, 1934   VICTOR ORATOR

Inhalt

Vorwort V
Einleitung 1

Chirurgie des Schädels

I. Schädel-Hirntrauma 3
  A. Schädeltrauma 3
    1. Konvexitätsbrüche (Schädeldach) 4
    2. Schädelbasisbrüche 4
    3. Schädelschuß 5
  B. Traumatische Hirnfolgen 7
    1. Commotio cerebri (Gehirnerschütterung) 8
    2. Contusio cerebri (Gehirnquetschung) 9
    3. Compressio cerebri (Gehirndruck) 9
    4. Differentialdiagnose intrakranieller Blutungen . . . 10
    5. Spätfolgen der traumatischen Hirnschädigungen . . . 11
  C. Entzündliche Folgezustände 12
    1. Meningitis purulenta 12
    2. Hirnabszeß und Enzephalitis 13
    3. Sinusthrombose 14

II. Chronischer Hirndruck 14
  A. Raumbeengender Prozeß des Schädels 14
  B. Die häufigsten Arten der Hirntumoren 17
  C. Wichtige neurologische Lokalisationssyndrome bei Tumoren
    des Gehirns und Rückenmarks 18
  D. Der Hydrozephalus 20
  E. Schädelknochenerkrankungen 21
  F. Intrakranielle Aneurysmen 21
  G. Behandlung der raumbeengenden Prozesse des Schädels . 22

III. Die restlichen chirurgischen Schädelerkrankungen 23
  A. Angeborene Schädelerkrankungen (Enzephalozelen und
    Meningozelen) 23
  B. Chirurgische Behandlung der Trigeminusneuralgie . . . 24

C. Eingriffe bei psychischen Störungen und unstillbaren
   Schmerzzuständen 25
D. Entzündliche Schädelerkrankungen 25
E. Tumoren 25

Chirurgie des Gesichts

Drei ätiologische Gruppen: 28
I. Angeborene Spaltbildungen 28
II. Entzündliche Erkrankungen des Gesichts 29
   A. Erysipel 29
   B. Gesichtsfurunkel 30
   C. Pustula maligna 30
   D. Aktinomykose 30
III. Gesichtskarzinom — Gesichtsplastik 31

Drei regionäre Gruppen: 33
I. Mundhöhle — Zunge 33
   A. Geschwüre, besonders der Zunge 33
      1. Ulcus traumaticum 33
      2. Tuberkulöses Ulkus 34
      3. Luetisches Geschwür 34
      4. Karzinom 35
   B. Geschlossene Tumoren 35
      1. Solide Tumoren der Zunge 35
      2. Zystische Tumoren 36
II. Chirurgische Krankheiten der Kiefer 36
   A. Die unspezifischen Entzündungen der Kiefer 36
   B. Kieferzysten 38
   C. Kiefergeschwülste 39
III. Speicheldrüsen 40
   A. Organeigentümliche Erkrankungen 40
   B. Entzündliche Erkrankungen 41
   C. Parotistumoren 41

Chirurgie des Halses

I. Kropf 43
   A. Diagnose 43
   B. Krankheitszeichen 44

C.	Arten des Kropfes	46
D.	Vorkommen	48
E.	Ursachen des Kropfes	48
F.	Behandlung des Kropfes	50
G.	Gefahren der Operation	52

II. Halslymphome 56
    A. Akut-entzündliche Lymphknoten 56
    B. Spezifisch chron.-entzündliche Lymphknoten 56
    C. Maligne Lymphome 57

III. Schiefhals — Halssympathikus 58
    A. Schiefhals (Caput obstipum) 58
    B. Halssympathikus (Hals-Grenzstrang, Ganglion stellatum) . 59

Chirurgie des Brustkorbes und der Wirbelsäule

I. Mamma 60
    A. Mastitis 60
    B. Mammakarzinom und seine Differentialdiagnose 61

II. Pleura. Lunge 65
    A. Trauma 65
        1. Der Pneumothorax 66
        2. Rippenfraktur und Lungenschuß 68
    B. Rippenfell- und Lungeneiterungen 70
        1. Rippenfelleiterung-Empyem 70
        2. Lungenabszeß und -gangrän 76
        3. Bronchiektasen 76
    C. Lungen-(Bronchus-)Tumoren 77
    D. Lungenzysten 79
    E. Lungentuberkulose 80

III. Herz und große Gefäße 82

IV. Mediastinum 89

V. Speiseröhre 90
    A. „Akuter Ösophagus" 90
    B. Speiseröhrenverengung 91

VI. Wirbelsäule 95
    A. Spondylitis 95
    B. Wirbelfraktur 101

C. Kyphoskoliose. Wirbelsäulenverkrümmung 102
D. Chirurgie des Rückenmarks und thorako-lumbalen
   Sympathikus 104

Chirurgie des Bauches

I. Hernienlehre („Leibschaden", „Bruch") 107
   A. Allgemeine Hernienlehre 107
   B. Spezielle Hernienlehre 119
      1. Leisten- und Schenkelbruch (Hernia inguinalis und
        femoralis) 119
      2. Nabelbruch (Hernia umbilicalis) 122
      3. Hernia epigastrica 123
      4. Bauchnarbenbruch (Hernia cicatricea ventralis) 123
      5. Seltene, aber typische Hernien 123
      6. Zwerchfellbruch (Hernia diaphragmatica) 123

II. Chirurgische Bauchtrias: Magen — Galle — Wurmfortsatz . . 124
   A. Magen — Duodenum 124
      1. Kongenitale Pylorusstenose (Pylorospasmus) 124
      2. Das chronische kallöse Magen-Duodenalulkus 125
      3. Gastritis, Gastroptose 134
      4. Magenkarzinom 134
   B. Gallensystem 136
      1. Gallensteinleiden (Cholelithiasis) 136
      2. Karzinom der Gallenwege und des Pankreaskopfes . . . 141
      3. Steinfreie Gallenblase 141
   C. Wurmfortsatzentzündung (Appendizitis) 142
      1. Typischer Krankheitsverlauf 142
      2. Verlaufsformen — Typische Komplikationen 146
      3. Behandlungsrichtlinien der Wurmfortsatzentzündung . 150

III. Chirurgie des Darmes 151
   A. Dünn- und Dickdarm 151
      1. Angeborene Darmkrankheiten 152
      2. Bauchtraumen 153
      3. Tuberkulose des Bauchraumes 154
      4. Darmkrebs 155
   B. Ileus — Peritonitis 157
      1. Die Grundsymptome der mechanischen Darmunweg-
        samkeit 157

2. Die Grundsymptome bei der paralytischen Darmunwegsamkeit, der Peritonitis 158
3. Gegenüberstellung von mechanischem Ileus und Peritonitis 160
4. Untersuchungsschema 161
5. Gesamtübersicht aller Formen von Darmunwegsamkeit (Ileus und Peritonitis) 162
6. Klinische Hauptformen des mechanischen Ileus . . . 165
7. Klinische Hauptformen der Peritonitis 166
8. Gemischter Ileus 168
9. Synopsis der Hauptformen von Ileus und Peritonitis . 168
10. Behandlungsrichtlinien von Peritonitis und Ileus . . . 168

C. Rektum 174
1. Das Rektumkarzinom 174
2. Übrige Erkrankungen des Rektums 176

Urologie

I. Niere, Ureter 182

A. Die „einfachen" Krankheiten der Niere (angeborene, traumatische und entzündliche) 184
1. Angeborene 184
2. Nierentrauma 184
3. Paranephritischer Abszeß 185

B. „Ptosekomplex" 185
1. Nephroptose 186
2. Hydronephrose 186
3. Pyelitis 187

C. Die „großen" chirurgischen Nierenkrankheiten 188
1. Steinkrankheiten 188
2. Nierentuberkulose 189
3. Hypernephrom 190

II. Blase, Prostata 192
A. Blasenstein 195
B. Harnröhrenstriktur 195
C. Prostatahypertrophie 196
D. Sphinktersklerose 200
E. Blasendivertikel 200

III. Das äußere Urogenitale (Skrotum und Penis) 200
    A. Angeborene Mißbildungen 200
    B. Skrotaltumoren 201
    C. Peniskarzinom 203

Chirurgie der Extremitäten

I. Eiterungen 204
    A. Finger- und Handeiterungen 204
        1. Panaritium 204
        2. Handphlegmonen 208
    B. Osteomyelitis 209
        1. Akute Osteomyelitis 210
        2. Subakut-chronisches Stadium 213
        3. Atypische Osteomyelitis 213

II. Gelenktuberkulose 215
    A. Lehre vom „Fungus" 215
    B. Koxitis 220

III. Tumoren der Knochen 228
    A. Osteogenes Sarkom 228
    B. Osteome und Chondrome 230
    C. Gruppe der Knochenzysten 231
    D. Metastatische Knochentumoren 233

IV. Beinbelastungsstörungen (Pathologie des aufrechten Ganges) 234
    A. Gefäßschädigungen: Varizen, Ulcus cruris, Beingangrän . 234
    B. Arthrosis deformans 242
    C. Fußdeformitäten 245
    D. Übersicht über die wichtigsten Deformitäten 251

Schrifttum 255

Chirurgennamen, die bestimmte Symptome und
Operationsmethoden bezeichnen 256

Namenverzeichnis 257

Sachverzeichnis 259

Röntgenanhang . . . . Tafel I—XIII

Einleitung

Jedwedes Lernen der speziellen Chirurgie muß von der Tatsache ausgehen, daß uns nicht abstrakte typische Krankheitsbilder, sondern kranke Einzelmenschen mit ihren Schmerzen und Nöten entgegentreten. Doch gruppieren sich an ihnen die Krankheitszeichen („Symptome") zu individuell wechselnden, im großen und ganzen aber kennzeichnenden Krankheitsbildern: „Syndromen". Psychologisch-ärztliches Verständnis sowie die Kenntnis und richtige Anwendung der *Untersuchungsmethoden* werden durch Erheben der Vorgeschichte und Feststellen der Krankheitszeichen zur Abstraktion der chirurgischen „*Diagnose*" führen, die bei ausreichender Kenntnis der klinischen Krankheitsbilder unwillkürlich zur näheren Bestimmung des *Krankheitsstadiums* und allfällig bestehender oder drohender (für bestimmte Leiden typischer) *Komplikationen* führt.

Zur Erreichung dieses Zieles führen drei Stufen der klinischen Untersuchung:

1. Das Vorfühlen nach vorstechenden Krankheitszeichen
2. Die Überlegung der differentialdiagnostischen Möglichkeiten
3. Die darauf aufbauende zielbewußte Untersuchung

ad 1. Das Vorfühlen (sozusagen die „Aufklärung") läßt nach Anhören der Hauptklagen und vorläufiger Untersuchung die am meisten auffallenden Zeichen des Leidens erkennen.

ad 2. Die beste Leitlinie, nach der sich nun der zweite *(wichtigste!) Überlegungsakt* richtet, stellt die (erweiterte) Ursachenreihe der älteren Autoren (ALBERT, v. HOCHENEGG) dar:

Jede chirurgische Erkrankung kann sein:

1. **angeboren** („vererbt", „konnatal", „dispositionell")
2. **traumatisch**
3. **entzündlich** (meist akut: katarrhalisch, eitrig-pyogen, gangränös; allergisch!)
4. **spezifisch** (Tuberkulose, Lues, Aktinomykose; virusbedingt)
5. **neoplastisch** a) gutartig, b) bösartig
6. **dysfunktionell** (z.B. Ulcus pepticum, Steinleiden, Arthrosis deformans)

Dabei können die ersten drei als „*einfache*" *Ursachen*, die letzten drei als „*komplexe*" bezeichnet werden, da bei diesen auch endogen-konstitutionelle Faktoren wesentlich mitspielen. Das *Durchdenken dieser ätiologischen Möglichkeiten* muß für jeden Fall als *unerläßlich* bezeichnet werden. *Diese Reihe muß mechanisch im Gedächtnis sitzen, d. h. man soll sie gedankenlos aufzählen können. Nur dann ist sie in jeder Lebenslage, auch trotz Aufregung, bei der Hand.*

ad 3. Ihre Überlegung führt nunmehr zur zielbewußten Anwendung der feineren Untersuchungsmethoden, die mit mehr oder minder weitreichender Sicherheit zu einem besonderen Endurteil gelangen lassen, sofern nicht die Entscheidung zwischen mehreren Möglichkeiten der Röntgenuntersuchung, der instrumentellen Diagnostik oder den Laboratoriumsbefunden überlassen bleiben muß.

Also: Anamnese, klinische Überlegung, Differentialdiagnose, Feststellung des Stadiums und allfälliger Komplikationen, kurz die ganze Fülle der Symptomatologie („Sy.") bildet die *erste* und wichtigste *Gruppe* von Überlegungen und Feststellungen, welche als Kristallisationspunkt die *genaue Bekanntschaft mit den klinischen Untersuchungsmethoden*[1] voraussetzt *(Wichtigkeit des Famulierens!).*

Als *zweite Gruppe* fassen wir alles zusammen, was sich über Ätiologie und Pathogenese des betreffenden Falles feststellen läßt. Hier wird die Erinnerung an pathologische, bakteriologische und ähnliche Kenntnisse vielfach von Nutzen sein.

Als *dritte Gruppe* formt sich alles das, was wir über Indikation, Therapie („Th.") und Prognose des betreffenden Falles aussagen können.

Es scheint zweckmäßig, diese an Hand eines chirurgischen Krankheitsfalles angestellten Überlegungen und Feststellungen in der oben angeführten Weise zu gliedern. *Denn nur geordnetes Wissen kann im Gedächtnis bewahrt werden!*

Schließlich sei noch darauf hingewiesen, daß sich die Abkürzung „(Rö.A.)" im Text auf den Röntgenanhang am Schluß des Buches bezieht.

---

[1] BAILEY, H.: Die chirurgische Krankenuntersuchung, 4. Aufl., übersetzt von J. KASTERT. Leipzig und München 1965 — ROSTOCK, P.: Untersuchungstechnik des Chirurgen. Stuttgart 1950

Chirurgie des Schädels

Die chirurgischen Erkrankungen des Schädels ordnen sich der Hauptsache nach um zwei Brennpunkte, das „Schädel-Hirntrauma" und den „chronischen Hirndruck". Erst in zweiter Linie sind einige angeborene, entzündliche und neoplastische Leiden zu nennen. Die Hauptgefahren sind *Hirndruck* und *Meningitis*.

I. Schädel-Hirntrauma

(vgl. ORATOR–KÖLE: Chirurg. Unfallheilkunde)

Das schwere Schädeltrauma (A) tritt in drei Hauptformen auf:
1. Konvexitätsbruch
2. Basisfraktur
3. Schädelschuß

Ihre Bedeutung erhalten alle Schädeltraumen aber erst durch die Mitbeteiligung des Schädelinhaltes. Wir trennen die

traumatischen Hirnfolgen (B):
1. Gehirnerschütterung — Commotio cerebri
2. Gehirnquetschung — Contusio cerebri
3. Hirndruck — Compressio cerebri

von den entzündlichen Folgezuständen (C):
1. Meningitis
2. Hirnabszeß — Enzephalitis
3. Sinusthrombose

3 mal 3 Besprechungspunkte geben so das Gerippe unserer Kenntnis von den Schädeltraumen.

A. Schädeltrauma

Ein Schädeltrauma kann mit Weichteilquetschung *ohne* Wunde, mit Abschürfungen oder mit Weichteilwunden (meist Riß-, Platz- oder Defektwunden, im schwersten Fall „Skalpierung") einhergehen. Die Behandlung entspricht den Lehren der Wundbehandlung (Wundrandexzision und Naht; bei größeren Lappen mit Dränage; Antibiotika-

Schutz). Auch bei einfachen Kontusionen sind traumatische Hirnfolgen möglich (siehe S. 7).

Schädelbrüche entstehen (wie andere Frakturen) entweder durch *direkte* Gewalt: Lochbruch, ,,umschriebene Impression"; vorwiegend aber durch *indirekte* Gewalt: Schädelpressung (Abb. 1).

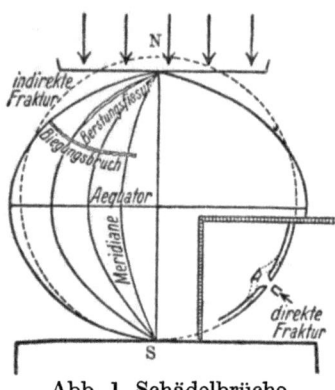

Abb. 1. Schädelbrüche

Ein einfaches Erdglobus-Schema erläutert die dabei wirksamen zwei Bruchmechanismen: Bei Pressung von den beiden Polen her entsteht an den über die Elastizitätsgrenze gebogenen Meridianen der senkrecht dazu, also *parallel zum Äquator verlaufende Biegungsbruch*, während gleichzeitig durch die Breitstauchung *Berstungsfissuren* entlang der *Meridiane* (also parallel zum Meridian) in Richtung der einwirkenden Gewalt, vom Einwirkungspunkt (,,Pol") radiär ausstrahlend (Sternfraktur), auftreten können.

1. Konvexitätsbrüche (Schädeldach)

sind bei ihrer oberflächlichen Lage meist zu erkennen an den *direkten, örtlichen Frakturzeichen* (Hämatom = Beule, Druckschmerz, Deformität, abnorme Beweglichkeit, bei Beklopfen sog. ,,Schepperschall"). Fissuren werden oft übersehen (Röntgen!).

Operationsanzeige ist gegeben bei komplizierender Wunde = offener Fraktur; bei ,,geschlossenen" Frakturen in der Regel nur bei *Impression* mit und ohne gleichzeitig bestehenden Hirn*herd*symptomen (Gefahr der JACKSON-Epilepsie!).

(Diff.-Diagnose zwischen Impression und wallartiger periostaler Reaktion älterer Hämatome manchmal schwierig!)

2. Schädelbasisbrüche

sind an *indirekten Fraktursymptomen* neben der *fast immer* festzustellenden *Beteiligung des Schädelinhaltes* zu erkennen.

Sy.: 1 *Blutungen* aus Ohr (Felsenbein, Trommelfellriß), Nase (Lamina cribrosa), Mund (Dach des Pharynx) — vorausgesetzt, daß keine direkte Verletzung dieser Organe vorliegt; bei unversehrtem Trommelfell ist ein Hämatotympanon der Ohrblutung gleichzuwerten (Otoskopie!). Bedeutungsvoll auch das Orbitalhämatom ein- oder beidseitig (,,*Brillenhäma-*

tom"), wenn es (ohne direkte Orbitalquetschung) erst einige Zeit nach dem Unfall in Erscheinung tritt — durch langsames Vorsickern des Blutes von der gebrochenen Schädelbasis ins Orbital- und Lidgewebe. *Blutiger Liquor:* er weist auf eine Duraknochenverletzung oder eine Gehirnkontusion: Blutung in den Subarachnoidalraum.

2. Schädigung von *basalen Hirnnerven:* Fazialis („peripher" = auch Stirnast beteiligt; im Gegensatz zur „zentralen" Fazialisstörung bei Apoplexie oder Hirnkontusionsherd siehe S. 40), Abduzens (Bewegungseinschränkung des Auges und Doppelbilder), Akustikus u. a. entsprechend ihrer topographischen Beziehung zur Schädelbasis (z. B. langer Fazialiskanal im Felsenbein).

3. Komplikationen von seiten des Gehirns: Contusio, Compressio (siehe S. 9).

4. Röntgenbefund (Aufnahme in 2 Ebenen oder stereoskopisch).

Seltenere Symptome sind:

5. Ausfluß von Liquor oder Gehirnmasse aus dem Gehörgang oder der Nase.

6. Hautemphysem bei Eröffnung der Nebenhöhlen der Nase oder Cellulae mastoideae („Hautknistern").

Th.: Da die Fraktur weitgehend außer acht bleibt, wird sie von der gleichzeitigen *traumatischen Hirnschädigung bestimmt* (siehe S. 10!!). Hauptgefahr: Hirndruck und Meningitis! (*keine* Ohrspülung), Antibiotika!

Nasale Liquorfisteln (Folgezustand bei 5) müssen wegen Auftretens von rez. eitriger Meningitis bzw. Hirnabszeß operativ verschlossen werden (entweder Duranaht oder Abdecken mit Muskellappen, Faszientransplantat oder Galea-Periostlappen).

3. Schädelschuß

Je nach Verlauf des Schußkanals trennen wir: Prellschuß, Streif- und Rinnenschuß, Durchschuß (Tangential-, Segmental-, Diametralschuß), Steckschuß.

Die Wirkungen des Schusses hängen ab vom Kaliber, von der lebendigen Kraft des Geschosses, der Entfernung und der Länge des Hirnschußkanals (Explosionswirkung! „KRÖNLEIN-Schuß" = das Herausschleudern der mehr oder weniger unversehrten beiden oder einer der Großhirnhemisphären aus der zerplatzten Schädelkapsel bei Durchschuß nahe der Schädelbasis). Die Geschosse büßen (soweit nicht „Querschläger" vorliegen) im allgemeinen mit zunehmender Entfernung an Wirkung ein.

Bei nächsten Entfernungen findet eine ausgiebige Zertrümmerung des Knochens und Gehirns bei mehr oder weniger erhaltener Haut statt. Aber schon von 100 m an kann man deutliche Schußkanäle beobachten. Diametralschüsse mit kleinem Ein- und Ausschuß können schon bei 600 m vorkommen, ja sogar Lochschüsse.

Schädelschüsse erfordern möglichst *frühzeitig* eine operative Behandlung (vorher Röntgen!): In Lokal- oder Allgemein-Anästhesie breite Wundrandexzision, Entfernung der Splitter, vorsichtiges Absaugen des zerstörten oder gequetschten Hirngewebes, Blutstillung (Silberclips), primärer Duraverschluß oder plastische Deckung mit Polyaethylenfolie oder dünner Spongostanplatte, Bettruhe, Antibiotika, Sulfonamide, Lumbalpunktion (siehe weiter unten). Hauptgefahren: Blutung, Hirnödem mit Stammhirnkompression, Meningitis, Hirnabszeß, mitunter mit Perforation in das Ventrikelsystem.

Die *Untersuchung jeder Schädelverletzung umfaßt:*
1. Lokale Wundrevision — klinisches Bild (Puls, Atmung, RR: Zuerst stündliche Kontrolle, später in dreistündlichen Intervallen; ferner Erbrechen bzw. Brechreiz, Bewußtseinsstörungen usw.).
2. Rö.-Aufnahmen (a.-p. [anterior-posterior] und seitlich, besser in 4 Ebenen, so daß jede Kopfseite einmal filmnahe ist, wenn notwendig auch axial oder stereoskopisch; besonderer Röntgenapparat).
3. Neurologische Untersuchung.

In *schweren Fällen* (Verdacht auf Hirndrucksteigerung):
4. Augenhintergrund („Optikuseintritt", Papillenödem bzw. Stauungspapille).
5. Vestibularis-Cochlearisprüfung.
6. Lumbalpunktion im Liegen, frühestens eine Stunde nach dem Unfall (bei stark gesteigertem Hirndruck wegen Gefahr der „Einklemmung" der Medulla oblongata in das Hinterhauptsloch zu unterlassen!): Liquordruckmessung, Blutgehalt, Zellgehalt, Kolloidreaktionen.
7. EEG-Untersuchung (Elektro-Enzephalogramm).

Behandlungsrichtlinien des Schädeltraumas (siehe auch S. 10).

Operationsindikationen sind:
1. Offene Wunden (demgemäß alle „offenen" Schädelbrüche und Schädelschüsse), vgl. ORATOR–KÖLE: Chirurg. Unfallheilkunde!
2. Impressionsbrüche, vor allem mit Herdsymptomen wie Lähmungen und andere neurologische Ausfälle, Möglichkeit einer späteren traumatischen Epilepsie (operative Hebung des Imprimates).

3. Komplikationen von seiten des Gehirns, besonders „Compressio" (siehe S. 9).

Bei Defektwunden kommt es durch Hirnschwellung und Hirnödem zum *Hirnprolaps.*

a) „Aseptischer Prolaps" infolge Drucksteigerung im Schädelinnern durch Hirnschwellung, kleine Blutungen, Arachnoiditis. Th.: Wiederholte Lumbalpunktionen in halbsitzender Lage, medikamentöse Behandlung der Hirnschwellung: „Entwässerung" mit hochprozentiger Glukose (ihr Wert ist umstritten), Humanalbumin 20% in Infusionen, Diuretika, Ruvit, Kalzium, Stellatum-Blockade.

b) „Entzündlicher Prolaps" bei Infektion offener Hirnwunden, oft durch eingedrungene Fremdkörper, mit eitriger bzw. abszedierender Enzephalitis Th.: Entfernung retinierter Fremdkörper, Punktion bzw. Dränage des Abszesses, Antibiotika, Sulfonamide; Prognose meist infaust. *Wichtig* ist deshalb die kunstgerechte (siehe S. 6) *operative Versorgung der offenen Hirnverletzungen* (Schädelschuß, offener Schädelbruch) zum *frühestmöglichen* Zeitpunkt. — *Spätfolgen:* Neigung zu migräneartigen Zuständen, Reizbarkeit, psychische Störungen; Alkoholunverträglichkeit! Über posttraumatische Meningitis serosa vgl. S. 18. Gefahr der *traumatischen Epilepsie:* meist JACKSON, seltener allgemeine Krämpfe; insbesondere nach offenen Schädeldachbrüchen und Gehirnschüssen mit narbiger Gehirnhautverlötung oder traumatischen Hirnzysten. Th.· Operativ mit sorgfältiger Exzision der Dura-Hirn-Narbe und Duraplastik nach elektroenzephalographischer Verifizierung des Krampfherdes (Krampfherd und Hirnduranarbe fast nie identisch); besonders günstig sind die Heilungserfolge nach operativer Entfernung der typischen tiefgelegenen Temporallappenherde (HEPPNER). Daneben Luminal, Hydantoinderivate wie Mesantoin, Epilan; kochsalzarme Diät, Alkoholverbot, gegen posttraumatische Kopfschmerzen dihydrierte Mutterkornalkaloide (DHE bei Normotonen und Hypotonen, Hydergin bei Hypertonen), anticholinergische Behandlung mit Akineton oder Artane (JENKNER), die dem erhöhten Azetylcholingehalt im Liquor entgegenwirkt (vgl. W. BIRKMAYER: Hirnverletzungen. Mechanismus, Spätkomplikationen, Funktionswandel. Wien 1951).

B. Traumatische Hirnfolgen

Für die chirurgische Unfallpraxis genügt die Beachtung folgender Hirnerscheinungen:

a) Herdsymptome:
Reizung oder Lähmung einzelner Zentren (vgl. bei „Hirntumor").

b) Allgemeine Hirnsymptome:

Kopfschmerz, Schwindel, Übelkeit, Erbrechen, Bewußtseinsstörungen, Atem- und Pulsstörungen (Bradykardie des „Druckpulses", zuletzt Tachykardie der Vaguslähmung), Liquor- und Augensymptome, Stammhirnkompression, Stammhirnstreckkrämpfe!

Die *allgemeinen Hirnsymptome* ordnen wir visuell in folgender Skizze (Abb. 2):

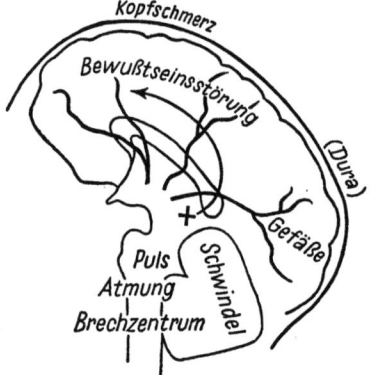

Abb. 2. Hauptsymptome der Gehirnerschütterung, anatomisch lokalisiert. Vgl. den Text

1. „Dura" und „Gefäße" = Kopfschmerz
2. „Zwischen-Mittelhirn, Großhirn" = Bewußtseinsstörung
3. „Kleinhirn" = Schwindel
4. „Medulla I" = Puls!
5. „Medulla II" = Atmung
6. „Medulla III" = Brechreiz

1. Commotio cerebri (Gehirnerschütterung)

„Stauchung des Gesamtgehirns[1] durch stumpfe Gewalt" mit funktioneller Schädigung des Hirnstammes (mikroskopisch intrazelluläre Veränderungen).

Sofort mit dem Trauma einsetzende *Bewußtlosigkeit*, von kurzer bis mehrstündiger Dauer, und Störungen vegetativer Funktionen: fahle Blässe, *Pulsanomalien* (meist bradykard), oberflächliche Atmung, gestörte Pupillenreaktion, *Erbrechen*, unwillkürlicher Stuhlabgang; nach mehr oder minder kurzer Zeit Schwinden der Symptome unter Kopfschmerzen, Schwindel, Übelkeit und mit *Erinnerungslücke*, seltener retrograder Amnesie. Nicht selten sind Erregungszustände. Erscheinungsablauf Abb. 3. Die sogenannte „schwere" Commotio (Bewußtlosigkeit länger als 24 Stunden, retrograde Amnesie, zentrales Fieber) ist meist mit Kontusionsherden (siehe unten) vergesellschaftet. Im EEG Zeichen

---

[1] Druckschwankung oder flüchtige Blockade im Blut-Liquorsystem mit Wirkung auf die Mittelhirn-Zwischenhirngegend; Prellwirkung des freien Tentoriumrandes. Das Bewußtsein ist an vegetative Zentren im Mittelhirn-Zwischenhirngebiet gebunden (ECONOMO, GAMPER), von denen die Großhirnrinde aktiviert wird (Pfeil in Abb. 2).

einer diffusen leichtgradigen Schädigung des Gehirns bzw. Schädigung subkortikaler Zentren.

Differentialdiagn.: Alkoholrausch, komatöse Zustände (urämisch, diabetisch, hepatogen, Gas- und andere Vergiftungen), Apoplexie! Epilepsie, Elektro-Unfall u. a., allenfalls Kombination!

2. Contusio cerebri (Gehirnquetschung)

Makroskopischer Zertrümmerungsherd (allenfalls „Contrecoup": gegenüber der Stelle der einwirkenden Gewalt). Ausgang in Narbe oder Zyste. Sofort beim Unfall, neben allfälligen Commotio-Symptomen, entstandene, länger bestehenbleibende Herdsymptome, z. B. Pyramidenbahnsymptome (BABINSKI, einseitige Reflexsteigerung, Paresen), Hirnnervenlähmung; Anisokorie. Oft zentrales Fieber (Reizung des Corpus striatum). Bewußtlosigkeit häufig länger und tiefer als bei einfacher Gehirnerschütterung; manchmal gefolgt von Unruhe oder Aufregungszuständen. Bei Streckkrämpfen meist ernste Prognose. Erscheinungsbild Abb. 4. Im EEG neben Zeichen einer ausgeprägten diffusen Schädigung des Gehirns auch kortikale Herdbefunde (Delta- oder Thetafokus).

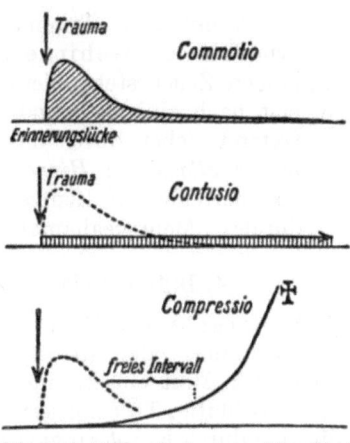

Abb. 3, 4, 5. Erscheinungsablauf bei
Commotio ⎫
Contusio ⎬ cerebri
Compressio ⎭

3. Compressio cerebri (Gehirndruck)

Mißverhältnis zwischen Schädelraum und -inhalt; als akutes Krankheitsbild meist infolge einer Blutung. Leitsymptom: „freies Intervall".
Erst einige Zeit nach dem Trauma (nach „freiem Intervall" bis zu mehreren Stunden!; vgl. bei chron. Hirndruck!) auftretende, sich steigernde allgemeine Hirndruckerscheinungen (Kopfschmerz, Brechreiz, zunehmende Sensoriumstrübung, *Vaguspuls* u. a.), denen sich bald *einseitige* Herdsymptome der Zentralwindungen (motorische *Krämpfe* — kontralateral!, später *Lähmungen*, starre *Pupillenerweiterung* auf der Seite der Blutung) hinzugesellen. *Typus: Epidurales Meningeahämatom* (leichte Verletzlichkeit der Meningeaäste und begleitender Venen wegen

anatomischer Lagerung in Knochenrinnen!). Der Liquor kann dabei blutfrei sein! Diagnose manchmal schwierig bei gleichzeitiger schwerer Commotio oder Rauschzustand, da luzides Intervall nicht erkennbar! Wichtige Hilfsuntersuchungen: EEG, herdseitige Karotisangiographie (Abdrängung der Gefäße vom Schädelknochen), Probetrepanation. — Erscheinungsbild Abb. 5.

Diese drei Formen posttraumatischer Hirnfolgen sind oft miteinander vermengt *(— man bringe die Abb. 3–5 in eine sich deckende Skizze!!)*. Das klinische Bild muß stets in seine Bestandteile analysiert werden:

1. sofort mit dem Trauma einsetzende *flüchtige allgemeine* Hirnsymptome der Gehirnerschütterung
2. längere Zeit bestehenbleibende Herdsymptome der Hirnquetschung
3. erst nach einigen Stunden („freiem Intervall"!) in Erscheinung tretende (eben durch das wachsende Hämatom bedingte) *zunehmende allgemeine Hirnerscheinungen* + *einseitige Herdsymptome* der betreffenden Zentralwindungen = akuter Hirndruck (epidurales „Meningeahämatom").

4. Differentialdiagnose intrakranieller Blutungen

1 Subarachnoidalblutung: Traumatisch (bei jedem schweren Schädeltrauma) oder spontan aus anlagebedingtem basalem Aneurysma Sy : Akut einsetzende meningeale Symptome, Liquor: sanguinolent bis blutig. Th : konservativ, bei Aneurysma Operation nach Lokalisation durch Karotisangiographie.

2 Subduralblutung: Venöse Blutung in den Subduralraum, traumatisch oder spontan bei chron. Gefäßerkrankungen (Rö.A. 1). Langes freies Intervall (Tage, Wochen, Monate) Sy.: Allmählich zunehmende klinische Symptomatik, Liquor xanthochrom Th.: Op. Entleerung durch ein Trepanationsloch, Ausspülung und Einlegen eines Zigarettendrän.

3. Epiduralblutung: Arterielle Blutung aus der A. mening. med. in den Epiduralraum, nur traumatisch; Liquor in der Regel frei. Sy.: Rasch zunehmende Hirndrucksymptome, kurzes freies Intervall. Th.: Trepanation, Entleerung des Hämatoms, Umstechung der A. mening. med.

Therapie bei Schädel-Hirnverletzten

1. *Allgemeine Richtlinien:* Schockbekämpfung (bei schwerem Schock definitive Wundversorgung erst nach behobenem Schock), Lumbalpunktion im Liegen mit Liquordruckmessung, Flachlagerung bei niedrigem

I. Schädel-Hirntrauma 11

Liquordruck, Hochlagerung bei erhöhtem Liquordruck; Antibiotika, je nach Schwere des Traumas 3—10 Amp. Akineton in eine Infusion mit Kaliumzusatz (z. B. Elomel IV), Hvdergin, Vit. B_1, Euphyllin, Ruvit, Kalzium, Permease, Panthesin 0,3%, Sandosten; Stellatum-Blockade; „Entwässerung" (siehe S. 7), Beachtung normaler *Stuhl-* und *Blasenentleerung*, evtl. Anlegen einer Blasendauerdränage! O_2 nasal; vorsichtige flüssige Ernährung (Gefahr der Schluckpneumonie, daher Nasensonde!), Sitzwache!

2. *Im besonderen:*

a) bei *Commotio:* Bettruhe mit einer der Schwere des Traumas entsprechenden Dauer, Vitamin-B-Komplex, Kalziumbromat, symptomatisch: Eisblase, Novalgin, Pyramidon. Bei Erregungszuständen: Extr. opii 0,03 mehrmals tgl., Largactil-Phenergan-Alodan-Injektionen, Hydergin-Panthesin-Infusionen, Humanalbumin 20%, Urea.

b) bei *Compressio: Überwachung* und Beobachtung des Bewußtseinsgrades, Auftreten von Herdzeichen und Hirndruck! Zunehmende Pulsverlangsamung, Vertiefung und Beschleunigung der Atmung, Temperaturanstieg und RR-Anstieg bedeuten höchste Gefahr! *Operationsindikation lebensrettend!!* Trepanation, Ausräumung des Hämatoms, sorgfältige Blutstillung der A. mening. med.; vgl. ORATOR-KÖLE: Kurze chirurg. Operationslehre.

c) bei *Contusio:* Anfangs abwartend. Meist fehlt bei intraduraler Hirnblutung der Druckpuls. Bei anhaltender tiefer Bewußtlosigkeit wegen Pneumoniegefahr Absaugen, am besten baldige *Tracheotomie*, welche das Absaugen ungemein erleichtert. Bei Zunahme der Hirndruckerscheinungen *beidseitige Dekompressionstrepanation* (durch temp., etwa fünfmarkstückgroße Trepanation mit sternförmiger Duraspaltung bzw. Wegnahme der Dura und Stichinzision der Arachnoidea kann Liquor in die Weichteile abfließen, wodurch dem Hirndruck eine Ausweichmöglichkeit gegeben ist [K. H. BAUER]). Berechtigt ist ferner bei derartigen Fällen die *künstliche Hypothermie* (Senkung der Hyperthermie und Herabsetzung des O_2-Bedarfes des Gehirns). Allenfalls noch Hämostyptika (diffuse Blutungen) wie Kalzium, Clauden, Naphthionin, Reptilase, 10% NaCl.

5. Spätfolgen der traumatischen Hirnschädigungen

1. „Postkommotionelle Beschwerden" bei vasolabilen Patienten: Neigung zu Kopfschmerzen, Empfindlichkeit gegen Hitze, Sonnenbestrahlung, Alkohol, besonders bei körperlicher Anstrengung: Orthostatische Belastungsschwäche. **Th.:** Dämpfung des vegetativen

Systems, Besserung der zerebralen Durchblutungsverhältnisse, entsprechende Übungsbehandlung (Gymnastik, Wechseldusche).

2. **Chronisches subdurales Hämatom**: Komatöse Zustände, oft erst nach Wochen, auch nach leichtem Trauma, mit zunehmenden zentralen Herdsymptomen auftretend, siehe S. 10.

3. **Traumatische Epilepsie** infolge Schädigung der motorischen Rindenbezirke durch derbe Haut-Dura-Hirn-Narben mit Verziehungen der Ventrikel, siehe S. 7.

4. **Traumatischer Pneumozephalus**: Lufteintritt in den Subduralraum usw. bei Frakturen mit Eröffnung der Nasennebenhöhlen oder Proc. mastoideus. Liquorfistel siehe S. 5.

5. Spätblutungen, Spätenweichungen, Hirnabszesse, Hirnleistungsschwäche, Wesens- und Charakteränderungen.

C. Entzündliche Folgezustände

1. Meningitis purulenta

Von den entzündlichen Hirnkomplikationen die wichtigste. In ihrem Erscheinungsablauf suchen wir drei Stadien zu unterscheiden: Prodrome, Reizung, Lähmung.

Im Gegensatz zu der vorwiegend basalen tuberkulösen Meningitis der internen Medizin steht die chirurgische Konvexitätsmeningitis.

Die Symptomatologie gliedert sich in:

a) Entzündungszeichen (Fieber!)
b) allgemeine und lokale Hirnsymptome (psychische Störungen, Kopfschmerz, Erbrechen, Krämpfe, Lähmungen, Hirnnervenausfall usw.)
c) eigentliche Meningealsymptome:
    α) Nackensteife ⎫
    β) „KERNIG"   ⎬ Dura-,,Spannungszeichen"
    γ) Hauthyperästhesie = *sensible* Reizerscheinung
    δ) Sehnenreflexsteigerung = *motorische* Reizerscheinung

Ätiologisch kommen folgende Formen in Frage:

a) traumatisch   = „direkt"
b) otogen, rhinogen, Erysipel, Furunkel im Gesicht   = „fortgeleitet"
c) bei Meningitis epidemica, Typhus, Pneumonie, Influenza usw.; manchmal nur „Meningismus" = „metastatisch"

d) **Meningitis** bei Ventrikeldurchbruch eines Hirnabszesses, prognostisch infaust, vgl. bei Schädelschuß!
Diagnose gesichert durch Lumbalpunktion und Liquoruntersuchung. Abzugrenzen basale Meningitiden (tbc., luetisch, Virusmeningitis), „Meningismus" bei Infektionskrankheiten, Vergiftung, Hitzschlag und „rote Meningitis" bei spontaner Subarachnoidalblutung, vgl S. 10.
Th.· Chirurgische Beseitigung des Ausgangsherdes, wiederholte Lumbalpunktionen (Liquorausstrich, Kultur, Resistenzbestimmung), Antibiotika intralumbal und allgemein, evtl. Ersatz des abpunktierten Liquor durch Luft zur Anregung der Liquorproduktion, Strophantin. Prognose schlechter als bei der Meningokokkenmeningitis. Später Gefahr des sekundären Hydrozephalus infolge Verwachsungen der Hirnhäute und gesteigerten Liquordruckes.

2. Hirnabszeß und Enzephalitis

Die **Symptome**, die in vielen Fällen nur zum Teil in Erscheinung treten, insbesonders wenn sich Hirnabszesse in stummen Abschnitten des Gehirns lokalisieren, gliedern sich in drei Gruppen:

a) allgemeine: Fieber, Delirien, Schwäche, Abmagerung
b) allgemeine Hirnsymptome: Kopfschmerz, Schwindel, Erbrechen, Vaguspuls (mit der Lage wechselnd!), oft anfallsweise und mit Krämpfen; Stauungspapille fehlt häufig. Liquorbefund: In der Regel mäßige Zell- und Eiweißvermehrung; lumbale oder subokzipitale Luftfüllung (PEG = Pneumoenzephalographie), bei gesteigertem Hirndruck Ventrikulographie (DANDY).
c) Herdsymptome!!
z. B. Schläfenabszeß: Aphasie, Lähmungen
Kleinhirnabszeß: Nackensteife, Nystagmus, Ataxie

Ätiologisch (so wie bei der Meningitis) drei Gruppen:
1. direkt — traumatisch („Frühabszesse", „Spätabszesse")
2. fortgeleitet — otogen (bevorzugt Schläfenlappen, Kleinhirn); rhinogen (Stirnhirn)
3. metastatisch — am häufigsten bei Bronchiektasen

Th.: 1. In der *akuten* Phase konservativ, Antibiotika und Sulfonamide. 2. Im Stadium der *Abkapselung* mit Steigerung des Hirndruckes Aspiration-Punktionsbehandlung mit Antibioticis, nach Möglichkeit *keine* Dränage (Hirnprolaps!). 3. Im *chronischen* Stadium elektrochirurgische Exstirpation mit der Membran in toto.

Die nicht-eitrige Enzephalitis ist in ihrem Frühstadium ohne chirurgische Bedeutung (Näheres in Lehrbüchern der Neurologie).

3. Sinusthrombose (zur Ätiologie und Therapie vgl. S. 30)

Symptome (neben ursächlichem Herd, z. B. Oberlippenfurunkel):
a) septische Fiebererscheinungen (Schüttelfrost, Milztumor usw.)
b) allgemeine zerebrale Symptome: Kopfschmerz, Klopfschmerz usw.
c) lokale Erscheinungen: **lokales Ödem und Stauungserscheinungen, lokaler Druckschmerz** (z. B. Sinus cavernosus: Lidödem, Protrusio bulbi mit Chemosis und Pupillenstarre, Trigeminusdruckpunkt; Sinus transv.: Ödem und Druckschmerzhaftigkeit am Proc. mastoideus u. a., allenfalls Fortschreiten der Thrombose auf die Jugularvene: tastbarer Strang!). Sinus longitudinalis: Venenstauung, Ödem und Rötung in der Scheitelregion

Th.: Sulfonamide, Antibiotika in hohen Dosen, Antikoagulantien, dehydrierende Maßnahmen, Bluttransfusionen, Unterbindung der V. jugularis.

Synoptisch ergibt sich für die entzündlichen Hirnkomplikationen folgendes Schema:

	Meningitis	Hirnabszeß	Sinusthrombose
Entzündungserscheinungen	+ + +	+ — !	+ +
Allgemeine und lokale Hirnerscheinungen	+ +	+ ? —	+ —
Besonderes	Meningealzeichen	ätiologischer Hinweis und allfällige Herdsymptome	lokaler Druckschmerz, Ödem und Stauung; Sepsis ? ätiologischer Anhalt

II. Chronischer Hirndruck

Der Symptomenkomplex des chronischen Hirndrucks entspricht der Gruppendiagnose

A. Raumbeengender Prozeß des Schädels

Es kann sich dabei handeln um „Hirntumoren" in weiterer Bedeutung, d. h. sowohl echte Tumoren wie auch Granulationsgeschwülste

II. Chronischer Hirndruck

(Tuberkulom, Gumma), Hirnabszesse (s. S. 13) und Zysten, um Hydrozephalus, Knochentumoren, Aneurysmen u. a., z. B. Syndrom des *Pseudotumors*: intrakranielle Drucksteigerung ohne Tumor evtl. durch basale Meningitis (siehe S. 18).

Da außer der Gehirnsubstanz auch noch das Blut- und Lymphgefäßsystem sowie die Liquormenge der Arachnoidal- und Ventrikelräume den Schädel erfüllen, können bei Entstehen eines raumbeengenden Prozesses Liquor und Venenblut z. T. aus dem Schädel hinausgedrängt werden. Erst die *Erschwerung des arteriellen Zuflusses* (die trotz anfänglich kompensatorischer Blutdrucksteigerung eintritt) sowie die *Kompression der Gehirnmasse* lösen Krankheitserscheinungen aus.

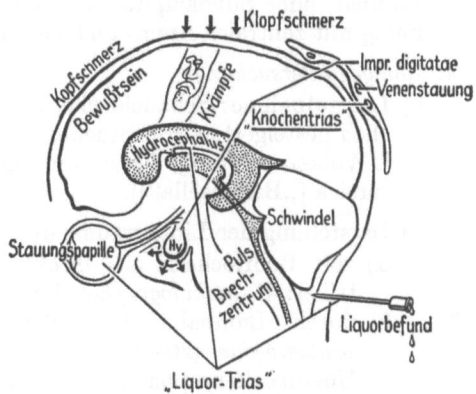

Abb. 6. Chronischer Hirndruck: dem Symptomenkomplex der Abb. 2 ist eine im Röntgenbild erkennbare „Knochentrias" und eine „Liquortrias" beizufügen. Der Foet in Abb. 6 und 7 soll die topographische Lage der motorischen Zentren in Erinnerung rufen!

So gibt es (ähnlich wie bei der akuten Compressio cerebri) eine längere *Zeit der Latenz*, ehe die Zeichen des chronischen Hirndrucks in Erscheinung treten; der weiche Schädel des Kleinkindes läßt oft ein typisches Krankheitsbild überhaupt nicht zustande kommen.

Der Symptomenkomplex stellt eine Erweiterung der bei den traumatischen Hirnfolgen als „allgemeine Hirnsymptome" aufgezählten Krankheitszeichen dar und sei in folgender Lokalisationsskizze gezeichnet. Den „allgemeinen Hirnsymptomen" der Commotio gesellt sich eine „Liquortrias" und eine „Knochentrias" bei (vgl. Abb. 6).
Hauptsymptome: Kopfschmerz, „zerebrales" Erbrechen, „Vagus"-Puls, Schwindel, Stauungspapille (Sehstörungen).

An Untersuchungsmethoden ist folgendes heranzuziehen:

1. *Neurologischer Befund:* Hirnnervenbefunde, wichtigste Hirnzentren, Pyramidenbahnzeichen, Oberflächen- und Tiefensensibilität, Ataxie.

2. *Augenuntersuchung:* Augenhintergrund, Stauungspapille ? Ophthalmodynamometrie (Messung des Druckes in der V. centr. retinae).

3. *Liquorbefund:* Druck (im Liegen gemessen), Aussehen, WAR, zytologischer Befund, Kolloidreaktionen, Globulin- und Gesamteiweißbestimmung. Bei gesteigertem Hirndruck *Vorsicht* mit der Lumbal- oder Subokzipitalpunktion (Gefahr der Medullaeinklemmung mit zentraler Atem- und Vasomotorenlähmung!!).

4. *Röntgenuntersuchung:*
   a) Leeraufnahme: Schädeldecke, strukturelle Veränderungen, Zeichen gesteigerten Hirndruckes (vertiefte Impressiones digitatae [,,Wolkenschädel"], Venenstauung der Diploe, erweiterte Sella turcica [,,Ballonsella"]).

   b) Darstellung der Liquorräume durch Einbringen von *Luft*
   α) von Bohrlöchern aus direkt durch Punktion in die Ventrikel: *Ventrikulographie* (DANDY 1918, Rö. A. 2).
   β) durch Lumbal- oder Subokzipitalpunktion: *Pneumenzephalographie* (20—80 ccm Luft). Bei Hirndrucksteigerung Überdruckenzephalographie nach LINDGREN (fraktionierte Einblasung einer kleinen Luftmenge unter Überdruck, gute Darstellung des IV. Ventrikels und Aquäduktes).

   c) Arteriographie der Hirngefäße (MONIZ 1927): perkutanes Einbringen von 10 ccm 45% Urografin in die A. carotis oder A. vertebralis mit Darstellung der arteriellen, kapillären und venösen Phase. Mit den beiden zuletzt genannten Untersuchungen lassen sich Verdrängungen, Verlagerungen, Formveränderungen sowie Gefäßneubildungen und Mißbildungen gut zur Darstellung bringen (Rö. A.1).

5. *Elektroenzephalographie* (EEG, BERGER 1926): Registrierung von Aktionsströmen der Ganglienzellen des Gehirns; besondere Bedeutung in der Tumorfrühdiagnose und Epilepsiebehandlung.

6. *Vestibularis- und Kochlearisprüfung.*

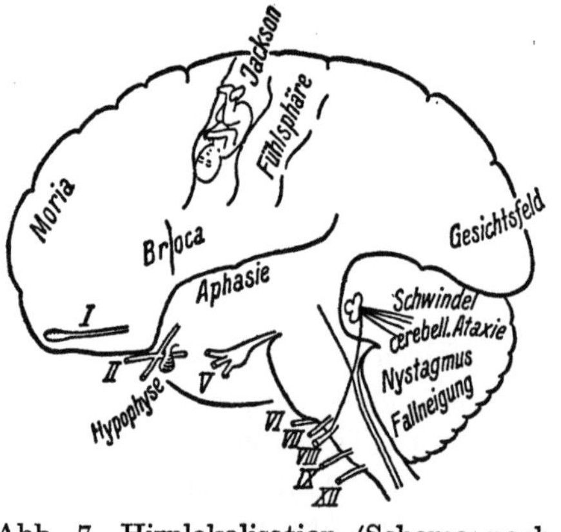

Abb. 7. Hirnlokalisation (Schema nach KOCHER–DE QUERVAIN)

Die Symptome eines Hirntumors setzen sich zu-

II. Chronischer Hirndruck

sammen aus den eben angeführten *allgemeinen Hirndruckzeichen* und den *jeweiligen Lokalsymptomen*, die sich aus Reizung (z.B. mehr oder minder typische JACKSON-Epilepsie) oder Lähmung bestimmter Zentren oder einzelner Hirnnerven ergeben. Die wichtigsten sind in nebenstehender Skizze verzeichnet (Abb. 7).

Die Diagnose des „Hirntumors" wird außerdem ätiologische Anhaltspunkte (vorangegangenes Trauma, Tuberkulose, Lues u. a.), das Alter des Kranken, den rascheren oder langsameren Verlauf und anderes berücksichtigen.

B. Die häufigsten Arten der Hirntumoren

I. Echte Neoplasmen
  A. Gutartige:
  1. Meningeome (etwa 20% der Hirngeschwülste) der Dura, meist scharf abgegrenzt, vorwiegend parasagittale Lokalisation, operativ gut entfernbar.
  2. Neurinome (Akustikustumoren, etwa 10%), typischer „Kleinhirnbrückenwinkeltumor".
  3. Angiome (etwa 4%): Hämangiom des Gehirns, arteriovenöses Angiokavernom, Angiomatose der weichen Hirnhäute (STURGE-WEBER mit kongenitalem Glaukom und Naevus flammeus des Gesichts).
  4. Hypophysentumoren (9%): eosinophiles Adenom (Akromegalie), basophiles Adenom, meist intrakranielle Exstirpation oder perkutane Elektrokoagulation bzw. Einbringen von radioaktivem Gold (K. H. BAUER 1954).

  B. Bösartige:
  1. Gliome (etwa 60%), vorwiegend am Großhirn, z. T. umschrieben, häufig diffus-infiltrierend, vielfach zystisch erweichend, manchmal sarkomatös entartend, häufig bei Jüngeren. BAILEY-CUSHING unterscheiden:
    Medulloblastome (vorwiegend bei Kindern), Astrozytome,
    Oligodendrogliome (meist verkalkt), Ependymome, Glioblastoma multiforme (besonders infaust).

II. Granulationsgeschwülste
  1. Konglomerattuberkel, mit Vorliebe bei Jugendlichen und Kindern, besonders im Kleinhirn.
  2. Gummen, meist basal gelegen.

III. Zysten

Sie entstehen teils durch Erweichung gliomatöser Tumoren, teils durch umschriebene Leptomeningitis, die sog. „Meningitis serosa cystica"; häufig ist diese Spätfolge eines Traumas. Seltener tierische Parasiten (Echinokokkuszyste, Cysticercus racemosus).

IV. Metastatische Tumoren

bei Bronchuskarzinom, Mammakarzinom, Prostatakarzinom u. a., eventuell auch multilokulär.

V. „Pseudotumor cerebri"

1. Arachnoiditis, Aquäduktstenose; durch Verwachsungen und Verschluß von Hirnkammern tumorähnliche Bilder.
2. Krankheitsbilder ohne raumbeschränkenden Prozeß, jedoch mit ähnlichen Erscheinungen: Enzephalitis, multiple Sklerose, Thrombose der Hirngefäße, Apoplexien u. ä.

VI. Andere raumfordernde Prozesse:

1. Chronische Hirnabszesse (siehe S. 13).
2. Subdurale Hämatome (siehe S. 12).
3. Ventilpneumozephalus (siehe S. 12).

C. Wichtige neurologische Lokalisationssyndrome bei Tumoren des Gehirns und Rückenmarks

Stirnhirn: Störungen der Koordination in Form von Unsicherheit und Ataxie, meist leichteren Grades, herd- oder gegenseitig (durch Störung frontozerebellarer und pontiner Bahnen). Reizsymptome des frontalen Adversivfeldes in Form von Blick- und Kopfwendung zur Gegenseite bis zum tonisch-klonischen Krampfanfall (2. Frontalwindung).

Zwangs- und Nachgreifen (Durchschlagen phylogenetisch alter Reflexe infolge fehlender Stirnhirnhemmung).

Motorischer und psychischer Antriebsmangel, Aspontaneität bei Stirnhirnkonvexitätserkrankungen (auch durch Unterbrechung der Bahnen zu den Stammganglien bedingt).

Enthemmung, Euphorie, gesteigerte Erregbarkeit bei Orbitalhirnerkrankungen.

Motorische Aphasie (Wortstummheit) bei linksseitigen Herden. Geruchsstörungen bei basisnahen Tumoren (Meningeom der Olfaktoriusrinne).

Schläfenhirn: Krampfanfälle, generalisiert oder herdbetont, meist

II. Chronischer Hirndruck

mit konstanter Aura (Trugwahrnehmungen des Geschmackes, Geruches, optische Sensationen, Schmatzbewegungen, Gehörstörung). Kontralaterale Gesichtsfeldausfälle, sensorische Aphasie bei linksseitigen Herden (Aufhebung oder Erschwerung des Sprachverständnisses). „Déjà-vu-Erlebnisse" und Beeinträchtigungsideen, korsakowoide Zustände.

Vordere und hintere Zentralwindung: Monoparesen kontralateraler Extremitäten mit Bevorzugung der distalen Abschnitte. JACKSON-Anfälle als Reizsymptom, meist distal beginnend mit Ausbreitung nach proximal.

Gekreuzte Sensibilitätsstörungen, besonders der distalen Extremitätenabschnitte. Sensible JACKSON-Anfälle (charakteristische Symptomatik bei Meningeomen des mittleren Sinusdrittels).

Parietalhirn: Oberer Scheitellappen: Astereognosie (Störung der Reizlokalisation und räumlichen Unterscheidung bei oft gut erhaltenen sensiblen Elementarempfindungen).

Unterer Scheitellappen: Apraxie, Alexie, Agraphie und amnestische Aphasie (Wortfindungsstörung) bei linksseitigen Herden.

Okzipitallappen: Gekreuzte Gesichtsfelddefekte bei Herden im Bereiche der Area calcarina, Skotome, Reizerscheinungen in Form von Photomen sowie tonischen Blickkrämpfen nach der Gegenseite und Krampfanfällen. Seelenblindheit bei beidseitigen Herden (Störungen des optischen Erkennens bei ausreichender Sehkraft). Meist besonders hochgradige Stauungspapille.

Kleinhirn: Störungen der Koordination.

Wurm: Allgemeine Gleichgewichtsverteilung gestört. Fallneigung nach vorne oder rückwärts, je nach Läsion im vorderen oder hinteren Wurmanteil. Rumpfataxie.

Hemisphären: Störung der Haltung und Einzelbewegung der Gliedmaßen, meist homolateral. Ataxie mit überschießenden und zu kurz bemessenen Bewegungen. Adiadochokinese (Ungelenkigkeit bei Gegenbewegungen). Hypotonie der Muskulatur. Fallneigung und Gangabweichung zur Herdseite. Nystagmus besonders beim Blick zur Herdseite. Pulslabilität bei Lagewechsel. Kleinhirntumoren häufig im Kindesalter.

Kleinhirnbrückenwinkel: Meist Akustikustumoren, aber auch Tumoren des Trigeminus, Fazialis und der Felsenbeinpyramide. Ausfallserscheinungen der drei Hirnnerven, wobei eine differentialdiagnostische Unterscheidung durch die Reihenfolge der auftretenden Hirnnervensymptome möglich ist. Später Nachbarschaftssymptome von seiten des Kleinhirns.

Hypophysentumor: Meist endokrine Störungen und Sehverschlechterung: Bitemporale Hemianopsie mit Optikusatrophie durch Druck des Tumors auf das Chiasma. Schädigung der Hypothalamusgegend führt zu Störungen der Geschlechtsfunktionen, Diabetes insipidus und anderen Stoffwechselstörungen. Akromegalie und Dystrophia adiposogenitalis.

Rückenmarkstumoren: Extramedulläre Tumoren: Raumbeengende Prozesse vom Wirbel oder den Meningen ausgehend. Meningeome, Lipome, Neurinome, allenfalls Bandscheibenhernien. Beginn meist mit Reizerscheinungen in Form von Schmerzen, Parästhesien, Vorderhornsymptomatik. Später zunehmendes Querschnittssyndrom mit spastischer Paraparese (Tonussteigerung der Muskulatur, Reflexsteigerung und pathologische Reflexe) und segmentalen Sensibilitätsausfällen. Eiweißvermehrung im lumbalen Liquor, positives QUECKENSTEDTsches Phänomen.

Intramedulläre Tumoren: Gliome. Syndrom der Schädigung der grauen Substanz: Dissoziierte Empfindungsstörung (Schmerz und Temperatur sind gestört, Berührung und Bewegung sind erhalten: Läsion des Tractus spino-thalamicus). Später zunehmende Querschnittserscheinungen mit Neigung zum Aufsteigen der Sensibilitätsstörungen zufolge Längenwachstums des Tumors (vgl. S. 104).

D. Der Hydrozephalus

Erweiterung der Liquorräume im Bereich des Ventrikelsystems = Hydrocephalus internus oder Erweiterung des Subarachnoidalraumes = Hydr. externus (meist traumatisch bedingt).

a. Hydrozephalus bei Liquorstauung, Entstehung
1. Durch ein Hindernis im Bereich der Abflußwege des Liquors *(H. occlusivus)*.
2. Durch übermäßige Liquorproduktion von seiten der Plexus chorioidei *(H. hypersecretorius)*
3. Durch eine Verminderung der normalen Resorption des Liquors infolge path. Veränderungen der Arachnoidalzotten *(H. aresorptivus)*.

b. Hydrozephalus auf Grund eines Hirnsubstanzverlustes, z. B. bei hirnatrophischen Prozessen *(H. concomitans e vacuo)*, selten!

Vom klinischen Standpunkt Unterscheidung zwischen *H. communicans* (zwischen dem Liquor in den Ventrikeln und im Spinalkanal kein

II. Chronischer Hirndruck

Passagehindernis, meist bei Verödung der basalen Zisternen bzw. Subarachnoidalräume) und *H. non-communicans* (Passagehindernis rostral vom Ausgang des 4. Ventrikels). Ferner wird unterschieden zwischen *H. congenitus* (Mißbildungen) und *H. acquisitus* (nach Meningitis, Thrombose, bei Tumoren).

Die Untersuchung hat die Umfangmaße des Schädels (normal beim Neugeborenen etwa 35 cm), die Dehnungen der Nähte und Fontanellen und die neurologischen Ausfälle (Hirnnerven, Nystagmus, periphere Lähmungen, Krämpfe und psychische Defekte) festzustellen. In der wenig behaarten, blassen Kopfhaut verlaufen dicke Venen. Die Augen stehen infolge der Abplattung des Augenhöhlendaches nach unten. Die Pneumenzephalographie (vgl. S. 16) gelingt nur beim H. communicans nicht beim H. non-communicans.

Th.: Beim *H. occlusivus* kausal durch Beseitigung des Hindernisses. Wenn nicht möglich, Umgehung z. B. Dränage nach TORKILDSEN (Ventrikulo-zisternostomie = Schlauchverbindung zwischen Hinterhorn eines Seitenventrikels und der Cisterna cerebello-medullaris) oder Eröffnung des Bodens des III. Ventrikels zur Cisterna chiasmatis. Beim *H. hypersecretorius* Einschränkung der Liquorproduktion durch Elektrokoagulation oder Exstirpation des Plexus chorioideus der Seitenventrikel. Beim *H. aresorptivus* durch Liquorableitung in extrakranielle Räume: Anastomosierung über Gummi- oder Kunststoffröhrchen in eine Vene, Ureter, Peritoneum bzw. Tube, Pleura. *Vorsichtige* Indikationsstellung bei Lebensschwäche und schweren neurologischen Ausfällen.

E. Schädelknochenerkrankungen

Zu Hirndruck führen auch viele Fälle von Systemerkrankungen des Schädels: Osteopathia deformans (PAGET), Osteodystrophia fibr. gen., Osteome. Auch der Turmschädel (durch vorzeitigen Verschluß der Suturen) führt oft zu Stauungspapille und Erblindung. Eine Druckentlastung (CUSHING-Ventil oder mehrzeitige zirkuläre Kraniotomie) ist rechtzeitig auszuführen.

Alle genannten Formen sind röntgenologisch faßbar.

F. Intrakranielle Aneurysmen

a) Arterielles Aneurysma, Symptome meist nach einer subarachnoidalen Blutung (Kopfschmerzen, Erbrechen). Bei konservativer Behandlung schlechte Prognose, daher nach Darstellung durch Angiographie Operation: Verschluß des Gefäßstieles durch Silberclips oder Unterbindung, evtl. Umhüllung mit einem Muskelstück.

b. Arterio-venöses Aneurysma, entweder traumatisch oder angeboren (Angiokavernom). Diagnose durch das Angiogramm. Th. Exstirpation in kontrollierter Hypotension (Verminderung der Blutung und Rupturgefahr).

G. Behandlung der raumbeengenden Prozesse des Schädels

(vgl. ORATOR-KÖLE: Kurze chirurg. Operationslehre)

a) Radikaloperation: Angreifen an der Krankheitsursache, Entfernung des Tumors.

Die Schädelöffnung (Trepanation) erfolgt entweder unter Opferung des Knochens (meist am Kleinhirn) oder osteoplastisch durch die Bildung eines WAGNERschen Hautperiostknochenlappens (meist mittels mehrerer Bohrlöcher, die durch GIGLI-Drahtsägeschnitte miteinander verbunden werden), der nach beendeter Operation wieder zurückgeklappt wird. Endotrachealnarkose oder Lokalanästhesie.

b) Palliative Operationen (seltener)
im Sinne einer Entlastungsoperation = Einflußnahme auf die Krankheitsfolgen („Hirndruckchirurgie")

Die technischen Wege sind:

1. CUSHING-Ventil:
Subtemporale Knochenlücke von etwa Daumenballengröße mit Duraspaltung rechts! Links wäre das Sprechzentrum gefährdet.

2. Dränage nach TORKILDSEN (vgl. S. 21).

3. Ventrikeldränage durch das Hinterhorn eines Seitenventrikels (als Voroperation, um die Radikaloperation nicht bei starker Hirndrucksteigerung mit ihren Gefahren durchführen zu müssen).

c Liquorpunktionen = vorübergehende Entlastung.

1. Lumbalpunktion (QUINCKE 1891); (vgl. ORATOR-KÖLE: Allg. Chirurgie und S. 6): Einstich zwischen III. und IV. Lendenwirbeldorn. *Strenge Kontraindikation* bei gesteigertem Schädelbinnendruck mit Gefahr des Einpressens der Tonsillen in das Foramen magnum und des Gyrus uncinatus in den Tentoriumschlitz („Temporaler Druckkegel" HEPPNER).

2. Subokzipitalpunktion (ESKUCHEN 1923):
Punktion der Cisterna magna durch die Membrana atlanto-occipitalis (Cave Medulla-Verletzung!).

3. Ventrikelpunktion (DANDY):
Von kleiner Trepanationslücke Punktion des Vorder- oder Hinter-

hornes des Seitenventrikels, wird in der Regel nur bei gesteigertem Hirndruck durchgeführt.

d Symptomatisch-medikamentöse Behandlung zwecks Schmerzstillung bei inoperablen Fällen, Diuretika (Diamox 2 × tg. ½ Tabl. zu 250 mg), dihydrierte Mutterkornalkaloide, Rutinpräparate zur Gefäßabdichtung, Stellatumblockade, Nikotinsäureabkömmlinge zur verbesserten Durchblutung, Flüssigkeitszufuhr mit Elektrolyten, Eiweiß (Humanalbumin, Aminomel, Aminosol) und Vitaminen, Glukose und Hydergin-Panthesin. Anticholinergika (siehe S. 7).

III. Die restlichen chirurgischen Schädelerkrankungen
(angeborene, entzündliche, neoplastische)

A. Angeborene Schädelerkrankungen
(Enzephalozelen und Meningozelen)

Bei Störungen im Verschluß des Neuroporus treten durch Skelettlücken Vorfälle von Gehirnhäuten und Hirnteilen auf. Sie liegen entweder in der Okzipitalschuppe (E. occipitalis) oder im Bereich der Glabella oder des Nasenbeines (E. sincipitalis), stets in der Medianlinie des Körpers. Es handelt sich klinisch um angeborene, fluktuierende, beim Pressen stärker vortretende, bei Entspannung in das Schädelinnere verdrängbare, damit ihre Herkunft erweisende Geschwülste. Gewöhnlich ist der Knochendefekt gut zu tasten. Manchmal Gehirnpulsation.

Gewisse Ähnlichkeit weist die nach Schädelverletzung auftretende Encephalocele traumatica auf. Ihr Sitz ist natürlich nicht an die Mittellinie gebunden, sondern durch die Stelle der Knochenverletzung gegeben.

Die operative Behandlung der Enzephalozele ist angezeigt, sofern nicht schwere neurologische Ausfälle oder Lebensschwäche bestehen.

Die *verschiedenen Formen* der Enzephalozele sind mit den *Meningozelen* zu analogisieren, die im Bereiche des unteren Neuroporus meist in der Lumbalgegend auftreten. Sie seien darum hier mitbesprochen.

Die operative Indikation ist auch bei diesen begrenzt durch neurologische Ausfälle (Beinlähmungen) und Lebensschwäche. Auch nach glücklich operierten Meningozelen droht für späterhin ein Hydrozephalus.

Die verschiedenen Formen der Enzephalo- bzw. Meningozele zeigt Abb. 8, in der in fortlaufender Reihe gezeichnet sind:

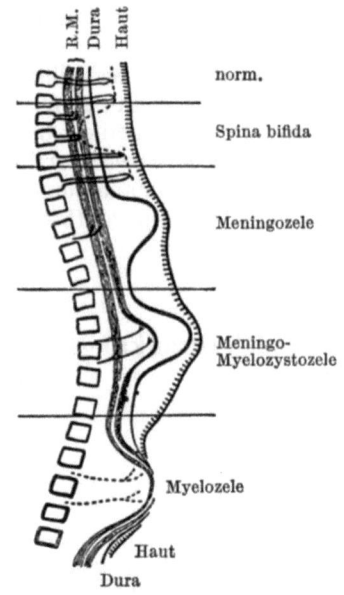

Abb. 8. Meningozelen

1. Normale Verhältnisse
2. Knochendefekt = Spina bifida bzw. Spina bifida occulta
3. Meningozele
4. Meningo-Myelozystozele (Enzephalozystozele)
5. Myelozele (völliges Offenbleiben des Neuroporus)

Die Myelozystozele trägt die hinteren Wurzeln an der Außenseite des Sackes, während bei der Myelozele die Rückenmarkwurzeln im Innern des Zystensackes verlaufen wegen der Ausstülpung der gar nicht zum Rohr verschlossenen Rückenmarkrinne.

B. Chirurgische Behandlung der Trigeminusneuralgie

1. Injektionsbehandlung mit 70 bis 80%igem Alkohol nach SCHLÖSSER, entweder in einen der drei Äste oder ins Ganglion GASSERI (Einstich nach HÄRTEL von der Wange aus). Verwandt damit die Koagulationszerstörung nach KIRSCHNER durch Punktion mittels einer Diathermiesonde, die bis auf die Spitze isoliert ist; Nervennebenverletzungen möglich!

2. *Operative Eingriffe:*

a) Durchtrennung oder Exairese einzelner Trigeminusäste.

b) Temporale retroganglionäre Durchtrennung des Trigeminusstammes mit Schonung der motorischen Wurzel (FRAZIER).

c) Wurzeldurchschneidung im Brückenwinkel (DANDY).

d) Zentraler angreifend die Traktotomie nach SJÖQUIST (Durchschneidung des Tractus spinalis n. trig. an der Medulla oblongata).

e) Noch zentraler die Thalamotomie (SPIEGEL u. WYCIS): Stereotaktisch.

Bei alten Leuten am günstigsten die perkutane Ausschaltung des Ganglion GASSERI mit Alkoholinjektion oder Elektrokoagulation.

III. Die restlichen chirurgischen Schädelerkrankungen

C. Eingriffe bei psychischen Störungen („Psychochirurgie") und unstillbaren Schmerzzuständen

Unter *strengster* psychiatrischer Indikationsstellung, z. B. bei schweren Zwangsneurosen, bestimmten Formen der Schizophrenie usw. *frontale Leukotomie* (FREEMAN und WATTS) mit Unterbrechung der thalamofrontalen Bahnen. Zur Vermeidung tiefgreifender Persönlichkeitsveränderungen heute das Hauptgewicht auf *partiellen* Leukotomien: Rostrale Leukotomie (MCKISSOCK), Gyrektomie (PENFIELD), Topektomie (POOL), Zingulektomie (CAIRNS).

Bei *unerträglichen* Schmerzen (trotz massiver Anwendung von Alkaloiden) operative Abhilfe erlaubt:

a) Vorderseitenstrangdurchtrennung (anterolaterale oder spino-thalamische *Chordotomie*): Durchtrennung der schmerzleitenden Fasern im Rückenmark ein- (kontralateral) oder beidseitig.

b) *Rhizotomie* (FOERSTERsche Durchtrennung der dorsalen Wurzeln), nur in bestimmten Fällen, z. B. bei Brustwandtumoren nützlich.

c) *Frontale Leukotomie* einseitig, auch auf chemischem Wege durch Injektion von Alkohol in die Frontallappen (MONIZ, MANDL).

D. Entzündliche Schädelerkrankungen

Erysipel und Furunkulose weisen wegen der eigenartigen straffen Struktur der Kopfschwarte, die die hyperämische Rötung hemmt, Besonderheiten auf. Gefährlich wegen der ungehemmten Ausbreitung unter der straffen Galea sind die tiefen Phlegmonen der Kopfschwarte (subgaleatische Phlegmone). Th.: Seitliche senkrechte Inzisionen mit Einlegen von Gummihalbdräns, Sulfonamide und Antibiotika.

Bei allen akuten Schädelentzündungen Meningitisgefahr.

Selten: Osteomyelitis (meist chronisch verlaufend) und Schädellues (auch kombiniert); Tbc. (Karies der platten Knochen mit kaltem Abszeß).

E. Tumoren

Der Schädel ist der Sitz vieler kleinerer und größerer Geschwülste. Wir unterscheiden zweckmäßig folgende Gruppen:

I. Zystische, z. B. Atherom, Dermoid

II. Kompressible, z. B. Hämangiom, Lymphangiom, Angioma racemosum (Rankenangiom: angeborene Mißbildung meist der A. front. oder temporalis) — davon abzutrennen sind die *verdrängbaren* Geschwülste, z. B. kleinere Enzephalo- oder Meningozelen

III. Solide Geschwülste
   a) in Haut und Subkutis: Fibrome, Lipome, Neurinome
   b) am Knochen, selten primäre: Osteome (z. B. der Orbita. Vgl. S. 21 u. bei PAGET) und Sarkome (meist osteolytisch); häufig sekundär: Karzinommetastasen (Struma maligna, Hypernephrom, Mamma, Prostata, Bronchus).

IV. Exulzerierte Geschwülste
   a) typisch: maligne Tumoren (Karzinomulkus)
   b) atypisch: Druck(Dekubital-)geschwüre an lang bestehenden gutartigen Geschwülsten, die allenfalls später maligne degenerieren (z. B. Karzinom auf altem Atherom)

Einige seien kurz gekennzeichnet, vgl. Abb. 9.

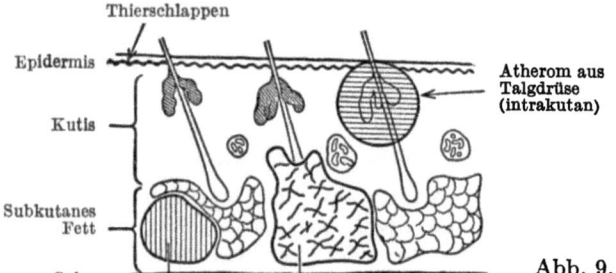

Abb. 9. Hautgeschwülste

1. Atherom („Grützebeutel"; Retentionszysten der Haarbalgtalgdrüsen. Inhalt: Atherombrei), *in* der Kutis gelegen, Epidermis darüber verdünnt, unverschieblich und prall gespannt, also *keine Hautfalte abhebbar*, auf der Unterlage mit der Haut gut verschieblich. Sitz: behaarte Haut (Schädel, Skrotum), meist multipel, bei älteren Leuten auftretend. Th.: Exzision in Lokalanästhesie (vgl. ORATOR-KÖLE: Kurze chirurg. Operationslehre).

2. Dermoid (in der Regel in der Einzahl), im *Subkutangewebe* gelegen, also Haut darüber in Falte abhebbar, mit meist typischer Lokalisation in einer Knochendelle, nicht gut verschieblich, an Stellen möglicher Embryonalspalten (z. B. am Orbitalrand außen oben, am Schädel nahe der Mittellinie, am Warzenfortsatz, median am Gaumen, unter der Zunge). Derber Balg; typischer Inhalt: Brei mit Haaren! Zeit der Feststellung: frühe Kindheit. Th.: Exzision.

III. Die restlichen chirurgischen Schädelerkrankungen

3. **Hämangiome.** Die Kompressibilität der vielfach angeborenen, in früher Kindheit rascher wachsenden, teils in der Kutis, teils subkutan gelegenen rötlichen und bläulichen Hämangiome und blasseren Lymphangiome und des, geschlängelte Pakete oft pulsierender Gefäße darstellenden, seltenen Angioma racemosum läßt diese Tumoren meist leicht erkennen. Th. Exzision im Gesunden, bei ausgedehnten Hämangiomen wegen starker Blutungsgefahr in Hypotension bzw. nach Unterbindung der A. carotis externa, anschließend plastische Deckung; auch Radiumtherapie oder Verödung mit hypertonischen Lösungen und nachträgliche Exzision.

4. Die soliden Geschwülste am Schädel trennen wir ihrer Lage nach in solche der Haut und des Subkutangewebes und in solche, die vom Knochen ausgehen (vgl. S. 26 und ORATOR-KÖLE: Allg. Chirurgie).

Chirurgie des Gesichts

Drei ätiologische Gruppen:

I. Angeborene Spaltbildungen (Abb. 10)

Querliegende (⊢⊣) und schräge (⫪) Gesichtsspalten sind Seltenheiten. Am häufigsten sind die zwischen medialem und lateralem Nasenfortsatz des Stirnfortsatzes (= Zwischenkiefer) gelegenen, je nachdem, ob Lippe („Hasenscharte"), Kiefer (Kieferspalte) oder Gaumen (Gaumenspalte) einzeln oder gemeinsam betroffen sind, Cheilo-gnatho-palato-schisis (✝) genannt. Sie befinden sich vorne immer seitlich von der Mittellinie (seitlich von der Nasenscheidewand — Vomer) und können ein- oder beidseitig (früher als „Wolfsrachen" bezeichnet) bestehen. Die Häufigkeit ist bei Geburten 1 : 1000.

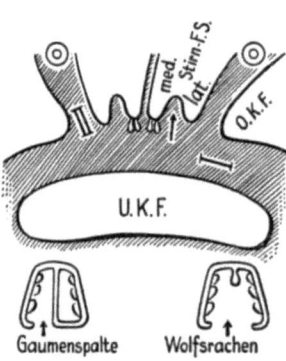

Abb. 10.
Gesichts-Gaumenspalten

Ursachen: Hemmungsmißbildung
a) Innere: oft familiär (20—40%), aber kein regelmäßiger Erbgang (rezessiv).
b) Äußere: Steigerung des Schädelinnendruckes, abnorm große Zunge.

Folgen der Spaltbildungen:

1. Unmittelbare Folgen:
   a) Ernährungsstörungen infolge Unmöglichkeit des Saugens an der Brust. Flasche!
   b) Gefahren des Verschluckens: Aspirationspneumonie!

2. Spätfolgen:
   a) Schwere Sprachstörungen

b) Zahnstellungsanomalien
c) Entstellungen: Lippe, Nase.

Th.: Möglichst bald nach der Geburt operative Behandlung der *Lippenspalte* (3. Monat). Die Primäroperation der Lippe (nach LE MESURIER, modifiziert von TRAUNER) muß alle gespaltenen Schichten — den Nasenboden, die Muskulatur der Lippe und die Mundschleimhaut — verschließen und den Nasenflügel in die richtige Stellung bringen. Bei doppelseitigen durchgehenden Spalten Operation zuerst der einen und nach weiteren 3 Monaten der anderen Seite.

Bei *Gaumenspalten* Operation vor Beginn des Sprechenlernens im Alter von 18 bis 24 Monaten (von manchen auch erst im 4. Lebensjahr).

Zwei Methoden zum Verschluß des Gaumens:

1. Nach LANGENBECK, modifiziert von ERNST und AXHAUSEN, mit seitlichen Entlastungsschnitten und Naht des mobilisierten, aus Schleimhaut und Periost bestehenden Gaumenlappens.

2. Nach VEAU, modifiziert von TRAUNER mit Drahtmuskelnähten. Bisweilen sind später Korrekturoperationen nötig: Lippe, Nase, Kiefer und zur Verbesserung der Sprache eine Pharynxplastik. Bei veralteten Fällen auch prothetische Versorgung (Gaumenobturator).

II. Entzündliche Erkrankungen des Gesichts

A. Erysipel

Die typische Streptokokkenerkrankung: Beetartig erhabene, ebene, scharf begrenzte Rötung ohne Neigung zur Einschmelzung, meist ohne regionäre Lymphknotenschwellung. Häufig schmetterlingsförmig, beide Wangen ergreifend. Bedrohlich ist ernstere Hautschädigung: Blasenbildung *(E. bullosum)*, Phlegmone *(E. phlegmonosum)* oder Nekrose *(E. necroticans)*. Meist schlagartiger Beginn mit hohem Fieber. Ausgangspunkt oft Erosionen am Naseneingang.

Prognose: Bei im übrigen gesunden Erwachsenen günstig. Bei Kindern, alten Leuten und besonders bei Alkoholikern: Gefahr der Sepsis und der Herzschwäche. Beim Gesichtserysipel ausnahmsweise Meningeal- und Hirnkomplikationen, ausgesprochene Rezidivneigung.

Th. Sulfonamid-Stoß (peroral oder i.v., mit hoher Dosierung beginnend, etwa 6 gr, 5 gr, 4 gr, 3 gr und 2 gr pro die Trisulfan, Prontosil oder Triamid, Antibiotika; energisches Abführen und Kreislaufmittel. Lokal: Tyrothricin-Umschläge, Prontosil 5%, Aristamid-Umschläge.

B. Gesichtsfurunkel

Besonders gefährlich: Lippenfurunkel, Nasenfurunkel, Ohrfurunkel. Während Nackenkarbunkel vor allem bei alten Leuten und, besonders gefährlich, bei Diabetikern (vgl. ORATOR-KÖLE: Allg. Chirurgie) vorkommen, befallen Gesichtsfurunkel auch jugendliche gesunde Individuen. Bei dem enormen Gefäßreichtum des Gesichtes kommt es sehr häufig zur eitrigen Venenentzündung und damit zu den lebensgefährlichen

Komplikationen

1. Bei Oberlippen- und Nasenfurunkel Übergreifen auf die Vena angularis, das zu Sinusthrombose (Sinus cavernosus: Lidödem, Chemosis, Protrusio bulbi, Gefahr der Ophthalmoplegie) oder Meningitis führen kann.
2. Ohrfurunkel können ähnliche Komplikationen wie die Otitis media hervorrufen.
3. Unterlippenfurunkel können durch Übergreifen der Thrombophlebitis auf den Hals zu Mediastinitis und Pyämie führen.

Th.: Weitgehend *konservativ:* Bettruhe, Sprechverbot, flüssige Nahrung, Röntgen-Entzündungsbestrahlung, intensive Wärmeanwendung, energische Abführmaßnahmen und neben Sulfonamiden massive Allgemeinbehandlung mit Antibiotika (i. v. und peroral). Nur im Falle der Abszedierung Stichelung mit dem Thermokauter bzw. Diathermiemesser. Bei Venenthrombose Versuch der Abriegelung durch Umspritzung mit Antibiotika, z. B. an der V. angularis, Blutegel, Aderlaß! (vgl. ORATOR-KÖLE: Allg. Chirurgie: Sepsis).

C. Pustula maligna

des Milzbrandes (selten), häufiger an den Händen. Blutblase mit Begleitödem und Lymphknotenschwellung, Fieber, Sepsisgefahr. **Th.:** streng konservativ, Antibiotika, Milzbrandserum (40—50 ccm intramuskul.)!!

D. Aktinomykose

an Unterkiefer und Wange: schmerzloses, chronisches, derbes Infiltrat der Haut, bräunlich verfärbt, oft mit mehreren muldenartigen, parallel gestellten bläulich-rötlichen Erweichungsherden (Feststellung von Drusen!). Dauerndes Weiterwuchern der Infiltrate. Lymphknoten frei! Eintrittspforte meist am Zahnfleisch. **Th.:** Primärherd versorgen! Penicillin in höchsten Dosen (mindestens 30 Mill. E.), zusätzlich Sulfonamide und Antibiotika: Jodkali, Röntgen-Entzündungsbestrahlung und roborierende Maßnahmen.

III. Gesichtskarzinom — Gesichtsplastik

Eine typische Alterserkrankung ist das Ulcus rodens in der Umgebung der Nase, an der Stirne oder an der Wange; oft aus Warzen hervorgehend; entweder ein (sehr langsam wachsendes) Basalzellenkarzinom (Basaliom) oder ein verhornendes bzw. nicht verhornendes Plattenepithelkarzinom (Spinaliom). Das letztere sitzt in typischer Weise häufiger an der Lippe, besonders Unterlippe.

Während bei den Gesichtskarzinomen im allgemeinen chronische Witterungsschäden und ultraviolette Strahlenwirkung im Sinne der VIRCHOWschen Irritationstheorie des Karzinoms angeführt werden können, ist das Unterlippenkarzinom bei Pfeifenrauchern ein Beispiel der chronischen Reizwirkung höherer Anilinderivate: Tabakteer (vgl. das experimentelle Mäusekarzinom durch Teerpinselungen).

Untersuchung
1. Besichtigung (nässende, oft borkenbedeckte Warzen oder Geschwürchen)
2. Betastung (derb, wallartige Ränder, Schmerzlosigkeit)
3. regionäre Lymphknoten: „klein, rund, hart"
1. Station: a) submental, b) submandibulär, c) parotid, d) retroaurikulär
2. Station: Oberflächliche und tiefe obere Halslymphknoten
3. Station: oberflächliche und tiefe untere Halslymphknoten und supraklavikuläre Lymphknoten.

Th.: Strahlenresistente Tumoren und gut operable Geschwülste werden mittels Diathermiemesser im Gesunden exzidiert und die Defekte plastisch gedeckt. Bei primär inoperablen Tumoren Behandlung mit Rö.- oder Radiumtherapie, wobei aber operable regionäre Lymphknotenmetastasen chirurgisch zu entfernen sind.

Grundzüge der plastischen Operationen (vgl. ORATOR-KÖLE: Kurze chirurg. Operationslehre)

a) „Hautverschiebung" (CELSUS), allenfalls mit Opferung von überschüssigen Hautdreiecken (BUROW) am Entnahmeort.
b) „Lappenplastik" mit Drehung oder Wendung am Stiel.
c) „Wanderlappen", z. B. Einpflanzung eines Bauchhautlappens am Vorderarm, der nach Anheilung vom Bauche abgetrennt und (vorübergehend vom Vorderarm ernährt) in den zu behandelnden Defekt im Bereiche des Gesichtes nach Anfrischung eingepflanzt wird.

d) Freie Plastik
A. *Haut:*
1. *Reverdin-Läppchen:* Überpflanzung von halbpfennigstückgroßen Epidermis- und Kutisläppchen: Mit einer Nadelspitze wird die Haut angestochen, hochgehoben und mit Messer oder Schere abgetragen; nebeneinander gesetzt kann so auch ein großer Defekt gedeckt werden. Kommt heute nur noch selten zur Anwendung.
2. *Thiersch-Lappen:* Verpflanzung oberflächlicher Hautpartien, wobei der Schnitt flach durch die Epidermis geführt wird (0,4 mm). Instrumentell heute erleichtert durch das *Humbyknife* (verbessertes *Thiersch-Messer*) und das *Dermatom*. *Thiersch-Lappen* als Schleimhautersatz und Hautersatz bei Verbrennungen, Ulcus cruris, Defekten etc. Sein Nachteil: starke Schrumpfung und Verfärbung, sein Vorteil: günstigste Anheilung.
3. *Spalthaut-Lappen (Split-Skin-Grafts):* Wird durch im Korium gelegene Schnitte abgelöst (0,8—1,0 mm). Großflächiger Hautersatz im Gesicht (Skalpierungsverletzungen, Hämangiome). Er vereinigt die Vorteile des *Thiersch-* und *Wolfe-Krause-Lappens* ohne deren Nachteile.
Instrumente zur Entnahme: *Dermatom* nach PADGETT-HOOD, *Dermatom* nach SCHUCHARDT, *Vakutom* nach BARKER, *Elektrodermatom* nach BROWN.
4. *Vollhaut-Lappen* (WOLFE-KRAUSE; 1,2—1,5 mm):
Nachteil: Unsichere Anheilung, Vorteil: Vollwertige Haut.
5. *Kutis-Subkutis-Plastik* nach REHN.

B. *Knochen* (Periostknochenspan von der Tibiakante, Rippe, Darmbeinkamm u. a.)
C. *Knorpel*
D. *Faszienstreifen* (KIRSCHNER, RANZI, BRÜCKE)
E. *Fettlappen* (LEXER, PAYR)

e) Spezielle Gesichtsplastiken
1. *Nasenplastik* (Rhinoplastik)
   a) Indische Methode durch gestielten Lappen aus der Stirnhaut.
   b) Italienische Methode aus einem Lappen des Vorderarms, in den als Gerüst vorher ein Periostknochenspan frei transplantiert wurde. Für die Zeit der Einheilung — etwa 2 Wochen — muß der Arm am Gesicht fixiert sein.

I. Mundhöhle — Zunge 33

c) Heute wird das Knorpel- oder Knochengerüst erst eingesetzt, wenn die Weichteilplastik (meist in drei Sitzungen) vollendet ist.

2. *Lippenplastik* (Cheilo-Plastik), Ober- und Unterlippe
   a) Die ABBÉsche Operation, bei der ein Drehlappen aus der Unterlippe zum Ersatz eines Defektes der Oberlippe eingepflanzt wird.
   b) Nach DIEFFENBACH: Zusammenziehen zweier unten gestielter Lappen nach medial zu.
   c) Nach LEXER durch den Pistolenlappen, der als Stiel die A. temporalis enthält und die Schläfenhaut in den Lippendefekt herunterdrehen läßt.

3. *Wangenplastik:*
   a) Nach LEXER wie oben auch für Wangendefekte verwendbar.
   b) „Rundstiellappenplastik" nach FILATOW-GILLIES-SCHUCHARDT z. B. Akromio-pektorallappen, Bauchrollappen usw., auch für andere Defekte (Kinn, Nase) als sog. *Wanderlappen* verwendbar (vgl. ORATOR-KÖLE: Kurze chirurg. Operationslehre).

Drei regionäre Gruppen:

I. Mundhöhle — Zunge

Im Bereiche der Mundhöhle sind Geschwüre, zystische und solide Tumoren am wichtigsten.

A. Geschwüre, besonders der Zunge

Die Differentialdiagnose der Geschwüre läßt sich hier am besten auseinandersetzen. Die Reihe der traumatischen, spezifischen und neoplastischen Ursachen wird dabei zu überlegen sein.

Die Differentialdiagnose der Geschwüre wird mit folgenden Punkten zu rechnen haben:

Lokalisation, Aussehen (Größe! Form! Rand! Grund!), Umgebung, Schnelligkeit der Entstehung, subjektive Beschwerden, Lymphknotenbeteiligung, ätiologische Anhaltspunkte und allenfalls das Ergebnis einer Probeexzision.

1. Ulcus traumaticum

Meist an den Rändern der Zunge, entsprechend einer scharfen Kante eines Zahnes, einer Zahnfüllung oder einer Prothese. Manchmal auch am Zungenrücken, etwa durch einen harten Nahrungsbestandteil verursacht.

Die Diagnose des traumatischen Ulkus (das dem Aussehen nach sehr verschieden sein kann!) ergibt sich aus zwei Momenten:
1. Nachweis der Ursache (z. B. scharfe Kanten)
2. Ausheilen nach Behebung der Ursache.

Falls nach Behebung der vermeintlichen Ursache das Geschwür nicht im Laufe der nächsten 14 Tage deutliche Heilungstendenz zeigt, ist der Verdacht auf eine andere Ursache berechtigt.

2. Tuberkulöses Ulkus

a) Unregelmäßig begrenztes, flaches Schleimhautgeschwür mit unterminierten Rändern und Knötchen in der Umgebung, manchmal multipel (Abb. 11)

b) Lokalisation meist am Zungenrücken

c) Regionäre Lymphknoten oft ergriffen. Entwicklung im Laufe einiger Wochen, meist unter starken Schmerzen

d) Nachweis der offenen Lungentuberkulose.

Die Behandlung steht gegenüber der Lungentuberkulose ganz im Hintergrund. Lokal: Elektrokoagulation, evtl. Umspritzung der Umgebung mit Tuberkulostatika.

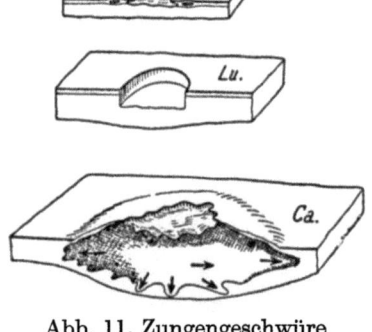

Abb. 11. Zungengeschwüre

Allgemeinbehandlung: Tuberkulostatika (Streptomycin, INH, PAS, Neoteben, Viomycin, Cycloserin u. a.), Heilstätte, roborierende Maßnahmen.

3. Luetisches Geschwür

(exulzeriertes Gumma [im vorderen Zungendrittel],
selten Primäraffekt [meist an der Spitze])

Typisches Aussehen: rundlich, wie ausgestanzt, der Grund glatt, speckig belegt, derb und indolent. Rasche Entstehung, oft mehrere luetische Herde (Abb. 11). Indolente submandibuläre Lymphknoten.

Anamnestische Anhaltspunkte: WASSERMANN und Erfolg der spezifischen Therapie. Die luetischen Geschwüre sitzen an der Zunge im vorderen Drittel und an der Spitze, daneben auch am Gaumen, an Tonsillen und an der Wange (Neigung zu schmerzloser Perforation: Mundhöhlen-Nasenfistel). Ausheilung mit stark schrumpfenden Narben.

4. Karzinom

a) Derbheit und infiltratives Wachstum in die Umgebung, harter wallartiger Rand und unregelmäßig zerklüfteter Krater des Geschwürs (Abb. 11). Auf leichtes Berühren blutend.

b) Grundloses, progredientes, relativ langsames Wachstum, meist bei älteren Männern, oft auf Grund einer länger bestehenden (Lu. ?, Tabakschaden?) Leukoplakie, einer Warze oder einer Fissur entstanden. Foetor! Behinderung des Essens und Redens, in vorgeschrittenem Stadium neuralgische Schmerzen, Speichelfluß, Gefahr der Aspiration und Blutung.

c) Lieblingssitz am Zungenrand oder am Zungengrund.

d) Harte, kleine, runde, metastatische Lymphknoten; submandibulär und entlang der Halsgefäße.

Th.: Elektrochirurg. Exzision, Lymphknotenausräumung am Halse; Röntgen- oder Radiumnachbestrahlung.

Neben diesen 4 Hauptformen spielen sonstige Geschwüre, z. B. Aktinomykose u. a. eine untergeordnete Rolle.

B. Geschlossene Tumoren

d. h. nicht exulzerierende oder spät exulzerierende Geschwülste

Sie sind, abgesehen von den Sarkomen und Fibromen des Rachenraumes, insbesondere den Lymphosarkomen der Tonsillen (Röntgen- und Radiumtherapie!), relativ selten. Es kommen vor:

1. Solide Tumoren der Zunge

a) Karzinom (vor der Exulzeration!, harte Konsistenz!!) Probeexzision mit anschließender elektrochirurgischer Exzision und Röntgen-Nachbestrahlung oder Radiumpunktur

b) Spezifische Entzündungen: Tbc., Gumma, Aktinomykose

c) Unspezifische Entzündungen: subakute und chronische Abszesse, Glossitis, Fremdkörpergranulom

d) Zungenstruma (siehe Struma), u. a.

2. Zystische Tumoren
unter der Zungenspitze und am Gaumen

a) **Ranula**: unter der Zunge gelagerte, durchscheinende, zartwandige Retentionszyste, ausgehend von Schleimdrüsen oder der Glandula sublingualis
b) **Dermoide**: derbkapselig, meist median unter der Zunge oder am Gaumen
c) **Lymphangiome**: selten. Kavernöse Hämangiome (vgl. ORATOR–KÖLE: Allg. Chirurgie).

II. Chirurgische Krankheiten der Kiefer

Die wichtigsten sind: A. Entzündungen, B. Zysten, C. Tumoren

A. Die unspezifischen Entzündungen der Kiefer

leiten sich in der Regel von Zahnerkrankungen ab. Der Kieferknochen ist ebenso wie der Fingerknochen eine Ausnahme von der am übrigen Skelett stets hämatogenen Ursache der sog. primären, akuten Osteomyelitis.

Wir können
1. eine akute-entzündliche und
2. eine chronisch-entzündliche Reihe unterscheiden (vgl. Abb. 12).

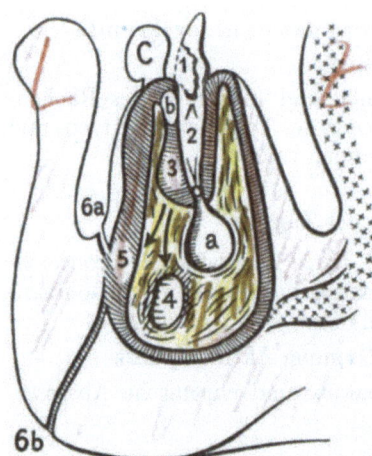

1. Akut-entzündliche Reihe

a) **Dentogene Ursachen**:

Entstehung meist über eine durch *Zahnkaries* (1) bedingte *Pulpitis* (2). Wird diese nicht oder ungenügend (insuffiziente Wurzelbehandlung) be-

Abb. 12. Dentogene Kieferentzündungen (quergestrichelt d. Periodont und d. Periost): 1 Karies, 2 Pulpitis, 1. akute Reihe: 3 Periodontitis, 4 Osteomyelitis, 5 vestibulärer Abszeß (früher „Parulis"), 6a) innere, 6b) äußere Zahnfistel. 2. chronische Reihe: a) Wurzelgranulom, b) marginale Periodontitis, c) Fibromatosis gingivae

handelt, kommt es zum sog. „Wurzelgranulom". Durch Exazerbation (Grippe, Schwächung der Abwehrkraft, Virulenzsteigerung) entsteht die *Periodontitis* (3), die entweder durch Ausbreitung im Knochen selbst zur akuten *Osteomyelitis* (4) wird (heftigste neuralgische Schmerzen, Lockerung der Zähne, Anästhesie der Unterlippe. **Th.**: Knochentrepanation, Antibiotika), viel häufiger aber nach Durchbruch des Eiters in die umgebenden Weichteillogen zum *Kieferabszeß* bzw. zur *Kieferphlegmone* führen kann.

Je nach Ausbreitung entsteht so ein submuköser Abszeß im Vestibulum oris (früher *Parulis* [5] genannt), Sublingual- und Submandibularabszeß (früher als „Mundbodenphlegmone" bezeichnet), Wangen-, Para- und Retroösophagealabszeß, Retromaxillarabszeß usw.

Symptome dieser Abszesse: Fieber, hochgradige Kieferklemme, erschwerte Nahrungsaufnahme, GALENsche Entzündungssymptome.

Differentialdiagnose Kieferklemme:

α) entzündliche (siehe oben)
β) narbige (Haut und Schleimhaut)
γ) Ankylose des Kiefergelenkes
δ) muskuläre (Tetanus!)

Th.: Breite Inzisionen innen oder außen, Dränage, Zahnextraktion, Antibiotika.

Komplikationen:
1. *absteigend:*
   a) längs der Gefäßscheide. Thrombophlebitis der V. jug. int. (Therapie: Unterbindung), Mediastinitis,
   b) retropharyngeal — Mediastinitis (Behandlung siehe dort).
2. *aufsteigend:*
   a) Orbitalabszesse, Sinus cavernosus-Thrombose
   b) Schläfenabszesse, Osteomyelitis des Os temporale

b) Nicht dentogene Ursachen:

Infizierte Extraktionswunde, infizierte Zysten, erschwerter Zahndurchbruch (Weisheitszahn!), Keimverschleppung durch Anästhesienadel, infizierte Frakturen.

2. Chronisch-entzündliche Reihe

a) Bei der chron. Pulpitis entwickelt sich an der Wurzelspitze ein Granulationspfropf: „*Wurzelgranulom*" (a), das entsprechend der Biologie des Granulationsgewebes das Knochengewebe daselbst zur Resorption bringt. Wurzelgranulome sind also „periapikale" Aufhellungsherde des Kieferknochens, in der Umgebung der Zahnwurzelspitze röntgenologisch erkennbar; sie führen durch Exazerbation zum Kieferabszeß bzw. zur Kieferphlegmone (siehe früher).

b. Die chron. *marginale Periodontitis* (b) = Entzündung der Zahntaschen bei Parodontose.

c) *Zahnfisteln*, je nachdem ob der Durchbruch des Eiters nach dem Vestibulum oris oder am äußeren Kieferrand zur Haut hin erfolgte, die „*innere*" (6a) oder „*äußere*" (6b) Zahnfistel. Th.: Die Zahnbehandlung steht im Vordergrund!

d) Chronische Reizzustände am Zahnhals führen zu kleinen Granulationsgeschwülstchen des Zahnfleisches = *Fibromatosis gingivae* (c). Ihre Behandlung besteht in einfacher Abtragung und Behebung des Zahnschadens.

B. Kieferzysten

1. **Radikuläre Zysten** entstehen aus Entzündungsherden um die Wurzelspitzen. Das für die epitheliale Auskleidung nötige Epithel ist im Kiefer in Form der versprengten Reste der Zahnkeimleiste (MALLASSEZsche Epithelinseln) überall vorhanden.

Kennzeichen: Ausgangspunkt von einem pulpatoten beherdeten Zahn; Vorkommen in jedem Lebensalter, häufiger Oberkiefer. Röntgenbild typisch (glatt begrenzt und der Wurzelspitze eines Zahnes periapikal aufsitzend).

2. **Follikularzysten** entstehen aus den Zahnsäckchen, welche die Kronen retinierter Zähne umgeben; entwickeln sich häufiger in jugendlichem Alter. Röntgenologisch ist die in der Zyste gelegene Zahnkrone erkennbar. Seltener wie radikuläre Zysten.

3. **Adamantinome** (selten!). Geschwulstartige Auftreibung des Kiefers bei Jugendlichen, im Röntgenbild zystische Aufhellungen, entstanden aus Wucherungen der Zahnleiste. Bisweilen maligne Entartung!

Th.: 1. Sog. „Ausschälung", bei welcher der Zystenbalg in toto entfernt wird.

2. Operation nach PARTSCH: Entfernung der Knochenwand zwischen Zyste und Mundhöhle, wodurch die Zyste zu einer Nebenbucht der Mundhöhle ungewandelt wird; der Balg wird belassen.

3. Bei großen Zysten im Oberkiefer Umwandlung der Zyste zu einer Nebenbucht der Nasen- oder Kieferhöhle; zur Mundhöhle bleibt sie abgeschlossen.

II. Chirurgische Krankheiten der Kiefer

C. Kiefergeschwülste

1. Gutartige:
   a) **Epulis**, sitzt am Zahnfleischrand, nicht über Kirschgröße, blutreich, histologisch riesenzellhaltig. **Th.**: Exstirpation, häufig Rezidive, aber harmlos.
   b) **Zentrale Riesenzellgeschwülste**, hist. wie Epulis, Sitz jedoch im Kieferknochen, vorwiegend bei Jugendlichen. **Th.**: Exkochleation!
   c) **Adamantinome** siehe S. 38.
   d) **Andere**: Myxome, Myxofibrome, Chondrome, Odontome, Osteome.

2. Bösartige:
   a) Sarkome:
      α) **Osteogenes Sarkom**, Auftreten in jedem Alter, Lymphknotenmetastasen selten, Fernmetastasen häufiger. **Symptome**: Zähne gelockert, Auftreibung, kontinuierliches Wachstum, derb, Fehlen von entzündlichen Ursachen und Symptomen, neuralgische Schmerzen.
      Differentialdiagnose gegen Riesenzelltumor, Osteomyelitis, chron. Ostitis, PAGET u. a.
      Th.: Radikaloperation (Kieferresektion) und Röntgen-Nachbestrahlung.
      β) **Retikulosarkom** (EWING), besondere Malignität und schlechte Prognose. **Th.**: Intensive Röntgentherapie, chirurgisch seltener.

   b) Karzinome:
   Meist übergreifend von einem Plattenepithelkarzinom der Mundschleimhaut oder einem Karzinom der Kieferhöhlenschleimhaut auf den Knochen. **Sy.**: Zahnlockerung, Neuralgien; Röntgen: Verschattung der Oberkieferhöhle, Knochenusuren, späterhin auch äußerlich sichtbare Auftreibung, Vorwölbung der Nasenschleimhaut. Doppelbilder, Protrusio, frühzeitig metastatische Lymphknoten (parotid, submandibulär, retroaurikulär und entlang den Halsgefäßen).
   Differentialdiagnose schwierig bei entzündl. Komplikation des Sinus maxillaris!
   Th.: Radikaloperation („Kieferresektion"), möglichst elektrochirurgisch, operative Lymphknotenausräumung, Rö.-Nachbestrahlung.

III. Speicheldrüsen

Ihre chirurgischen Erkrankungen ordnen sich in
A. organeigentümliche (Stein, Fistel)
B. entzündliche und
C. neoplastische Formen.

A. Organeigentümliche Erkrankungen

1. *Speichelsteine* (Sialolithiasis), chemisch = Zahnstein; oft entzündliche Ursache, auch Aktinomykose. Klinisch meist in Erscheinung tretend durch eine Speicheldrüsenschwellung, d. h. durch eine beim Essen vorübergehende Anschwellung einer Speicheldrüse durch Stauung des durch den Gang wandernden Steines. Betrifft vor allem die Gland. submandibularis, seltener die Gland. parotis. Steinfeststellung durch Palpation, Röntgenbild und Gangsondierung.

Komplikation: Bei längerem Bestehen der Sialolithiasis aufsteigende Infektion mit folgender chronischer Entzündung und Einschmelzung des Drüsenparenchyms.

Th.: Inzision auf den Stein von der Schleimhaut her oder Exstirpation der betreffenden Speicheldrüse, Ausnahme Parotis!

2. *Speichelfistel*. Sie kann nach Verletzungen, bei Speichelstein und Entzündungen entstehen. Speichelgangfisteln sind einfacher zu behandeln als Speicheldrüsenfisteln.

Innere, in die Mundhöhle mündende Speichelfisteln sind belanglos. Äußere Speichelfisteln sind wegen des dauernden Speichelflusses bei der Nahrungsaufnahme ein äußerst lästiges und beschwerdevolles Leiden. Hautmazeration!

Th.: a) Verwandlung der *äußeren* in eine *innere* Fistel, z. B. „Ligaturmethode" (mit Drahtschlinge) oder „Trokar-Methode" für die Speichelgangsfistel oder plastische Operation.

b) Speicheldrüsentrockenlegung durch Röntgenbestrahlung oder Resektion des Sekretionsnerven: N. auricul. temp.

c) Bei der Submandibular- und Sublingualdrüse kommt die Exstirpation in Frage, bei der Parotis kommt die Exstirpation nicht in Frage, da damit der N. facialis in seinem Stamm mitreseziert werden müßte.

Fazialislähmung: Stirnast: Lähmung der mimischen Stirnmuskeln. Augenast: Fehlender Lidschluß. Mundast: Herabhängen des Mundwinkels mit fehlendem Verschluß. Ramus marginalis: Klinisch belangloser leichter Hochstand des Mundwinkels.

Zur Vermeidung der Fazialisläsion ist jeder Schnitt im Parotisgebiet

III. Speicheldrüsen 41

radiär, vom Gebiet des Fazialisstammes ins Gesicht ausstrahlend, zu legen. Im Temporalgebiet ist jeder Schnitt *unterhalb* der Verbindungslinie äußerer Lidwinkel — oberer Ohrenansatz zu vermeiden.

Th.: Faradisieren, Massage; operativ: a) Nervennaht, aus anatomischen und technischen Gründen meist undurchführbar. b) Nervenpfropfung, und zwar 1. unter Verwendung des N. accessorius (zentrales Ende) nach BALLANCE und 2. unter Verwendung des N. hypoglossus nach FURET. Dann Muskelplastik nach ROSENTHAL-LEXER, Faszienplastik nach KIRSCHNER, Muskelplastik mit einseitiger Gesichtsspannung nach SCHUCHARDT und Nylonfadenplastik nach GILLIES.

B. Entzündliche Erkrankungen

Für den Chirurgen wichtig vor allem die der Parotis. Jede Parotisschwellung hebt das Ohrläppchen ab!

1. Parotitis epidemica („Mumps", „Ziegenpeter"), gehört in das Gebiet der inneren Medizin; Komplikationen: Orchitis, Otitis media, Nephritis.

2. Metastatische Parotitis bei Grippe und anderen Infektionskrankheiten.

3. Postoperative Parotitis, vor allem nach Laparotomien und bei stark herabgekommenen Patienten. Nicht nur bei per secundam-heilenden Laparotomien, sondern auch bei aseptischer per primam-Heilung. Ursache: aszendierende Infektion vom Mund her, wenn der Speichelstrom versiegt oder sich verlangsamt, postoperative Stomatitis (Soor!).

Prophylaxe: Präoperative Mundpflege, Vermeidung einer Stomatitis (Spülungen mit Salbeitee, Bestreichen mit Tct. Myrrhae oder Tinct. Rathaniae, Anregung der Speichelsekretion, Zitronen kauen u. a.).

Th.: Antibiotika, feuchtwarme Umschläge, Rö.-Bestrahlung, O_2-Spray, bei Abszedierung Inzision, Hautschnitt radiär, Vorgehen in die Tiefe mit der Kornzange.

Differentialdiagnose: Von den Entzündungen der Speicheldrüsen ist die Lymphadenitis der den Speicheldrüsen angelagerten Lymphknoten zu unterscheiden (siehe S. 56 „Angina LUDOVICI"). Häufig kommt es zur eitrigen Entzündung in die Submandibularloge. Prognose gut, Verlauf mild.

Th.: Eröffnung der Submandibularloge unter dem Kieferrand und Dränage, Antibiotika.

C. Parotistumoren

Sie treten als gutartige Mischtumoren (epitheliale und bindegewebige Gewebselemente in bunter Vermengung, oft zystisch, verkalkt und verknöchert) und als bösartige Karzinome auf. Klinisch sind erstere rundliche, gut begrenzte, ganz langsam wachsende Geschwülste, die gern rezidivieren und bisweilen maligne entarten; das Karzinom hingegen ist unregelmäßig und unscharf begrenzt, frühzeitig deutlich infiltrativ wachsend mit Lymphknotenmetastasen, neuralgischen Schmerzen und Fazialislähmung.

Th.: Beim Mischtumor Ausschälung von einem Radiärschnitt aus. Bei Malignität Totalexstirpation der Drüse samt Kapsel und regionären Lymphknoten; auch der N. facialis ist zu opfern (Uhrglasverband für das Auge!). Bei inoperablen Fällen Radium-Röntgentherapie angezeigt.

Zusatz: MIKULICZsche Erkrankung: chronisch entzündliche Anschwellung aller Speichel- und Tränendrüsen unbekannter Ursache.

Chirurgie des Halses

Hauptpunkte: Schilddrüse und Lymphknoten

I. Kropf

A. Diagnose

Der Kropf ist eine Vergrößerung der Schilddrüse, die
a) im vorderen Halsdreieck gelegen, sich beim Schlucken mitbewegt,
b) die Gefäße nach hinten,
c) die Mm. sternocleidomastoidei nach der Seite verdrängt.
d) Am oberen Pol ist meist der Puls der A. thyr. sup. tastbar.
Siehe Abb. 13.

Die Differentialdiagnose hat mit zwei Gesichtspunkten zu rechnen:

1. **Abgrenzung von Geschwülsten anderer Art**
   I. *Lymphknotengeschwülste* (siehe S. 56ff.).
   II. *Angeborene Zysten:* a) seitliche, vom Kiemengang bzw. Duct. thymopharyngeus ausgehend; allfällige äußere Fistelöffnung am vorderen Kopfnickerrand gelegen, b) mediane des Duct. thyreoglossus, c) Lymphzysten und Lymphangiome.
   III. *Dermoide, branchiogene Tumoren* und seltene andere, z. B. Sarkome, Lipome. *Halsrippe* (je nach Lage des Armes wechselnde *Druckwirkung auf Nerven:* Parästhesien, Paresen, Muskelatrophien und *Gefäße:* Ernährungsstörung wie Fingerzyanose, Fingergangrän. „Scalenus-anticus-Syndrom". Th.: Durchtrennung bzw. Resektion der Skalenusansätze oder Entfernung der Halsrippe).

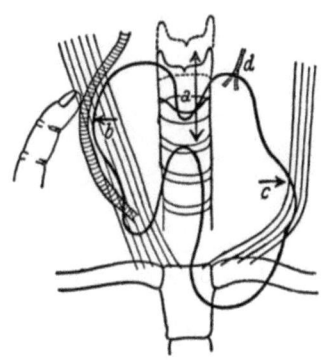

Abb. 13. Kropfdiagnose

IV. Seltene *kalte Abszesse*, z. B. vom Kehlkopfknorpel und vom Os hyoideum ausgehend.

Die Abgrenzung ist in der Regel leicht, *da diese Geschwülste beim Schluckakt nicht mitgehen.* Nur in Ausnahmefällen (z. B. beim kalten Abszeß, der, vom Kehlkopf kommend, sich gegen die Schilddrüse vorwölbt) sind Fehldiagnosen zu befürchten.

2. **Verkennung von Schilddrüsenknoten**
bei mangelnder Mitbewegung beim Schlucken: Möglich bei *aberrierenden* Strumen. Diese können entsprechend dem Verlauf des Duct. thyreoglossus vom Zungenrand am Os hyoideum („Zungenstruma") abwärts bis in das Mediastinum („intrathorakal") vorkommen.

B. Krankheitszeichen

1. Mechanische (Abb. 14 und Rö.A. 3)

1. Atembeschwerden (Tracheaeinengung — bis zur „Säbelscheidentrachea" — oder Verdrängung); Stridor!
2. Schluckbeschwerden (Ösophagus)
3. Kreislauf-Herzbeschwerden
   a) bedingt durch Stauung der oberen Gefäße: „mechanisches" und
   b) „thyreotoxisches" Kropfherz bei Hyperthyreosen

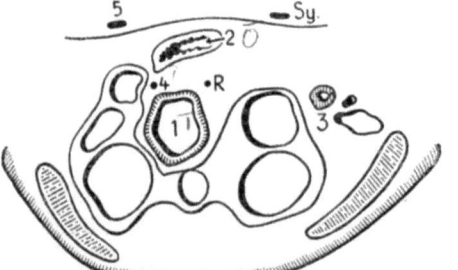
Abb. 14. Kropfsymptome (vgl. den Text)

4. Druck auf den N. laryngeus recurrens oder auf den
5. Sympathikus (vgl. S. 53).

2. Funktionelle

I. *Hyperthyreosen* — Morbus BASEDOW (1840). „Merseburger Trias": Kropf, Exophthalmus, Tachykardie; dazu Stoffwechselsteigerung (mit Neigung zu Glykosurie), Abmagerung, Haarausfall, „feinschlägiger" Tremor, leichte Aufgeregtheit, Hitzegefühl und Schwitzen, Menstruations- und Potenzstörungen, Augensymptome (STELL-

I. Kropf

WAG = seltener Lidschlag, „Stellwagen[1] verkehrt selten"), MOEBIUS = Konvergenzschwäche „Oe—o—". GRAEFE = Zurückbleiben des Oberlides beim Blicksenken. Sclera „Sichel"(Messer GRAEFES) vgl. Abb. 70, Seite 256. Diesem „Vollbasedow" stehen die „Thyreotoxikosen" gegenüber, die die genannten Symptome nur z.T. darbieten. Fließende Übergange zu den „Hyperthyreosen leichten Grades", die außerhalb der endemischen Kropfgebiete bis 50% der Kropfpatienten ausmachen. Wichtig ist die Abgrenzung der leichteren „Hyperthyreosen" von den „vegetativen Dystonien", bei denen die Schilddrüsenreduktion keinen Erfolg gibt.
Sonderform: *Toxisches Adenom.*
Isolierter Knoten mit Hyperfunktion bei nachgewiesener Hyperthyreose und „funktioneller Ruhe" im übrigen Schilddrüsengewebe. *Kompensiertes* und *dekompensiertes toxisches Adenom.*

II. *Hypothyreose,* im Extrem *Myxödem.*
Stoffwechselverlangsamung, körperliche und geistige Trägheit, Gewichtszunahme, Zuckerbelastungsfähigkeit ohne Glykosurie, Ödeme im Gesicht, Haut- und Haarveränderung. Intelligenzstörung.

3. Komplikationen des Kropfes

I. **Blutung,** vorwiegend in Kropfknoten (Adenom), führt oft zu akuter Erstickungsgefahr.

II. **Entzündung:** *Strumitis* bei Knotenkropf als metastatische Entzündung bei Grippe u. a., nicht selten, im Gegensatz zur seltenen Thyreoiditis. RIEDELS „eisenharte Struma" bezeichnet chronisch entzündliche Formen mit später Abszedierung, so daß die Fehldiagnose maligne Struma naheliegt.

III. **Maligner Kropf:**
1. stetes Wachstum
2. ausstrahlende Schmerzen
3. Rekurrenslähmung
4. Härte der Geschwulst
5. Verbackensein mit der Umgebung: die Gefäße sind nicht „verdrängt", sondern „eingemauert", d. h. umwachsen.

Untersuchung des Kropfes
a) Rein klinisch: Abtasten beider Kropflappen nach Ausdehnung und Konsistenz unter Schluckenlassen (Wasser); untere Umrandung

---
[1] Süddeutsch für Omnibus.

(substernal?); Lage und Stellung der Inzisur der Cartilago thyreoidea (aus der die Lage und Stellung der Trachea erschlossen werden kann).
Rekurrens? Sympathikus? CHVOSTEK?
b) Röntgenuntersuchung der Trachea (Rö.A. 3) und des Ösophagus p.-a. und seitlich mit Schluckakt. Suchen nach einem substernalen Kropfanteil.
c) Laryngoskopie.
d) Bestimmung des Grundumsatzes (bei Hyperthyreosen und M. Basedow gegenüber der Norm um 30 bis 250 und mehr Prozent gesteigert):
1. READsche Formel: GU = ¾ (Puls + ¾ Blutdruckamplitude, d. i. systolischer minus diastolischer Blutdruck) —72.
2. Messung des respiratorischen Gaswechsels.
3. Der Radio-Jod-Speichertest: 24 Stunden nach peroraler Testdosis J^{131} Bestimmung mit dem MÜLLER-GEIGER-Zählrohr.
4. Szintigramm: Bestimmung der Speicherung des radioaktiven Jod mit graphischer Darstellung (Cave Gravidität!).

C. Arten des Kropfes

1. Euthyreote Kropfformen

Struma congenita: Angeborene Schilddrüsenvergrößerung, führt u. U. zur Erstickung oder ist infolge seiner Größe ein Geburtshindernis.

Struma juvenilis („Adoleszentenkropf"): Kropf der Kinder und Entwicklungsjahre, sog. Blähhals der Pubertät; diffuse Hyperplasie, im Endemiegebiet vorwiegend parenchymatös (kolloidarm). Gut ansprechend auf Mikrojoddosen.

Struma parenchymatosa
Struma colloides diffusa
Struma adenomatosa
Struma nodosa colloides seu cystica

je nach dem histologischen Bild die häufigsten Kropfformen, überwiegend bei älteren Frauen, der typische Kropf der Endemiegebiete, oft auch Übergänge zu hypothyreotischen Kropfformen.

2. Dysthyreote Kropfformen

Hyperthyreose leichten Grades, Überfunktion der Schilddrüse mit Teilen der Symptomatologie des Morbus Basedow.

I. Kropf 47

Morbus Basedow als Extremform der Hyperthyreose. In allen Altersstufen, häufiger bei Frauen, mit Stoffwechsel-, Kreislauf- und Augensymptomen. Hist.: Reduktion des Kolloids, im Zwischengewebe Lymphozytenanhäufungen, zylindrisches oder mehrschichtiges Follikelepithel.

Wir unterscheiden (z. T. nach BREITNER und SAUERBRUCH)

a) den nervösen Voll-Basedow, auf konstitutioneller Basis (CHVOSTEK) erwachsende vegetative kardiovaskuläre und inkretorische Störungen, auch nach psychischem Trauma (Schreck, Erregung, Lebenskonflikte) hormonal-vegetativer Mittelhirnzentren dienzephal-hypophysär; die Schilddrüse als „Multiplikator" (v. MIKULICZ). In einem Teil der Fälle, Thymuspersistenz, myasthenische Komponente!

b) den Stoffwechsel-Basedow, peripher ausgelöst z. B. bei Infektionen, Intoxikationen, nach ausgedehnten operativen Eingriffen, bei Tuberkulose, bei hormonellen Umstellungen wie Gravidität und Klimakterium.

c) die Struma basedowificata („Jod-Basedow"); Hyperthyreose (Thyreotoxikose), die sich auf eine vorhandene „normale" Struma durch *kritiklose* Jodbehandlung aufpfropft, daher in Kropfgegenden besonders häufig.

d) das toxische Adenom, ein oder mehrere isolierte Adenomknoten mit Hyperfunktion und klinischen Zeichen der Hyperthyreose, das übrige Schilddrüsengewebe normal bzw. „funktionell ruhig".

Hypothyreose, Myxödem, beim Erwachsenen durch Zerstörung des Schilddrüsengewebes (degenerativer Kropf, Karzinom, postoperativ durch zu ausgedehnte Strumaresektion. Kachexia strumipriva). Beim Kind durch kongenitale Hypoplasie. Eine Sonderform der schwersten Schilddrüsenunterfunktion ist der *endemische Kretinismus* (Kretinkropf), tritt in den Zentren der Endemiegebiete, gewöhnlich mit der kretinoiden Degeneration gepaart, auf.

3. Maligne Kropfformen (Struma maligna)

Epitheliale Geschwülste
  metastasierendes Adenom
  wucherndes Adenom (LANGHANS)
  malignes Adenom
  Karzinom

Bindesubstanz- und Gefäßgeschwülste
Sarkom
Hämangioendotheliom
Lymphangioendotheliom
Gemischte bösartige Geschwülste
Karzinosarkom
Teratom
Metastatische Geschwülste in der Schilddrüse

4. Das Kropfrezidiv

Entwickelt sich aus dem Kropfrest nach Strumaresektionen oder aus einem Lobus pyramidalis (Ductus thyreoglossus). Zur Vermeidung *funktionsgerechte Resektion* und *medikamentöse Rezidivprophylaxe* (vgl. S. 51ff.).

D. Vorkommen

Der Kropf ist ein ausgesprochen ortsgebundenes Leiden: Gebirgsgegenden der Alpen, des Schwarzwaldes, der Pyrenäen, der asiatischen und amerikanischen Hochgebirge; nach Erfahrungen in Schweden und den Alpen *Bevorzugung der tief eingeschnittenen Täler* mit waldreicher Umgebung. Er befällt dort in der Pubertätszeit, als diffuse Hyperplasie, gleichmäßig Knaben und Mädchen, um in mittlerem Alter eine vorwiegend weibliche Erkrankung mit deutlicher periodischer Größenzunahme bei Gravidität und auch schon beim Menstruationszyklus zu werden. Im höheren Alter weit überwiegend Knotenkröpfe.

In den endemiefreien Gebieten überwiegen der M. BASEDOW und die Hyperthyreose leichten Grades, während Knotenkröpfe sporadisch sind. Nach mitteleuropäischer Erfahrung befallen die diffusen Hyperplasien mit Hyperthyreose vor allem leptosome Menschen, während die Knotenkröpfe vorwiegend bei Pyknikern vorkommen.

E. Ursachen des Kropfes

An älteren Theorien seien erwähnt:

1. Die weitverbreitete „Trinkwasser-Theorie". Vorkommen von sog. „Kropfbrunnen" (schon in früh. Jahrh. bezeugt: Plinius, Paracelsus).

2. Die „geologische Theorie" von H. BIRCHER 1883. Das Kropfvorkommen sei beschränkt auf marine Ablagerungsgesteine. Das Experiment von Rupperswil: Der dort endemische Kropf verschwindet nach neuer Wasserleitung aus kropffreien Gesteinsschichten.

3. Die Jodmangel-Theorie (PREVOST, Genf 1846). Vgl. unten.

4. Verwandt war die „Schmutzinfektions-Theorie" von KUT-SCHERA für die steirischen Kropfgebiete und die „toxisch-infektiöse Theorie" von McCARRISON für den Kropf im Himalaja.

Heute suchen wir zur Erklärung der Kropfursachen an der Schilddrüsenphysiologie anzuknüpfen.

Die funktionierende Schilddrüse speichert die Hauptmenge des mit der Nahrung eingenommenen Jodes und liefert einen Eiweißkörper, das *Jodthyreoglobulin,* und ein Hormon, dessen aktiver Stoff das eiweißfreie *Thyroxin* (abgekürzt aus Thyro-oxy-indol nach KENDALL) ist; Ausgangspunkt des Thyroxin ist wahrscheinlich das Dijodthyrosin:

Dijodthyrosin   Thyroxin

$$\text{Dijodthyrosin: } J\text{-}C_6H_2(OH)\text{-}CH_2\text{-}CHNH_2\text{-}COOH$$

$$\text{Thyroxin: } HO\text{-}C_6H_2J_2\text{-}O\text{-}C_6H_2J_2\text{-}CH_2\text{-}CH(NH_2)\text{-}COOH$$

Der Blutspiegel des Thyroxins reguliert den Stoffwechsel (Grundumsatz und Sauerstoffverbrauch). „Jod als Sauerstoffkatalysator".

Bei Absinken des Thyroxinspiegels im Blute erfolgt vermehrte Abgabe von thyrotropem Hormon des Hypophysenvorderlappens, wodurch die Schilddrüse zur Hyperplasie angeregt wird. Wurzel der Kropfentstehung.

Von diesem Gesichtspunkt der Schilddrüsenfunktion aus eröffnen sich *drei Möglichkeiten der Kropfentstehung:*

a) Jodmangel

Die Jodmangel-Kropftheorie (vgl. oben) ist durch viele Tatsachen gestützt: Kropffreiheit der meisten Meeresufergebiete; seit dem Altertum, am längsten in China, bekannte Heilwirkung des Jodes gegen Kropf (Seetang!); moderne *Jod-Kropfprophylaxe* bei Kinderkröpfen (HUNZICKER, WAGNER-JAUREGG, WESPI). — Gewisse Ausnahmen beweisen aber, daß der Jodmangel allein nicht die einzige Ursache sein kann.

b) Eiweißmangel

Eine Eiweißmangelernährung lag offensichtlich den Kropfepidemien in Internaten, Kriegsgefangenenlagern (HOLLER) und als allgemeine Unterernährung vielfach der Kropfzunahme der Nachkriegszeiten zugrunde. Es fehlte an ausreichenden Thyrosinmengen.

Daneben spielen auch konstitutionelle Faktoren, Mangel an bestimmten Vitaminen, z. B. Carotin, und die Ernährungsweise im allgemeinen eine wesentliche Rolle.

c) **Blockierung des Jodeinbaues in den Thyroxinkern**
Einen solchen, experimentell belegten, *Nährschaden-Kropf ergibt die einseitige Fütterung* mit zyanidreicher Nahrung (sog. „Kohlkropf", CHESNEY 1928). Sulfozyanide blockieren dabei den Jodeinbau in das Dijodthyrosin (ASTWOOD 1942). Therapeutische Verwendbarkeit gegen Hyperthyreosen (*Thioharnstoffe* und verwandte Stoffe). Vgl. unten.

Eine ähnliche Vorstellung bietet die von PFAUNDLER aufgestellte „Radioaktivitäts-Hypothese": Radioaktive Elemente können stoffwechselmäßig das Jod verdrängen; eine solche Blockierung hindert den Thyroxinaufbau. Für die Entstehung des sporadischen Kropfes sind vorwiegend endogene Ursachen im Sinne einer Störung der endokrinen Funktionen anzunehmen, z. B. in der Pubertät, in der Gravidität und im Klimakterium.

So mögen als Kropfursachen in wechselnder Kombination Jodmangel, Nährschaden, endogene Faktoren und Blockierung des Jodeinbaues zusammenwirken.

F. Behandlung des Kropfes

1. Medikamentös: Jod

I. **Jodprophylaxe** des Kinder- und Jugendkropfes. Mikrojoddosen $1/10$ mg JK pro die[1] („jodiertes" Vollsalz enthält 1 g JK auf 100 kg) vermögen die parenchymatöse Hyperplasie der Kinder zur kolloidhaltigen Norm zu bringen. *Das Schilddrüsensekret wird vollwertiger* (BREITNER)!

II. PLUMMER-**Vorbehandlung** der Basedowoperation. Durch energische Jodzufuhr (Jod. 5,0, Jodkali 10,0 Aqua 100,0. 3 × 3, steigend bis 3 × 16 Tropfen tgl., 8 bis 14 Tage lang, Operation, dann wieder mit der Tropfenzahl zurückgehen) kann die Dysthyreose des Morbus BASEDOW für *kurze Zeit* in Schranken gewiesen werden, also eine vorübergehende Wirkung = nur als *Operationsvorbereitung*. Unterstützend können die Thyreostatika Thiourazil, Thyreocordon, Astrumal, Favistan u. ä. wirken. Sie verhindern den Einbau des Jodes und damit die Bildung des Thyroxin, dabei wird aber der Kropf größer, blutreicher und brüchig (operationserschwerend!), so daß die Vorbehandlung mit diesen Stoffen unmittelbar vor der

---

[1] Z. B. Kal. Jod 0,06 auf 30,0; DS tgl. 10 gtts.

Operation dem Chirurgen nicht erwünscht ist. Bei schwersten Formen können sie vor der PLUMMER-Vorbehandlung zur Anwendung kommen.

III. Jodzufuhr bei funktionstüchtigen Kolloidschilddrüsen (z. B. im reifen Lebensalter bei Hyperthyreose leichten Grades, aber auch bei „euthyreoten" Knotenkröpfen) bringt die Gefahr des *Jodbasedows* („Struma basedowificata") mit sich. Leichte bis allerschwerste Grade der Hyperthyreose, manchmal auch mit den klassischen Augensymptomen, können so durch Jodmedikation ausgelöst werden. Warnung vor laienhafter Jodanwendung! Auch vor sog. jodhaltigen „Kropfsalben"!

Zusammenfassung der Jodwirkung auf verschiedene Kropfformen: Unterwertige Drüsen werden kompensiert (vollwertig). Hochwertige können zum Jodbasedow vorgetrieben werden. Der echte Vollbasedow wird vorübergehend gestoppt.

2. Operative Behandlung

(Operationsanzeigen: „Mechanische", „funktionelle" und „Komplikationsindikation", vgl. S. 45); Kragenschnitt in Spaltrichtung der Halshaut; heute bei allen Kropfoperationen endotracheale Pentothal-Lachgas-Sauerstoff-Narkose, viel schonender!

I. Die Normaloperation ist die beidseitige ausgedehnte Kropfreduktion auf je etwa Nußgröße; Unterbindung der A. thyr. sup. beidseits am Eintritt und der A. thyr. inf. einseitig im Stamm oder in der Abtragungsebene in ihren Ästen; Durchtrennung des Isthmus, so daß die Trachea an ihrer Vorderfläche freiliegt. Nach Resektion beidseits exakte Blutstillung und Kapselnähte. Die zurückbleibenden Reste sollen die Gegend des Eintritts der A. thyreoidea inf. (aus dem Truncus thyreocervicalis kommend) umfassen, weil die dort liegenden unteren Epithelkörperchen und der N. recurrens bei solchem Vorgehen am ehesten geschont werden (WÖLFLER). Bei Rezidivkröpfen wird der stenosierende Kropfknoten in Endotrachealnarkose entfernt oder sicherer mit dem scharfen Löffel exkochleiert. Vorher Stimmbandprüfung und Blutkalkspiegel!!
Über die verschiedene Operationstechnik bei der „funktionsgerechten" Resektion vgl. ORATOR-KÖLE: Kurze chirurg. Operationslehre.

II. Die Basedowoperation, die technisch dem geschilderten Normalverfahren gleicht, nur eine sehr ausgedehnte Reduktion mit Unterbindung aller 4 Arterien erfordert und bei dem Blutreichtum der Basedowschilddrüse technisch schwieriger ist, muß durch entsprechende Vorbereitung des Basedowkranken eingeleitet werden. Absolute Ruhe, Eiskrawatte, *Herzvorbereitung* (Chinidin, Strophantin), Sedativa (Prominal, Prominaletten, Luminal, Phenergan, Largactil, Biobamat, Miltaun, Librium u. ä.), Vitamin A (Vogan), fleischfreie Kost und die oben geschilderte *Plummerkur*. Kleine Transfusionen. Vor der Operation u. U. *künstliche Hypothermie!*

Postoperativ grundsätzlich medikamentöse *Rezidivprophylaxe* (HUBER):

1. Bei euthyreoten Knotenkröpfen im Endemiegebiet (Jodmangelstrumen) 1 mg Jod-Natrium pro Woche (2 Tabl. Jodostrumit).
2. Bei euthyreoten Fehlverwertungsstrumen und besonders bei Hypothyreosen (hier u. U. höhere Dosierung) Zufuhr von Schilddrüsenvollextrakt (postoperativ durch 4 Wochen täglich 1 Tabl. Thyranon (50 mg), dann für mindestens 2 Jahre 2 × wöchentl. 1 Tablette Thyranon, anschließend nach Möglichkeit Fortsetzung der Rezidivprophylaxe bis zum 55. Lebensjahr mit 2 × monatlich 1 Tabl. Thyranon).
3. Bei Hyperthyreosen alle 4 Monate durch einen Monat hindurch tgl. je 75 mg Dijodtyrosin = 3 Tabl. Dityrin; nach Ablauf eines Jahres übergehen auf Jodostrumit 1 Tabl. wöchentlich (HUBER).
4. Bei Struma maligna 50 γ Trijodthyronin tgl. (2 Tabl. Trijodthyronin à 25 γ) durch 4 Wochen, weiter 1 × wöchentl. 2 Tabl.

3. Strahlenbehandlung

Röntgenbestrahlung leichter Basedowfälle ist neben diätetisch-klimatischer Behandlung *nur* in der Hand *erfahrener* Strahlentherapeuten angezeigt. Viele Mißerfolge der Bestrahlung; die später doch nötige Operation kann durch sie erschwert werden (Verwachsungen, erhöhte Tetaniegefahr), daher hier weitgehend verlassen.

Th. der *Struma maligna:* Resektion bzw. Thyreoidektomie mit Röntgennachbestrahlung, ev. auch präoperativ; bei Knochenmetastasen oder lokaler Inoperabilität intensive Rö.-Therapie, bei Speicherung radioaktives Jod (J^{131}).

G. Gefahren der Operation

1. Tracheomalazie

= Druckschädigung der Knorpelringe, so daß nach Operationen, besonders größerer Knotenkröpfe, die Trachea zusammenklappen und zur

I. Kropf 53

akuten Erstickung Anlaß geben kann (selten, ½%). Prophylaxe: Operation in Endotrachealnarkose, eventuell Stütznähte der Kropfreste an die Mm. sternocleidomastoidei. Ausnahmsweise Tracheotomie nötig.

2. Blutung — Luftembolie

Bei der heute geübten Technik bestehen Blutungsgefahren nur im Sinne der postoperativen Nachblutung, wenn gesetzte Ligaturen abgehen. Kleine postoperative Hämatome stören die per primam-Heilung. Der Luftembolie kann durch entsprechende Lagerung (besondere Gefährdung bei der früher üblichen sitzenden Stellung während Operation!) in flacher Rückenlage und durch zweckmäßige Technik vorgebeugt werden. Bei Auftreten einer Luftembolie Auffüllung des Operationsgebietes mit NaCl-Lösung. Tieflagerung des Oberkörpers, verstärkte Überdruckatmung und sofortige Versorgung des Gefäßes. Punktion des re. Ventrikels, s. S. 83 und ORATOR-KÖLE: Allg. Chirurgie.

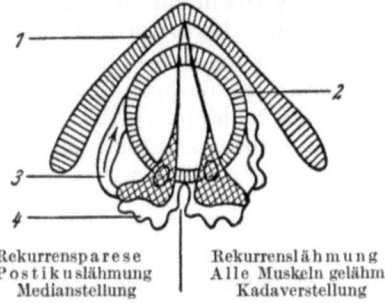

3. Nervenverletzung

Rekurrens, Sympathikus. Durchtrennung des Rekurrens = *Rekurrensparalyse* (Abb. 15) mit Lähmung aller Kehlkopfmuskeln führt zur *Kadaverstellung*, die mit vorübergehender Heiserkeit verbunden ist. Beidseitig führt sie zu dauernder Heiserkeit, behindert aber meist nicht die Atmung.

| Rekurrensparese Postikuslähmung Medianstellung | Rekurrenslähmung Alle Muskeln gelähmt Kadaverstellung |

Abb. 15. Rekurrensschäden. 1 Schildknorpel, 2 Ringknorpel, 3 M. cricoarytaenoideus lateralis *(anticus)*, 4 M. cric.-aryt. posterior *(posticus)*

Relative Schädigung des Rekurrens = *Rekurrensparese* führt zur isolierten *Postikuslähmung* (6—7% der Operierten, davon ⅓ geheilt, ⅓ gebessert, ⅓ bleibend).

Beidseitig führt sie zur akuten Erstickung. Th.: Tracheotomie. Einseitige Postikuslähmung kann völlig symptomlos sein, da Phonation und Atmung ungestört sind, weil beide bei Medianstellung des einen Stimmbandes durch das andere gesunde Stimmband gewährleistet sein können. Deshalb besondere Gefahr bei Rezidivoperationen, vor denen grundsätzlich die Motilität beider Stimmbänder festgestellt werden soll.

Rekurrensschädigungen gehen stets mit erhöhter Pneumoniegefahr einher, da bei mangelhaftem Stimmlippenschluß das Husten gestört ist.

Weniger bedeutungsvoll ist eine *Sympathikusläsion:*
Sympathikusreizung: „Aktive" „Adrenalin"-„Mydriasis" *(weite Pupille „dreisilbig", „offener" Laut: „a");*
Sympathikuslähmung („HORNER"): Miosis, Ptosis, Enophthalmus: *(enge Pupille; „zweisilbig", „geschlossener" Laut „o")* vgl. Okulomotoriusübergewicht im Schlaf.

4. Störungen von seiten inkretorischer Organe
(vgl. ORATOR-KÖLE: Allg. Chirurgie)

I. Schilddrüsenausfall

Bei sehr ausgedehnten Reduktionen: postoperatives Myxödem, siehe S. 45 u. 47.

Th.: Thyreoidintabletten, Thyreoidea sicca, Thyranon, Thyreosan, Jodgaben und thyreotropes Hypophysenhormon.

II. Schädigung der Epithelkörperchen: Postoperative Tetanie.
Hypokalzämie (normal 10 mg-%), Hyperphosphatämie (normal 3—4 mg-% anorg. Phosphor), relative Hyperkaliämie (über 20 mg-%); verminderte Kalzium-Ausscheidung im Harn (SULKOWITSCH-Probe negativ!). Bei 1—2% der Operierten:

a) Latente Tetanie (vgl. Abb. 70, S. 256):
1. CHVOSTEK: Mechanische Überempfindlichkeit des Fazialisstammes = Zucken der Lippe bei Klopfen am Kieferast.
2. TROUSSEAU: Tonische Geburtshelferstellung der Hand nach Nervendruck oder Kompression am Oberarm.
3. ERB: Galvanische Übererregbarkeit (gestörte „Chronaxie" = die Zeit, die ein elektrischer Strom von doppelter Schwellengröße einen Muskel durchfließen muß, um gerade eine Erregung hervorzurufen).

b) Manifeste Tetanie:
1. (tonische) Karpopedalspasmen (Pfötchenstellung)
2. (klonische) Körperkrämpfe
3. Laryngospasmus

Prophylaxe: Durch technisch richtiges Vorgehen. Nicht zu ausgiebige Resektion, Vorsicht bei Umstechungen in der Gegend der Epithelkörperchen wegen Gefahr der Ernährungsstörung! Stärker gefährdet sind Rezidivoperationen und Röntgenbestrahlte. Vor Rezidivoperation stets nach latenten Tetaniezeichen suchen (JESSERER).

I. Kropf 55

Th.: Manifeste Krämpfe werden durch intravenöse Kalziumgaben kupiert (Afenil 10% Calc.-Carbamid, Calc. gluc. SANDOZ 10 oder 20%, Calcilin 10 oder 20% Calc. laev. Laevosan, Calc. lact. Tabl. peroral u.a.), Sedativa (Miltaun, Luminal, Biobamat, Librium u. a.).

Behandlung der chronischen Tetanie diätetisch:

α) Säuerung mit Ammon. chlorat. (6—10 × 0,5 pro die.)

β) Die Kost muß kalziumreich, phosphatarm und sauer sein (HEIL-MEYER), daher Einschränkung von Fleisch und Milch.

γ) In schweren Fällen am wirksamsten A.T. 10 oder Calcamin = Dihydrotachysterin = ein Umwandlungsprodukt des Ergosterins (vgl. ORATOR-KÖLE: Allg. Chirurgie, Vitamine), das Kalk mobilisiert und den Blutkalkspiegel erhöht. Wegen Gefahr der Überdosierung Blutkalkspiegel verfolgen. Durchschnittsdosis 3 mal 10 Tropfen täglich. D_2-Vitamin, Stoß mit 600000 i. E.

III. Akute postoperative Basedowkrise, früher meist als „Thymustod" (?) bezeichnet (Verschlimmerungskomponente des M. BASEDOW [v. HABERER] bei Thymushyperplasie), heute als schwere Störungen der endokrinen Organe (Hypophyse, Nebenniere, Thymus [?]) und Erregbarkeitsstörung, besonders des Sympathikus aufgefaßt, vor allem im Sinne einer Nebenniereninsuffizienz (SELYE und TONUTTI): Meist zwischen 1. und 3. postop. Tag große Unruhe, fliegender arrhythmischer Puls, hohe Temperatur, Zyanose, delirante Herzaktion; leider auch heute bisweilen unbeeinflußbar und tödlich endend. Durch sorgfältige und mit Geduld und Überlegung durchgeführte Vorbehandlung (in Zusammenarbeit mit dem Internisten!) selten, aber nicht ausgeschlossen.

Th.: i. v.-Jodverabreichung (Endojodin), Calcium-inj., Bromcalcilin, Sedativa (Prominal, Luminal, Biobamat, Librium, Miltaun). Eisschlange über das Herz, neurovegetative Dämpfung (Hydergin-Panthesininfusion, Largactil, Phenergan), Sauerstoff, Nebennierenrindenhormon, ACTH, Aderlaß und Bluttransfusion (Entgiftung!), künstliche Hypothermie, Strophantin und Chinidin.

II. Halslymphome

Charakteristisch für alle Lymphknotenerkrankungen ist
1. ihr typischer Sitz, entsprechend der anatomisch regionären Lage, und
2. die Zusammensetzung aus einer Gruppe von einzelnen Tumoren (Kettengeschwulst), die allenfalls sekundär miteinander verschmelzen.

Wir können alle Lymphknotenerkrankungen ordnen in:
A. akut-entzündliche
B. spezifisch chronisch-entzündliche
C. neoplastische

A. Akut-entzündliche Lymphknoten

Sie sind als regionäre Lymphadenitis acuta gekennzeichnet:
a) durch den Nachweis eines entzündlichen Herdes, dem die Knoten regionär zugehören,
b) durch die Zeichen der akuten Entzündung.

Zunehmende Schmerzen, kollaterale Entzündungserscheinungen, Verbackensein mit der Haut, endlich die nachweisbare Fluktuation lassen die eitrige Einschmelzung erkennen. Hier sei die „Angina LUDOVICI" erwähnt: eitrige Entzündung der Lymphknoten im Gebiete der Gland. submaxillaris, sehr schmerzhafte, entzündliche Infiltrate mit Speichelfluß, üblem Mundgeruch und erschwertem Schluckakt (vgl. S. 41). Differentialdiagnostisch kommen entzündete Dermoide, Atherome, Zysten und Lipome in Frage; im Bereich der Achselhöhle die typischen Schweißdrüsenabszesse (vgl. S. 61).

Th.: Sulfonamide, Antibiotika, Antiphlogistika, Bettruhe, bei Erweichung Inzision.

B. Spezifisch chronisch-entzündliche Lymphknoten

Tuberkulöse Lymphome am häufigsten: Multiple, in Gruppen stehende, meist beidseitig am Hals gelegene ovale, derbe, wenig bewegliche Knoten, die oft zentral erweichen, mit der Haut verwachsen, durchbrechen und typische Tbc.-Fisteln bilden. Jugendliche, vorwiegend im Frühjahr, betroffen („Skrofulose"). Häufig auch axillar!

Th.: Röntgentherapie, Tuberkulostatika (PAS, INH, Streptomycin, Thiosemicarbazon, Viomycin, Leandin, Cycloserin u. a.). Allgemeinbehandlung; evtl. Heilstätte. Bei Jugendlichen operatives Vorgehen:

II. Halslymphome

Lymphknotenexstirpation (Cave N. accessorius!) und bei Indikation Tonsillektomie unter dem Schutz von Tuberculostaticis (lokal und allgemein).
Differentialdiagnose:
I. Luetische Lymphome, meist am ganzen Körper die regionären Lymphknoten befallend, derb, indolent, in der Regel keine Erweichung.
II. Unspezifische Lymphome bei Rheumatikern, nach Grippe, nach Anginen, bei larvierter Sepsis u. a. Bei Jugendlichen zugleich mit chron. Polyarthritis und starker Allgemeinreaktion = STILLsche Krankheit.
III. Universelle Lymphknoten bei leukämischer und aleukämischer Lymphadenose (Milz, Leber, Blutbefund, Sternalpunktat). — Selten: Retikulosen.
IV. Lymphogranulomatose (HODGKIN): Als Systemerkrankung in einer Lymphknotenstation beginnend, bald aber auch die benachbarten ergreifend, Verbackung der Lymphknotengruppen zu größeren Tumoren ohne Erweichungstendenz, kein Übergreifen auf die Haut, mit Allgemeinerscheinungen (zeitweise Fiebersteigerungen, Krankheitsgefühl, Anämie, Kachexie, allenfalls Milz- und Leberschwellung; Blutbild [Ly.-penie und Eosinoph.!]; mediastinale Lymphknoten). Im Zweifelsfall Probeexzision zwecks histologischen Befundes notwendig.
Th.: Rö.-Therapie, Arsen (FOWLERsche Lösung 2 × 10 gtt. bis 2 × 40 gtts. pro die, dann wieder absteigend), Zytostatika (Urethan, Colchicin, Stickstofflost, Sanamycin u. ä.), Bluttransfusion, am besten kombinierte Therapie. Längere Remissionen, auf weite Sicht Prognose schlecht.
V. Meist leicht abgrenzbar: Die am Hals herabwandernde Aktinomykose (vgl. S. 30 und ORATOR-KÖLE: Allgem. Chirurgie). Dabei sind die Lymphknoten nicht beteiligt. Th.: Penicillin und andere Antibiotika in hohen Dosen! Andere Geschwülstchen: Atherom der Halshaut, Dermoid, Lipom, Lymphzyste u. a.

C. Maligne Lymphome

Das Lymphknotenneoplasma tritt in zwei Haupttypen auf:
a) Metastatische Karzinomlymphknoten
Kennzeichen: Klein, rund, hart, Einzellymphknoten in Haufen. Oft kleinste Primärgeschwulst an Lippe, Zunge, Wange, Pharynx, Speiseröhre, Lunge, Mediastinum u. a. VIRCHOWsche Drüse in der li. Fossa supraclavicularis (Magenkarzinom), vgl. S. 134 und Abb. 38.
b) Primäre Lymphosarkomatose (KUNDRAT)
Ein umschriebener Lymphknotentumor, hart, aus Verbackung mehrerer Lymphknoten entstanden, dauerndes, auf alle umgebenden Gewebe

übergreifendes infiltratives Wachstum. Okzipitalneuralgien! Druck auf Luft- und Speiseröhre. Hämatogene Metastasierung.

Th.: Im Frühstadium radikale Exstirpation; Röntgentherapie und Zytostatika verzeichnen kurzdauernde Remissionen, Prognose ausgesprochen schlecht.

c) Vom harten Lymphosarkom einer Halsseite ist das seltene branchiogene Karzinom abzugrenzen, meist ein kleinzelliger Krebs, der in charakteristischer Weise die tiefen Halsgefäße umwächst. — Ebenfalls selten: Karotisdrüsentumor (typischer Sitz und mitgeteilte Pulsation der Karotisgabelung) mit „Carotis-Sinus-Syndrom" (Ohnmachtsanfälle, Herzblock usw.). **Th.:** Exstirpation des Tumors.

III. Schiefhals — Halssympathikus

A. Schiefhals (Caput obstipum)

1. Angeboren:

a Muskulärer Schiefhals: Kopfnickerkontraktur infolge erblicher Fehldifferenzierung des embryonalen Muskelgewebes mit intrauteriner Verkürzung des M. sternocleidomastoideus. Bei längerem Bestehen „Gesichtsskoliose".

Th.: Tenotomie (offen oder subkutan) am unteren (bevorzugt) und oberen Muskelende mit anschließendem Gipsverband in redressierter Stellung. Früher auch Muskelexzision und plastische Verlängerung des Muskels nach FÖDERL. Nachbehandlung mit SCHANZscher Krawatte und später mit Gymnastik und Bewegungsübungen wichtig (vgl. ORATOR-KÖLE: Kurze chir. Operationslehre).

b) Ossärer Schiefhals: Bedingt durch angeborene Wirbelanomalien (Wirbeldefekte, Keilwirbel, abnorm kurzer Hals: KLIPPEL-FEILsche Erkrankung).

2. Erworben:

a) Spastischer Schiefhals (Torticollis spastica): Neurogen, klonisch-tonische Krämpfe in Kopfnicker und Nackenmuskeln (Parkinsonismus, Enzephalitis). Äußerst hartnäckig. Erfolg einer Operation (Neurotomie, Myotomie) oder Stellatumblockade unsicher.

b) Traumatischer Schiefhals: Als Folge einer Halswirbelsäulenverletzung.

c) Desmogener Schiefhals: Nach Verbrennungsnarben, Narben nach Lymphknoten-Tbc., Halsphlegmonen usw. **Th.:** Plastische Korrekturoperation.

III. Schiefhals — Halssympathikus

d) **Muskulär-rheumatischer Schiefhals** bei Erkältungskrankheiten, ähnlich wie Lumbago. Th.: Wärme, Kurzwellen, Antipyretika.
e) **Okulärer Schiefhals** bei Augenmuskellähmungen zur Vermeidung von Doppelbildern. Th.: Augenoperation.

B. Halssympathikus
(Hals-Grenzstrang, Ganglion stellatum od. Ganglion cervicothoracicum)

Die Blockade oder operative Ausschaltung des Halsgrenzstranges bzw. des Ganglion stellatum stellt einen Teil der Sympathikuschirurgie dar. Das Ziel ist dabei eine Ausschaltung von Schmerzen oder Krämpfen und eine Besserung der Durchblutung von Kopf, Hals und oberen Extremitäten.

Die Indikation zur zervikalen Sympathektomie (Exstirpation des obersten Halsganglion, Exstirpation des untersten Halsganglion in Zusammenhang mit dem 1. Thorakalganglion [vgl. ORATOR–KÖLE: Kurze chirurg. Operationslehre]) wird heute mit großer Zurückhaltung gestellt; bei Durchtrennung stets ein HORNER-Syndrom (Resektion des oberen Halsganglion bei peripherer Fazialislähmung zur Erreichung eines partiellen Lidschlusses durch die Ptose [WHITE]). Meist begnügt man sich mit temporärer Blockade (Stellatumblockade 1% Novocain; Alkohol und Phenol selten).

Indikation zur Stellatumblockade: Durchblutungsstörungen des Gehirns (besonders posttraumatischer und endangiitischer Genese, aber auch gegen die angiospastische Komponente bei arterieller Hirnembolie), Skalenus-Syndrom, Omalgien und Brachialgien, Migräne (HEPPNER), SUDECKsche Atrophie, Durchblutungsstörungen und vegetative Schmerzen (Gefäßkrämpfe, Kausalgien) im Bereich der oberen Extremität.

Für alle Operationen, die eine sympathische Entnervung des Armes zum Ziele haben, ist die präganglionäre thorakale Durchtrennung bzw. Resektion des 2. und 3. Thorakalganglion an Stelle der Resektion des Ganglion stellatum heute anerkannt (RÖTTGEN).

Indikation: M. RAYNAUD, essentielle Hyperhidrosis. Sklerodermie, Trophödem des Armes, Kausalgien.

Die Erfolge sind — wie überhaupt in der Sympathikuschirurgie — nicht immer verläßlich. Anatomische Variabilität, Regeneration (zur Verhinderung Einscheidung des Nervenstumpfes mit einer Kunststoffprothese) und funktionelle Umstellungen können dafür verantwortlich sein.

Vielfach kann der gleiche Erfolg durch Ganglienblocker (Atosil, Megaphen, Largactil) und Sympathikolytika (Hydergin) in Form der ,,Chemischen Sympathikusausschaltung" erreicht werden; auch der kleinste chirurgische Eingriff am Sympathikus ist verstümmelnd und meist irreparabel.

Chirurgie des Brustkorbes und der Wirbelsäule

I. Mamma

Das überwiegende Befallensein des weiblichen Geschlechtes (98%) weist auf die endogene Bedingtheit der chirurgischen Mammaerkrankungen hin. Die endokrin ausgelöste Mammaentwicklung und -rückbildung ergeben die zwei Strahlenpunkte ihrer Erkrankungen: **Mastitis** und **Karzinom**. Die eine als Infektkomplikation der funktionellen Höchstleistung („Puerperale Mastitis"), die andere als Begünstigung neoplastischer Degeneration meist in Klimax und Senium (über „Hormoneinfluß", „Milchfaktor" usw. vgl. ORATOR-KÖLE: Allg. Chirurgie). Bei der chronischen Mastitis und Mastopathia cystica chronica spielen gleichfalls hormonale Störungen (Follikel- und Corpus luteum-Hormon) mit.

A. Mastitis

Ursache

a) Weitaus am häufigsten auf dem Boden puerperaler Stauungszustände, meist bei Erstgebärenden! Vorsorge vor Rhagaden! Pflege der Brustwarzen!
b) Wesentlich seltener bei ruhender Mamma infolge Ekzem, Skabies u. ä.
c) Kryptogenetische Formen bei Jugendlichen (auch Knaben), besonders in der Pubertät. — Mehr chronisch hyperplastische Reizzustände beim Mann: Gynäkomastie.

Das Anfangsstadium, z. B. puerperale Milchstauung, erfordert

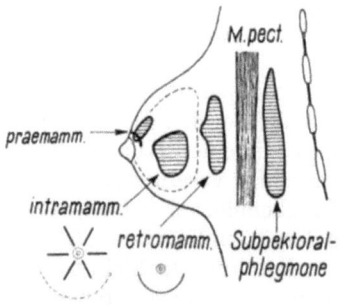

Abb. 16. Typische Schnittführung bei Mastitis (Areolärschnitt bei prämammärer, Radiärschnitt bei intramammärer, BARDENHEUERscher unterer Bogenschnitt bei retromammärer Eiterung. Bei Subpektoralphlegmone Schnitt am äußeren Rand des M. pect.)

a) möglichste Entleerung (Abtrinkenlassen oder Absaugen mittels Saugglocke). — Penicillin!!
b) Hochbinden der Mamma (Suspensorium mammae)
c) möglichste Erhaltung des Stillens.

Operative Behandlung erfordert die mehr oder minder umschriebene eitrige Einschmelzung. Die Formen dieser abszedierenden Mastitis und ihre Inzisionsbehandlung mit dem Skalpell zeigt Abb. 16.

1. Prämammäre Abszesse werden von Hautschnitten eröffnet, die die Mamilla schonen (dabei sind auch parallel zum Warzenhof liegende kleine Schnitte erlaubt).
2. Intramammäre Abszesse, der *gewöhnliche Typ der Mastitis*, erfordert den Radiärschnitt, um nicht Milchgänge zu verletzen. Dränage grundsätzlich nach unten! Gummihalbdrän.
3. Retromammäre Abszesse werden von der submammären Falte aus (BARDENHEUERscher Bogenschnitt) eröffnet (gute Dränage und unsichtbare Narbe!).
4. Subpektoralphlegmone (in der Regel durch Abszedierung der Achsellymphknoten, also gewöhnlich nach Infekten an der oberen Extremität). Sie werden durch eine Inzision unter dem Unterrand des M. pectoralis major eröffnet.
5. Erwähnt sei in diesem Zusammenhang der äußerst hartnäckige *Schweißdrüsenabszeß*, oft rezidivierend und beidseitig. **Th.:** Bei Infiltraten konservativ: Lagerung auf Abduktionsschiene zur ,,Lüftung der Achsel", Alkohol-BUROW-Umschläge, Kurzwellen, Röntgenentzündungsbestrahlung, Penicillin meist wirksam! Bei Erweichung elektrochirurgische Abtragung des vereiterten Schweißdrüsengebietes oder Eröffnung mit dem Skalpell und Exkochleation mit dem scharfen Löffel. I.m. und lokal Penicillin oder andere Antibiotika zur Nachbehandlung.

B. Mammakarzinom und seine Differentialdiagnose

Meist in der Menopause. Gewisse erbliche Belastung. Frau mit mehreren Partus (vor allem ohne normales Stillen) bevorzugt.

Klinisches Bild und Untersuchung (Abb. 17)

1. ,,Tumor", harter, höckeriger, wenig oder kaum druckempfindlicher Knoten, neben dem — freilich ohne scharfe Abgrenzung — ein Teil des Mammadrüsenkörpers zu tasten ist (T). Keine Beweglichkeit des Tumors im Drüsenkörper.
Genaue Lokalisation des Tumors nach Quadranten (siehe Skizze).

Äußerer, oberer Quadrant bevorzugt (60%)! Gesamtmasse der Mamma kann vergrößert, bei Szirrhus auch verringert sein.

2. Verhalten der Mamillen[1] im Vergleich zur gesunden Seite: „Hochstand" oder „Einziehung".

3. Beziehung zur Haut. Frühzeitig infiltratives Vordringen zu der Haut, die nicht mehr in Falten abhebbar erscheint und das Aussehen der „Apfelsinenhaut" dauernd oder bei leichter Entspannung darbietet. Manchmal metastatische Hautknötchen, die, wenn konfluierend, den Cancer en curasse formen (prognostisch schlecht!!). Möglichkeit der Exulzeration. Bei akutem Aufschießen mit hyperämischer Reaktion ein Mastitis- oder erysipelartiges Bild! (Mastitis bzw. Erysipelas carcinomatosum!)

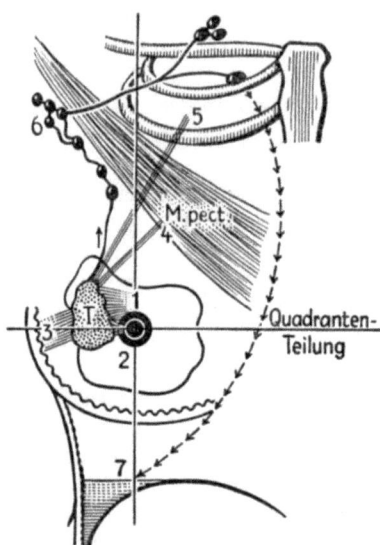

Abb. 17. Mammakarzinom (bezüglich der Ziffern vgl. den Text!)

4. Verhältnis zum M. pectoralis; festzustellen bei Anspannen des M. pectoralis (Arm in die Seite stemmen lassen), Beweglichkeit des Tumors in der Langsrichtung der Muskelfasern prüfen!

5. Beweglichkeit des Tumors gegenüber der Brustwand.

6. Regionäre Lymphknoten
   a) subpektorale,
   b) axillare,
   c) supraklavikulare,
   d) endothorakale Lymphknoten entlang der A. mammaria interna.

7. Weitere Metastasierung
   a) auf dem Lymphwege:
      α) mediastinale Lymphknoten,
      β) direktes Übergreifen auf die Thoraxwand.

Beide Möglichkeiten führen zu frühen Lungen- und Pleurametastasen. Trockener Reizhusten oder Pleuraerguß. Lungen-Röntgen!

---

[1] Abart: das PAGET-Karzinom, entstanden auf dem Boden chronischen Mamillenekzems. Flache Exulzeration (selten).

γ) Überwandern nach der anderen Seite, Metastasen in der anderen Mamma oder deren regionären Lymphknoten.
b) auf dem Blutwege:
Leber- und Knochenmetastasen (Wirbelmetastasen!!, Lähmungen!) usw.

Prognose des Mammakarzinoms

Unbehandelt führt es in 1—3 Jahren zum Tode an Metastasierung, Kachexie oder den Komplikationen verjauchter Exulzerationen. Bei Verstopfung der Achsellymphknoten schwere Stauung des ganzen Armes. Schwangerschaft wirkt verschlimmernd.

Th.: 1. Ältere Methode: Einfache Mammaamputation = Palliativoperation + Bestrahlung: bei Alter und schlechtem Allgemeinzustand.

2. „ROTTER": „Exstirpatio mammae". Wegnahme des M. pect. maj. und M. pect. min., sorgfältige Ausräumung des gesamten Achselhöhlenfettes mit allen darin liegenden regionären Lymphknoten. Oberarmgefäße und Plexus liegen anatomisch präpariert im Grunde der Operationswunde *(Methode der Wahl)*.

3. „HALSTED": Hinzufügung der Ausräumung der Supraklavikularlymphknoten nach temporärer Spaltung der Klavikula und heute mancherorts auch der Lymphknoten entlang der A. mamm. int. (ist nur ausnahmsweise anzuwenden, da derartige Fälle praktisch inoperabel sind).

Dazu *prä- und postoperative Röntgenbestrahlung!!* Unterstützend *männliches Sexualhormon* (z. B. Testosteron anfangs tgl. 25 mg), bei Frauen in geschlechtsreifem Alter Ovariektomie (Rö.-Kastration ungenügend!). Ferner Vitamine, Transfusionen und Zytostatika (vgl. ORATOR-KÖLE: Allg. Chirurgie).

Operationsresultat hängt im wesentlichen ab vom Stadium des Mammakarzinoms, deren wir mit STEINTHAL u. a. drei unterscheiden:

STEINTHAL I: Kleiner, langsam gewachsener Tumor ohne Lymphknotenmetastasen „Frühstadium". Dauerheilung (d. h. über 5 Jahre andauernd) bis 80%!

STEINTHAL II: Beweglicher Mammatumor mit tastbaren kleinen Lymphknotenmetastasen (Grenze der Operabilität). Dauerheilung 30%.

STEINTHAL III: Ausgedehnte Hautmitbeteiligung, Tiefeninfiltration, mächtige Lymphknotenmetastasen (Tumor meist inoperabel; Heilung praktisch 0; Lebensverlängerung durch Abtragung nur des Primärtumors und sachgemäße Hormon- und Strahlentherapie). Schlechtes Zeichen: Armödem und Hautaussaat!

Chirurgie des Brustkorbes und der Wirbelsäule

Differentialdiagnose des Mammakarzinoms

1. Trauma

Während in der übergroßen Mehrzahl von den Patienten angegebene Traumen für die Vorgeschichte bloß die Rolle des sog. „Scheintraumas" spielen, gibt es in seltenen Fällen posttraumatische Hämatomzysten: in der Mammadrüse sitzender derber Tumor (Fluktuation meist wegen der Spannung nicht nachweisbar), keine Beziehungen zur Mamilla, zur Haut, keine metastatischen Lymphknoten.

2. Chronische unspezifische Entzündungen (vielleicht „dyshormonal")

a) Mastitis fibrosa: Chronische Entzündungszustände unbekannter Ursache, die zu unregelmäßigen Verhärtungen gewöhnlich beider Mammae führen Keine Beziehungen zur Mamilla, zur Haut, zur Muskulatur, gewöhnlich keine tastbaren Lymphknoten. Kein merkbares Wachstum. Probeexzision! Th.: Hormonkur (Androgene in geringer Dosierung).

b) Mastopathia cystica chronica (RECLUS-KÖNIG). Häufig aus der Mastitis fibrosa sich entwickelnd, gewöhnlich um das 30. Lebensjahr und später in Erscheinung tretend: Auftreten einzelner deutlich als solcher erkennbarer Knoten oder Zysten in der Mamma mit ziehenden Schmerzen knapp vor der Menstruation. Gleichfalls keine Beziehungen zur Mamilla, Haut und Muskulatur.

Da erfahrungsgemäß sowohl aus der fibrösen Mastitis, vor allem aber aus der Mastopathia cystica Karzinome entstehen können, ist bei beiden Erkrankungen Vorsicht angebracht. Sobald bei irgendeinem Knoten schnelleres Wachstum, Infiltration gegen die Haut oder die Muskulatur oder Deutlichwerden von axillaren Lymphknoten festgestellt wird, ist eine ergiebige Probeexzision des verdächtigen Knotens unerläßlich. Da es sich meist um ältere Frauen handelt, ist im Zweifelsfall Amputation und genaue histologische Untersuchung der ganzen Mamma vorzuziehen. In *einwandfrei* gutartigen Fällen, z. B. bei der seltenen echten „Zystenmamma" (kongenital angelegte Mißbildung), kommt die Aufklappung der Mamma vom unteren Bogenschnitt (BARDENHEUER) und Exzision der Zysten von hinten her in Frage.

c) Verwandt mit der Mastopathia cystica ist das Krankheitsbild der „blutenden Mamma". In 50% der Fälle handelt es sich dabei um papillomtragende Zysten eines großen Milchganges. Ein Teil der blutenden Mammafälle ist also gutartig, ähnlich der Mastopathia cystica und durch Ausschälen der betreffenden Zyste zu heilen. Ein anderer Teil der blutenden Mammafälle ist aber ein Frühstadium des Karzinoms, weshalb im Zweifelsfalle bei blutender Mamma, insbesondere in höherem Alter, unbedingt die Mammaamputation ausgeführt werden sollte.

3. **Spezifische Entzündungen**

Aktinomykose und Gummen sind Seltenheiten; etwas häufiger ist Tuberkulose. Meist Knoten, die oft an mehreren Stellen erweichen und typische tuberkulöse Fisteln bilden.

Th.: Exstirpation der Knoten, bei Fisteln Rö.-Bestrahlung, Inzision und Exkochleation, in jedem Fall lokal und allgemein Tuberkulostatika. Mammaamputation selten notwendig.

Verwandt sind kalte Abszesse, von einer Rippenkaries ausgehend, die sich von hinten her in die Mamma hinein vorwölben (kann gleichfalls für ein Mammakarzinom gehalten werden!).

4. **Gutartige Tumoren**

Fibroadenom, meist bei jungen Mädchen; glatt begrenzte, in der Mamma gut bewegliche, eiförmige, derbe, symptomlose Tumoren. Keine Beziehung zur Haut, zur Muskulatur; keine Lymphknoten.

Kosmetisch schonende Wegnahme (Radiär- oder unterer Bogenschnitt).

5. Vom Karzinom ist abzugrenzen das viel seltenere Sarkom. Rasches Wachstum, Ergriffensein des *gesamten* Mammadrüsenkörpers, also gewöhnlich großer Tumor, dabei in der Regel keine metastatischen Lymphknoten. Frühe Gefahr der Blutmetastasierung.

Radikaloperation wie bei Karzinom. Vor- und Nachbestrahlung!!

II. Pleura. Lunge

Leitmotiv: Pneumothoraxgefahr.

Ihre chirurgischen Erkrankungen ordnen sich in fünf Hauptgruppen:

A. Trauma: Lehre vom Pneumothorax; „Rippenfraktur", „Lungenschuß"
B. Eiterungen: Empyem, Lungenabszeß; Bronchiektasen
C. Lungen-Tumoren
D. Lungenzysten
E. Lungentuberkulose

A. Trauma

Die Sonderstellung des Brustfellraumes für den Chirurgen leitet sich ab aus der Atmungsphysiologie. Die *elastische* Normallage der Lunge ist der Kollaps. Sie wird durch den negativen Druck im Pleuraspalt künstlich in überspannter Lage erhalten. Sobald eine Kommunikation des Pleuraspaltes mit dem atmosphärischen Raum stattfindet, tritt unter Lungenkollaps der Pneumothorax ein. Der negative Druck, unter dem die Lungenoberfläche normalerweise gehalten ist, beträgt etwa 6—7 mm Quecksilber, was etwa 10 cm Wasser entspricht.

1. Der Pneumothorax

Ätiologie

Pneumothorax von außen durch penetrierende perkutane Verletzung (Messerstich, Schuß).

Pneumothorax von innen durch Anstechen der Lunge bei einer Rippenfraktur, bei Lungenruptur, Durchbruch eines Lungenherdes (Kaverne, Abszeß u. ä.).

Formen des Pneumothorax

a) Offener Pneumothorax, d. h. die Perforation oder Verletzungsstelle bleibt offen. Die klinischen Folgen dieses offenen Pneumothorax sind schwerer Natur (Abb. 18).

Die Lunge der betroffenen Seite kollabiert bis auf die knorpelig versteiften größeren Bronchien. In dem eröffneten Pleuraraum herrscht der Atmosphärendruck. Bei der Inspirationsbewegung der Thoraxwände wird durch diesen Atmosphärendruck der kranken Seite das normalerweise zarte Mediastinum gegen die gesunde Seite angesaugt, um bei der Exspiration wieder gegen die Pneumothoraxseite hin verschoben zu werden (Mediastinalflattern). Die im Mediastinum gelegenen Gebilde (Herz mit seinem Reizleitungssystem, die großen Venen und die vegetativen Geflechte) führen infolge dieser Zerrungen zum akut lebensbedrohlichen Kollaps. Nur wenn das Mediastinum, sei es bei Tuberkulose oder nach pleuritischen Erkrankungen, schwartig versteift ist, können diese bedrohlichen Erscheinungen ausbleiben.

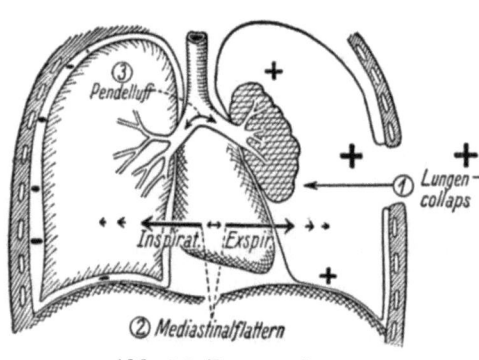

Abb. 18. Pneumothorax

Da in der kollabierten Lunge der knorpelig versteifte Bronchialbaum offen bleibt, wird bei den Atembewegungen stets etwas Luft bei der Ausatmung statt durch die Trachea nach außen in die kollabierte Lunge hinein und bei der Einatmung aus dieser heraus wieder in die atmende gesunde Lunge zurückpendeln *(Pendelatmung)*. Diese in der Lunge bleibende Pendelluft behindert aber das Einströmen frischer sauerstoffhaltiger Luft von außen.

Das klinische, akut lebensbedrohliche Zustandsbild des einseitigen offenen Pneumothorax läßt sich also durch diese drei Tatsachen erklären: 1. Plötzliche komplette Ausschaltung einer Lungenhälfte, 2. Mediastinalflattern, 3. Pendelatmung.

Ein beidseitiger offener Pneumothorax führt zu akuter Erstickung.

b) Geschlossener Pneumothorax: Sofern nach einer Stich- oder Schußverletzung, nach einer Rippenfraktur usw. der Eintritt eines bestimmten Luftquantums in die Pleurahöhle ermöglicht ist, dann aber die Kommunikation durch Aneinanderlegen der Wundränder, durch einen Blutkuchen, bei einer Stichverletzung der Lunge auch infolge des eintretenden Lungenkollapses wieder völlig verschlossen wird.

Hier kommt es nach einer vorübergehenden Schwankung zu einem Gleichgewichtszustand, der nach Abklingen des „Pleuraschockes" kaum Symptome zu machen braucht. Spontane Resorption ist die Regel. Feststellung perkutorisch, auskultatorisch und röntgenologisch (vgl. Pneumothoraxbehandlung bei Tbc. — hier besonders geringe Symptome, da dabei „meist das Mediastinum versteift ist").

c) Ventilpneumothorax: In der Regel nur bei einem inneren Pneumothorax, wenn sich die Lungenverletzung derartig ventilartig gestaltet, daß bei der muskulär betonten Thoraxinspiration etwas Luft vom Bronchialraum her in die Pleurahöhle eingesaugt wird, während bei der exspiratorischen Zusammenpressung der Lunge die Kommunikation sich ventilartig schließt. Das Ventil kann sich so lange bei jeder Einatmung öffnen, bis im Pneumothorax der Druck der inspiratorischen Ansaugung erreicht ist. Dies bedeutet aber sowohl für die Mittellage, noch mehr für die Exspiration, einen Überdruck, so daß dadurch bedrohliche Verdrängungen des Mediastinums zustande kommen. Zyanose, mit Angstzuständen einhergehende Atemnot, kleiner, jagender Puls, perkutorisch und röntgenologisch feststellbare Verschiebung des Mediastinums zur gesunden Seite, Vordrängen der Interkostalräume und der Perkussions- und Auskultationsbefund geben die Diagnose (ähnliche Symptome bei Mediastinalemphysem!).

Die Indikation zu Punktion und Absaugen des Ventilpneumothorax, allenfalls das längere Liegenlassen einer „Ventilkanüle", ist lebensrettend (siehe S. 69).

Verhinderung des Pneumothorax in der operativen Chirurgie: Während das Eindringen von Luft bei schwieliger Veränderung des Mediastinums, also z. B. bei Operation des Empyems, wie oben erwähnt, meist keine akute Gefahr darstellt, hat bei unverändertem Mediastinum die Gefahr des Pneumothorax die Thoraxchirurgie sehr behindert. Das Fassen und Vorziehen, unter Umständen Einnähen der Lunge war ein Notbehelf. Erst das Druckdifferenzverfahren SAUERBRUCHS hat die gefahrlose Eröffnung des Pleuraraumes, notfalls sogar auf beiden Seiten, ermöglicht.

α) *Unterdruckverfahren* (SAUERBRUCH 1904)

Historisch, heute nicht mehr angewandt. Eine luftdicht schließende Operationskammer enthält in Tischhöhe eine runde Öffnung, die durch einen Gummikragen um den Hals des zu Operierenden äußeren und inneren Luftdruck trennt. Der Schädel des Kranken atmet während der Operation außerhalb der Kammer normale Atmosphärenluft; innerhalb der Kammer, in der der Operateur mit Assistenten und Schwestern arbeitet, wird mittels einer Saugluftpumpe der entsprechende Minusdruck erzeugt, so daß bei der Eröffnung der Pleurahöhle die Lunge nicht kollabiert, denn sie steht ja vom Bronchialbaum her unter Atmosphärendruck.

Nach gleichem Prinzip arbeiten die neuerlich bei Zwerchfellähmung, z. B. bei Poliomyelitis angewandte „Eiserne Lunge" und der „Pulmotor".

β) *Überdruckverfahren* (BRAUER)

Die praktisch einfachere Durchführung des Überdruckverfahrens hat die komplizierte Unterdruckkammer verdrängt.

Eine luftdicht um Nasen- und Mundöffnung abschließende Maske läßt von einem Narkose-Sauerstoff-Apparat her den Patienten unter einem entsprechenden Überdruck atmen und narkotisieren. Wird bei normalem äußerem Atmosphärendruck die Pleurahöhle operativ eröffnet, verhindert der auf dem Bronchialbaum lastende Überdruck ein Kollabieren der Lunge (Überdruck-Narkose-Apparat z. B. von ROTH-DRÄGER).

Aus der „Insufflationsnarkose", bei der das Sauerstoffnarkosegemisch durch einen in die Trachea eingeführten Gummikatheter einströmte, entwickelte sich die „*endotracheale Narkose*" mit Intubation im „*geschlossenen System*". Näheres in ORATOR-KÖLE: Allg. Chirurgie. — Im Notfall kann aber bei Fehlen der nötigen Apparate nach vorausangelegtem einseitigem Pneumothorax auch ohne Überdruck thorakotomiert werden. Der Pneumothorax resorbiert sich unter Antibiotika- und Sulfonamidschutz ohne Infektion rasch.

2. Rippenfraktur und Lungenschuß

Sie stellen die praktisch häufigste Form der Pleura- und Lungenverletzungen dar, vgl. ORATOR-KÖLE: Chirurg. Unfallheilkunde.

II. Pleura. Lunge

Symptome der Lungenverletzung
a) Blutaustritt
  α) bei äußerer Wunde: Austritt von schaumigem Blut
  β) Hämoptoe (helles rotes, z. T. schaumiges Blut; Differentialdiagn.: Bei Ösophagusblutung helles Blut ohne Schaum, bei Magenblutung kaffeesatzartiges Erbrechen)
  γ) Nachweis eines frischen Pleuraergusses = Hämothorax
b) Luftaustritt
  α) Luftblasen in der Blutung
  β) Pneumothorax (Perkussion, Auskultation, Röntgenbefund)
  γ) Hautemphysem — Mediastinalemphysem!

Sofern in der Umgebung der Verletzung Pleuraverklebungen bestehen, überwiegt das Hautemphysem über den Pneumothorax, sonst umgekehrt.

Indikationen zu operativem Eingreifen bei Pleura- und Lungenverletzungen ergeben sich in folgenden Fällen:

I. **Offener Pneumothorax:** Der lebensbedrohliche Zustand erfordert die Umwandlung zum mindesten in einen geschlossenen Pneumothorax im Sinne einer dringlichen Operation. Luftdichte Naht der Muskeln der Brustwand. Wenn irgend möglich, wird unter Anwendung des Überdrucknarkoseapparates der Pneumothorax vor Verschluß der Thoraxwunde beseitigt. Bei größerem Brustwanddefekt wird die vorgezogene Lunge in die Brustwandlücke eingenäht; meist gelingt es jedoch, den Defekt mit Muskulatur und Haut-Unterhautzellgewebe zu decken.

II. **Spannungspneumothorax (Ventilatmung):** Hier ist die Punktion mit Druckmessung und Absaugen etwa im 3. I.C.R vorne (im Notfall Nadel mit an der Spitze durchlochtem Condomfingerlingventil — vgl. ORATOR-KÖLE: Kurze chirurg. Operationslehre) unerläßlich Bei Mediastinalemphysem Eröffnung vom Jugulum aus. Die ventilartige Lungenverletzung schließt sich meist von selbst; wenn nicht, Anlegen einer Saugdränage mit geringen Sogwerten, Instillation von hochprozentiger Glukose; wenn auch dann kein Erfolg, Thorakotomie und operativer Verschluß.

III. Bei zunehmendem Hämothorax mit bedrohlichen Verdrängungserscheinungen Punktion; kommt die Blutung nicht zum Stillstand: Thorakotomie und Lungennaht.

IV. Bei **mangelnder Resorptionsneigung** des Hämothorax, der in der serösen Pleurahöhle oft lange Zeit flüssig bleibt, wird eine Punktion die Resorption anregen und Schwarten vermeiden, jedoch nicht zu früh, um Nachblutungen infolge des Unterdruckes nach der Punktion zu vermeiden. Bei schwieriger Punktion infolge Koagula und Eindickung Injektion von Varidase, dadurch Verflüssigung. Bei beträchtlicher Schwartenbildung: Dekortikation (vgl. S. 75).

V. Bei sekundärem Empyem die typische Empyembehandlung.

Auch bei der einfachen Prellung = Kontusion des Brustkorbs kann ein schwerer Schock zustande kommen mit Dyspnoe, Blässe und Bradykardie, bedingt vor allem durch vegetative Reflexe („Commotio thoracis") Th.: O_2-Atmung, Ruhe, Hydergin-Panthesininfusionen, Alodan, Largactil, Phenergan, Bluttransfusion.

Bei schwerer Brustkorbquetschung („Compressio thoracis", z.B. Fahrstuhl- oder Bergwerksverletzung) kommt es zu schwerer venöser Stauung („traumatische Asphyxie") des Halses und Kopfes (mangels schlußfähiger Venenklappen dieses Gebietes) mit vielfachen Konjunktivalblutungen, Petechien und Ödem dieses Gebietes, allenfalls Augenschädigung. Bei Rippenserienbrüchen wegen Gefahr der Fettembolie Lipostabil i. v.

B. Rippenfell- und Lungeneiterungen

1. Rippenfelleiterung-Empyem (Abb. 19)

a) Symptome und Diagnose

α) Giftwirkung des Eiterherdes.

β) Verdrängungserscheinung: Atmung (Dyspnoe, Zyanose usw.) und Kreislauf.

Feststellung: Physikalischer Befund — Röntgen — Probepunktion.

b) Formen

1. Posttraumatisches Empyem, aus Hämothorax nach Verletzungen entstehend.

2. Fortgeleitetes Empyem:

α) parapneumonisches oder metapneumonisches Empyem, häufigste Form! Prognose günstig.

β) Grippeempyem, bei durch Grippeviren, Influenzabazillen, Pneumo- oder Streptokokken bedingter Grippepneumonie, Prognose ernst!

γ) nach wandständigem Lungenabszeß oder Lungengangrän.

δ) nach Eiterungen im Bauchraum z. B. subphrenischem Abszeß, Leber- oder Milzabszeß, Appendicitis perforativa mit retrozökaler Ausbreitung, perforiertes Ulcus ventriculi und duodeni (siehe S. 148).

3. Metastatisches Empyem: Grippe, Typhus, Erysipel, Puerperalsepsis.

II. Pleura. Lunge 71

4. **Tuberkulöses Empyem:** Durch Sekundärinfektion einer tuberkulösen Pleuritis oder Kavernenperforation entstanden. In der Regel liegt eine schwere Lungenerkrankung zugrunde, welcher Gesichtspunkt für die Behandlung des tbc. Empyems im Vordergrund steht (siehe bei Tbc.).

c) Arten des Empyems, dem Sitze nach! (Abb. 19)
  1. **Totalempyem:** Eiter in der ganzen Pleurahöhle.
  2. **Abgesacktes Empyem:** Es liegt an der Peripherie und ist durch Verklebung der Pleurablätter abgeschlossen (Differentialdiagnose: Tumor, kalter Abszeß bei Rippenkaries).
    α) **Interlobäres Empyem**, im Anschluß an eine Pneumonie oder einen zentralen Lungenabszeß: im Interlobärspalt gelegen. Klarstellung in der Regel ohne Röntgenuntersuchung schwierig. Behandlung gleich dem Lungenabszeß (S. 76).

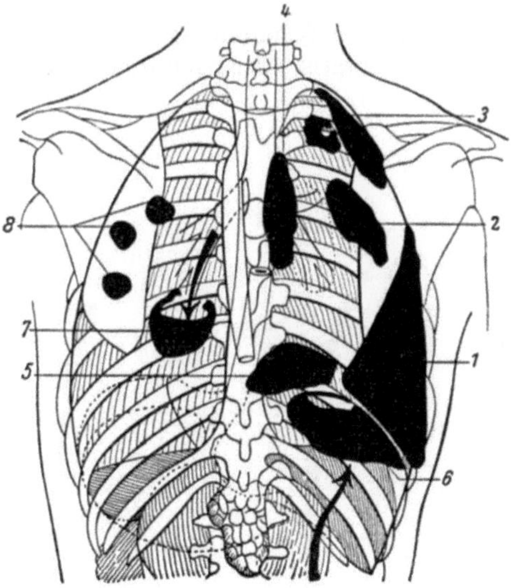

Abb. 19. Brustfelleiterungen (vom Rücken gesehen, wie bei üblicher Perkussion). 1. Freies Empyem (nach Pneumonie oder Infarkt). 2. Interlobäres Empyem. 3. „Hängendes" Empyem, z. B. axillar (nach Grippe pneumonisch-eitriges Infiltrat mit Pleuradurchbruch angedeutet). 4. „Mediastinales" Empyem. 5. „Basales" Empyem. 6. Subphrenischer Abszeß (der Pfeil erinnert an die Ätiologie: Append., Ulkusperforation u. a.). 7. Aspiration: Lungenabszeß. 8. Septischhämatogene (multiple) Abszesse

  β) **Basales (abgekapseltes) Empyem** zwischen Lungenunterfläche und Zwerchfell (ähnelt in seinen Erscheinungen oft dem „subphrenischen Abszeß").
  γ) **Abgekapseltes *(„hängendes")* Empyem,** z. B. vorn oder hinten über dem Oberlappen.
  δ) **„Mediastinales" Empyem** zwischen Lunge und Pleura mediastinalis.

Chirurgie des Brustkorbes und der Wirbelsäule

Diese Arten sind oft nur durch Röntgenuntersuchung, besonders Tomographie, und Probepunktion zu klären.

d) Verlauf

Bei fehlender Behandlung Durchbruch des Eiters nach außen: Empyema necessitatis, oder nach innen: Bronchusfistel. Später Amyloidose.

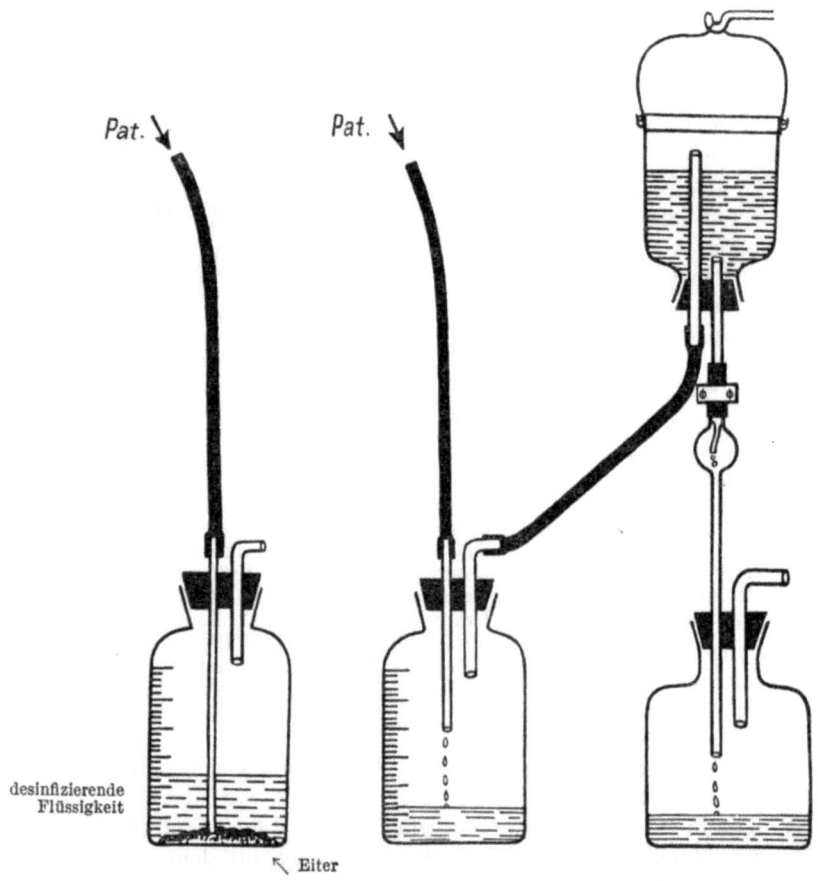

a) einfache BUELAU-Heberdränage (wasserdicht)

b) Tropfabsaugung mit dem Flaschensystem nach PERTHES-HARTERT (luftdicht). Die Sogwirkung kann durch Einstellen der Tropfzahl reguliert werden

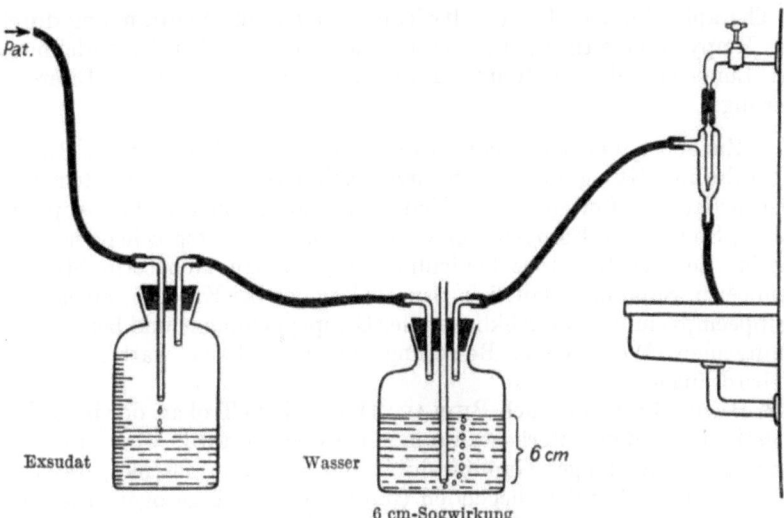

c) Dränage und Absaugen mit der Wasserstrahlpumpe: durch die dazwischengeschaltete Druckreglerflasche läßt sich der Unterdruck genau dosieren

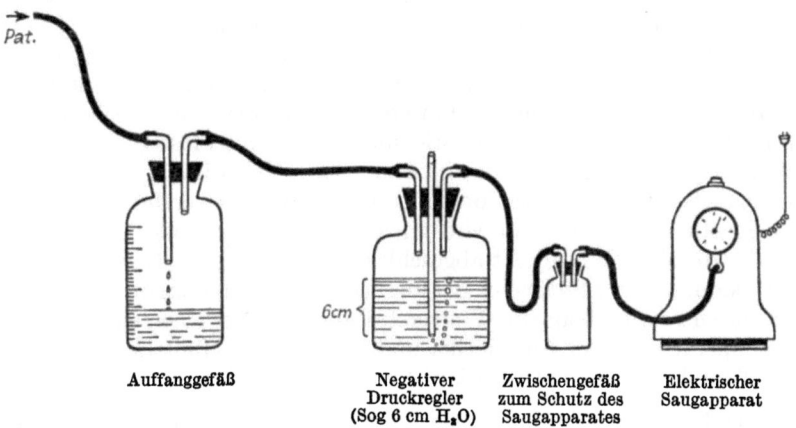

d) Dränage und Absaugen mit dem elektrischen Saugapparat; negative Druckregelung wie bei c)

Abb. 20. Pleuradränage beim Empyem

e) Therapie: Sie soll 1. die Giftwirkung und 2. die Verdrängung durch das Empyem beseitigen, um 3. zu möglichst baldiger Wiederausdehnung des Lungengewebes zu führen. Daher möglichst **frühzeitig Eiterentleerung**.

1. Zunächst Versuch einer intrapleuralen **geschlossenen Punktionsbehandlung** mit der Spritze nach Dieulafoy oder Rotanda (vermeidet den Lufteintritt in den Pleuraraum); mehrfaches Abpunktieren, Spülen der Empyemhöhle und Instillation entsprechender Antibiotika (je nach Resistenz Penicillin, Streptomycin, Nebacetin, Streptokemicetin, Supronal, Gantrisin usw.). Geeignet bei Kindern, auch beim Grippeempyem bis zum Abklingen der Grippepneumonie und bei frischen Empyemen. Wenn keine Besserung (nicht zu lange warten!), dann Heberdränage.

2. **Heberdränage** nach Buelau: Durch einen Trokar, der in Lokalanästhesie in den Interkostalraum eingestochen wird, wird ein eben hineinpassendes langes Gummirohr in das Empyem gesenkt; die Trokarhülse wird über dem liegenden Gummirohr herausgezogen. Die Dränage kann nach dem Heberprinzip oder mittels einer Absaugung (vgl. Abb. 20) vollzogen werden. — Sulfonamide und Antibiotika! Günstig bei Patienten mit schlechtem Allgemeinzustand. Wenn die viszerale Schwarte nicht zu dick ist, gelingt es in vielen Fällen, bei entsprechend starkem Sog mit der Wasserstrahlpumpe oder dem elektrischen Saugapparat, die Lunge wieder der Thoraxwand zu nähern.

3. Ist das Exsudat dick und jauchig, **geschlossene Thorakotomie** mit Rippenresektion: Subperiostale Resektion eines Stückes der 9. oder 10. Rippe seitlich oder in der hinteren Axillarlinie; nach nochmaliger Probepunktion wird durch eine Stichinzision das mit Flüssigkeit gefüllte Schlauchsystem eingeführt, das im Sinne einer Heberdränage unter dem Flüssigkeitsniveau eines am Boden stehenden Gefäßes endet. Rund um das eingeführte Gummidrän wird mit einem Jodoform- oder Silbergaze-Streifen die Wunde luftdicht abgeschlossen. Genügt diese Heberdränage nicht, kann an ihrer Stelle eine Absaugung mittels der Perthes-Flaschen oder durch Anschluß an eine Wasserstrahlpumpe oder einen elektrischen Saugapparat erfolgen. Antibiotika und Sulfonamide, Bluttransfusionen, Eiweißzufuhr, Herz- und Kreislaufstützung.

Unser Bemühen geht dahin, das Eindringen von Luft in die Empyemhöhle zu vermeiden, also den Pyopneumothorax zu verhindern. Durch Eindringen von Luft, oder wenn das Empyem zu spät dräniert wurde, so daß schon eine starke Verschwartung auch der pulmonalen Pleura entstanden war, oder endlich, wenn eine ungenügende Lungenblähung während der Nachbehandlung erfolgte, kann die *Restempyemhöhle* entstehen (siehe unten).

4. **Tuberkulöses Empyem**
Punktion und Spülung im geschlossenen System mit PAS, Streptomycin, Tb I usw. Beim sterilen Empyem keine Dränage! Diese nur beim mischinfizierten Empyem. Später Thorakoplastik, wenn der Lungenprozeß nicht abgeheilt ist. Ist der Lungenprozeß weitgehend abgeheilt, unter dem Schutz von Tuberkulostatika (s. S. 82) *Dekortikation*.
Nachbehandlung des Pleuraempyems (wichtig!): Empyemdauerabsaugung unter entsprechenden Sogwerten, kräftige Blasübungen mit Atemgymnastik, damit die sich dehnende Lunge die Empyemhöhle wieder ausfüllt. Antibiotika. Unsachgemäße Nachbehandlung (Eindringen von Luft, ungenügende Blasübungen) oder zu späte Operation (zur Zeit der Operation bereits starre Verschwartung der Pleura pulm.) führen zum

f) **Restempyem**
Die Verschwartung der Pleuraoberfläche verhindert die Wiederausdehnung der Lunge. Es bleibt also ein starrer, schwartig begrenzter Hohlraum zurück. Die chronische Eiterung führt zur Gefahr der Amyloidose oder des kachektischen Verfalls, auch metastatischer Hirnabszesse.

Th.: 1. In Frühfällen Versuch einer luftdichten *Dauersaugdränage* mit starken Sogwerten (bis zu 30 und mehr cm Wassersäule) und kräftigen Blasübungen.

2. *Extrapleurale paravertebrale Thorakoplastik* nach SAUERBRUCH (bei liegender Saugdränage vorne oder seitlich): Resektion von 5 bis 8 Rippen, unter Umständen in mehreren Sitzungen, ohne operative Pleuraeröffnung.

3. *Intrapleurale Thorakoplastik* nach SCHEDE: Nach Hochklappen des Hautmuskellappens wird unter Wegnahme der über dem Restempyem liegenden Rippenteile auch die ganze kostale Pleuraschwiele samt Interkostalmuskulatur elektrochirurgisch entfernt. Der äußere Hautmuskellappen lagert sich der pulmonalen Pleura direkt auf.

4. *Jalousie- oder Gitterplastik* nach HELLER: Subperiostale Resektion der Rippen, Spaltung der Rippenperioste der Länge nach bis in die Resthöhle und Benützung dieser Weichteilstreifen von Muskulatur und Pleuraschwielen zur Tamponadeausfüllung der Resthöhle.

5. *Dekortikation* oder *Entrindung* der Lunge nach DELORME: Die ganze Pleuraschwarte (viszeral und parietal) mit dem Empyemsack wird in toto abgeschält und entfernt, so daß sich die Lunge — von den ein-

schnürenden Schwarten befreit — unter Überdruck wieder ausdehnen kann. Beste funktionelle Ergebnisse! Postoperativ geschlossene Dauersaugdränage mit hohen Sogwerten!

2. Lungenabszeß und -gangrän

Ursache: Vereiterung pneumonischer Herde, insbesonders bei Grippe, Aspirationsherde und die meist multiplen metastatischen Herde; fortgeleitet bei Interlobärempyem oder subphrenischem Abszeß. Vereiterter Echinokokkus und Dermoid sowie zerfallendes Bronchuskarzinom.

Gangränformen (Infektion mit putriden Fäulniserregern) vor allem bei Diabetikern und Alkoholikern. Üble Prognose!

Sy.: Reichlicher, periodischer Auswurf. Perkutorisch-auskultatorischer Befund. Röntgen (p.-a. und seitl. Aufnahme, Tomographie).

Akute Abszesse heilen oft bei interner Behandlung unter Neosalvarsan, Sulfonamiden und Antibioticis, dazu mehrmalige bronchoskopische Absaugung mit Instillation von Antibioticis (nach vorhergehender Resistenzbestimmung) und Atemgymnastik (QUINCKE). Erst wenn dadurch keine Heilung erfolgt, Operation.

Th.: Früher zweierlei Vorgehen (SAUERBRUCH):

I. Bei pleuranahen („kortikalen") Lungenabszessen mit primärer Pleuraverklebung einzeitiges Vorgehen: entsprechende Entrippung und breite Eröffnung mit Dränage des Abszesses.

II. Pleuraferne („hilusnahe") Lungenabszesse, bei denen der Pleuraspalt oft frei ist und früher die einfache Eröffnung des Abszesses die Gefahr des akuten Totalempyems („Pleuraphlegmone"; meist tödlich!) zur Folge hatte, wurden zweizeitig operiert. Im ersten Akt wurde extrapleural eine Paraffinplombe oder eine Tamponade mit Jodoformgazestreifen durchgeführt, die zur Pleuraverschwartung führte und die gefahrlose Abszeßspaltung im zweiten Akt ermöglichte.

Jetzt wird bei chronischen Lungenabszessen, die auf Sulfonamide und Antibiotika nicht abheilen, in Endotrachealnarkose eine Thorakotomie ausgeführt und durch eine Segmentresektion, besser durch eine Lobektomie der Abszeß exstirpiert. Entsprechende Vor- und Nachbehandlung!

3. Bronchiektasen

1. Ätiologie: a) angeboren
           b) erworben: entzündlich bei chron. Bronchitis, Keuchhusten, Masern; bei Bronchusstenose durch Tumoren oder Schrumpfungsprozesse nach Pleuritis, Empyem.

2. Formen: a) zylindrische
b) sackförmige

3. Einteilung der Stadien nach ARCHIBALD:
Stadium I: schleimiges Sputum, Allgemeinbefinden nicht gestört.
Stadium II: blutig-schleimiges Sputum mittlerer Menge, leicht gestörtes Allgemeinbefinden, Fieber, mundvolle Expektoration, periodischer Verlauf.
Stadium III: eitrig-stinkendes Sputum, dreischichtig, schwertoxisch gestörtes Allgemeinbefinden, dauernder Husten, Dyspnoe, Zyanose. Trommelschlegelfinger.

4. Komplikationen: Neigung zu Pneumonien, Gangrän, Empyem, Hirnabszeß, Nasennebenhöhleninfektion, Meningitis, Nephritis, Amyloidose; ständig starker Foetor!

5. Diagnose: Anamnese, klinischer Befund und vor allem Röntgen, Bronchographie mit Joduron B (Rö.A. 4).

6. Th.: Bei leichten Fällen zunächst interne Behandlung: Atemgymnastik (QUINCKE), Klimawechsel, Landaufenthalt, Inhalationen, Aerosolinhalationen, Expektorantien, bronchoskopische Spülung mit Antibioticis und Absaugung.

Bei Fortschreiten des Prozesses sowie bei ausgedehnten Bronchiektasen *chirurgische Therapie:* Nach gründlicher Vorbereitung Segmentresektion oder Lobektomie, auch Bilobektomie, mit anschließender Saugdränage zur Ausfüllung des Pleuraraumes durch den Restlappen. Bei einseitigem Befund sehr gute Resultate, bei bilateralen mäßige (Cor pulmonale, neuerliches Auftreten durch Distraktion, schlechte Lungenfunktion durch beidseitige Schwartenbildung).

C. Lungen- (Bronchus-)Tumoren

1. *Gutartige:* Bronchusadenom, kann zur Atelektase führen, Indikation zur Resektion. Chondrom, Dermoidzysten, Teratome.

2. *Semimaligne:* Bronchuskarzinoid, zur malignen Entartung neigend, endoskopische Abtragung oder Resektion mit dem zugehörigen Lappen.

3. *Bösartige:* Bronchuskarzinom.

Zwei Hauptformen nach SEMB:

1. Zentrales Karzinom (in etwa 70—80% der Fälle)
a) Das perihiläre Karzinom, vor allem peribronchial, imponiert oft wie ein Mediastinaltumor.

b) Das eigentliche Hiluskarzinom, ausgehend vom Stamm- oder zentralen Lappenbronchus, frühzeitige Stenose mit sekundären Veränderungen: Atelektase, Bronchiektasen.

2. **Periphere Karzinome** (seltener, etwa 20—30% der Fälle)
   a) Der umschriebene periphere Tumor mit rundlicher Form, scharf begrenzt, teilweise zu zentralem Zerfall neigend.
   b) Das Lappenkarzinom, pneumonische Ausdehnung in einem Lappen, scharfe Begrenzung gegen den Lappenspalt.
   c) Pleurale Form mit Einwachsen in die Pleura, Exsudatbildung und Carcinosis pleurae.
   d) Pancoasttumor in der Lungenspitze.
   e) Multiple Geschwülste, entstanden durch Metastasen von primären intra- oder extrapulmonalen Geschwülsten.

Histologisch: Verhornendes und nichtverhornendes Plattenepithelkarzinom, Adenokarzinom, atypische Karzinome und das kleinzellige Bronchuskarzinom, letzteres besonders infaust!

Verlauf: Bei den zentralen Formen durch Stenosierung Atelektase mit Sekretstauungen, pneumonischen Veränderungen, Zerfall und Empyem. Die peripheren Karzinome neigen zu Zerfall und können Lungenabszesse vortäuschen. Pleuraempyem als weitere Komplikation. Pancoasttumoren führen zu frühzeitiger Infiltration der Thoraxkuppe mit charakteristischen Symptomen: Verschattung, Knochendestruktion, HORNERsches Syndrom, Brachialgien.

Ausbreitung: a) lymphogen (frühzeitiges Ergreifen der Hiluslymphknoten, weiters der axillaren und supraklavikularen); b) hämatogen (über die Lungenvenen in Leber, Nebenniere, Knochensystem und Gehirn); c bronchogen (in periphere Lungenabschnitte mit karzinomatöser Pneumonie).

Sy.: In den Anfangsstadien sehr gering! Daher viel zu späte Diagnose! Anfangssymptome: Nicht unterdrückbarer Reizhusten, schleimiger, nicht eitriger Auswurf, zarte Blutbeimengung, selten Fieber, Arbeitsdyspnoe, hartnäckige rezidivierende Grippe, Pneumonien. Später Symptome von seiten der sekundären Komplikationen: Bronchiektasen. Empyem, Abszeß, Schluckstörungen bei Übergreifen auf die Speiseröhre, Einflußstauung durch Einengung der V. cava, Heiserkeit bei Rekurrensparese, Phrenikusschädigung.

Jeder Husten bzw. jede Bronchitis beim Mann nach 40 Jahren muß genau geklärt werden!!

Diagnose: Physikalische Zeichen anfangs wenig verwertbar, später Dämpfung, Zeichen der pneumonischen Infiltration in der Umgebung, des Zerfalls oder der peripheren Bronchiektasen. Sputumuntersuchung (Zytodiagnostik nach PAPANICOLAOU), Blutkörperchensenkung; entscheidend Röntgen: Tomographie mit Darstellung der Trachea,

Hauptbronchien und deren Verzweigung (unscharfe Konturen, Verdrängung, Stenose) und Bronchographie mit Stenosierung (Rö.A. 5) oder Bronchusabbruch und Spreizung der Bronchien bei peripheren Tumoren. Dazu Bronchoskopie, besonders bei hilusnahen Tumoren mit Probeexzision.

Th.: Selten Lobektomie (bei ganz peripheren Karzinomen), meist Pneumonektomie erforderlich. Voraussetzung: Entsprechende Vorbereitung von Herz und Kreislauf, Niere und vor allem günstiges Ergebnis der Lungenfunktionsprüfung: Bestimmung der ventilatorischen und respiratorischen Lungenleistung zur Ermittlung der alveolären Funktion.

Dazu werden mit folgenden Untersuchungsmethoden bestimmt:

Spirometrie: die statischen und dynamischen Atemgrößen, die spirometrische O_2-Aufnahme, die Residualluft;

Bronchospirometrie: die statischen und dynamischen Atemgrößen beider Lungen getrennt und das prozentuelle Verhältnis zueinander;

Bronchusblockadetest: ob eine temporäre Ventilationsausschaltung einer Lunge möglich ist;

Ergospirometrie: die Ventilationsverhältnisse unter genau dosierter Belastung.

Blutgasanalyse: O_2- ,CO_2-Gehalt und Spannung im Blut, pH-Wert des Blutes.

Nicht selten fällt die Entscheidung der Operabilität erst während der Thorakotomie. Etwa 20—25% der diagnostizierten Fälle operabel. Das Bronchuskarzinom ist nur bei rechtzeitiger Operation heilbar, daher die Wichtigkeit der Frühdiagnose!

Telekobalttherapie, evtl. Röntgentherapie und andere Behandlungsmethoden (Zytostatika) bei inoperablen Fällen oder in Form der Vor- und Nachbestrahlung.

Beim Lungenkarzinom und Lungensarkom die gleiche Therapie.

Karzinommetastasen: eine isolierte Metastase in der Lunge kann reseziert werden.

D. Lungenzysten

a) *Solitäre Zysten*, meist angeboren, entweder bronchogen oder alveolär. Bei chronisch infizierten Lungenzysten Indikation zur Lobektomie oder Segmentresektion.

b) *Zysten- oder Wabenlunge*, polyzystische Entartung des Lungengewebes als Hemmungsmißbildung (ähnlich wie bei Niere, Pankreas). Diagnose: Röntgenaufnahme, Tomographie und Bronchographie (Rö. A. 6). Klinisch von Bedeutung bei Infektion. Th.: Segmentresektion, Lobektomie oder bei einseitigem Befund Pneumonektomie.

E. Lungentuberkulose

Hinsichtlich Verlauf, Prognose und konservativer Behandlung sei auf einschlägige Lehrbücher verwiesen.

In der *chirurgischen* Behandlung der Lungentuberkulose werden zwei Wege unterschieden:
1. Die Kollapstherapie.
2. Die Resektionstherapie (Herdentfernung).

1. In der *Kollapstherapie* unterscheiden wir
   a) die *temporäre* und
   b) die *permanente* Kollapstherapie.

a) Temporäre Kollapstherapie

α) Der künstliche Pneumothorax nach FORLANINI (1882): Durch Insufflation von Luft in die Pleurahöhle Kollaps der Lunge; nur möglich, wenn die Pleurablätter nicht verklebt sind. Soll vor einer anderen chirurgischen Therapie immer versucht werden. Wenn der Pneu jedoch nicht selektiv auf den erkrankten Lungenabschnitt wirkt, soll er nicht fortgesetzt werden. Bei einzelnen pleuralen Strangbildungen Komplettierung des Kollaps durch die

β) Thorakokaustik nach JACOBAEUS. Komplikationen 1. Arterielle Blutung, 2. Luftembolie (Venenverletzung), 3. Kavernenperforation mit Empyem bei pleuranahen Kavernen, 4. Exsudatbildung, nicht so selten mit Übergang in ein Empyem. Daher nicht forcieren!

Phrenikusquetschung, heute infolge wenig überzeugender Ergebnisse und vor allem wegen Störungen des Atemmechanismus und Abhustens (Zwerchfellhochstand, paradoxe Verschieblichkeit) weitgehend abgelehnt. Unterstützend wirkt das

δ) Pneumoperitoneum: Lufteinblasung (etwa 500—800 ccm) in den Bauchraum und dadurch größere Wirkung der Zwerchfellparese.

ε) Der extrapleurale Pneumothorax (TUFFIER 1891): Bei flächenhaften Verwachsungen (Vorbedingung!) Ablösung der Pleura parietalis von der Fascia endothoracica nach Resektion eines Stückchens der IV. Rippe („Pneumolyse"). Weiterführung des Pneu durch regelmäßige Nachfüllung mit Luft unter hohen Druckwerten, von GRAF und SCHMIDT besonders empfohlen.

Kontraindikationen: große pleuranahe Kaverne, Gefahr der Kavernenperforation mit Empyem; tuberkulöse Bronchus tenose mit Atelektase; starrwandige, zirrhotische Kaverne; zu alter tuberkulöser Prozeß.

Vorteile: Keine Deformität, wirkt selektiv auf den erkrankten Lungenabschnitt, in einer Sitzung durchführbar, reversibler Kollaps wie beim gewöhnlichen Pneu. Gefahren: Kavernenperforation-Infektion, postoperative Nachblutung, Infektion, zu frühes Eingehen der Pneuhöhle.

ζ) Die extrapleurale Plombierung: Auffüllen des Hohlraumes nach Ablösung der Pleura wie bei ε mit Paraffin (BAER) oder Öl (Oleothorax). Wegen Plombendurchbruch, Plombenwanderung und Eiterung heute verlassen.

η) Symphysiolyse oder Pneumothorax mixte: Ein durch breite Adhäsionen der Lungenspitze insuffizienter intrapleuraler Pneumothorax wird mit einem extrapleuralen Pneumothorax nach Lösung der Lungenspitze und Umschneidung der Pleura verbunden. Wird heute wegen Exsudatbildung nur noch selten ausgeführt.

b) Permanente Kollapstherapie

α) Phrenikusexairese: Wird heute wegen ungünstiger Wirkung der Zwerchfellähmung abgelehnt.

β) Thorakoplastik: Durch diese Operation Dauerkollaps der Lunge in drei Ebenen, günstig bei alten Kavernen mit Schrumpfungsneigung. Die Th.-Plastik entwickelte sich aus der gefahrvollen ausgedehnten Entknochung FRIEDRICHS (1907) über die subskapulare, paravertebrale Rippenresektion von BRAUER und die „Pfeilerresektion" von WILMS zur *paravertebralen Thorakoplastik* nach SAUERBRUCH: In mehreren Sitzungen Resektion von 6 bis 10 Rippen (in einer Sitzung nicht mehr als 3 bis 5 Rippen), dadurch Entspannung und Kollaps der Lunge vor allem hinten und seitlich, oben weniger. Eine gute Kollapswirkung von oben ist durch die

Apikolysenplastik nach SEMB erreichbar: In einer Sitzung Resektion von 3 bis 4 Rippen und Ablösung der Lungenspitze („Apikolyse") extrafaszial, li. bis zum Arcus aortae, re. bis zur V. azygos, die Höhle wird mit Luft nachgefüllt. Kaum eine Deformität, da die Skapula nicht einsinkt.

2. Resektionstherapie

Strengste Indikationsstellung, da die Lungentbc. im Gegensatz zum Lungenabszeß oder den Bronchiektasen eine chronische Allgemeinerkrankung darstellt. Lange Vorbereitungszeit zur Konsolidierung des Prozesses unter dem Schutz von Tuberkulostaticis.

a Segmentresektion: Selten, da der Prozeß meist ausgedehnter ist. Geeignet beim Tuberkulom oder vollkommen isolierter Solitärkaverne.

b) Lobektomie:

α) Bei Riesenkavernen im Oberlappen oder bei einem Kavernensystem, das auf einen Lappen beschränkt ist.

β) Bei Kavernen im Mittel- oder Unterlappen, die durch einen anderen Eingriff kaum zu beeinflussen sind.
γ) Restkavernen nach Obergeschoßplastik.
δ) Wenn trotz Pneumothorax ein Kollaps der Kaverne nicht erzielt werden kann. — Häufigstes Verfahren!

c) Pneumonektomie:
α) Bei stenosierender Tuberkulose des Stammbronchus mit totaler Atelektase.
β) Bei kavernendurchsetztem Lungenflügel („destroyed lung").
γ) Bei ausgedehnten tuberkulösen Bronchiektasen. Wegen Belastung des verbleibenden Lungenflügels ist die Pneumonektomie bei Tbc. nach Möglichkeit zu vermeiden.

In manchen Fällen ist vor der Resektionsbehandlung eine Th.-Plastik angezeigt, um eine Überdehnung der Restlunge nach der Resektion zu vermeiden.

Andere therapeutische Möglichkeiten sind bei Riesenkavernen die Saugdränage nach MONALDI mit späterer Th.-Plastik, die Speleostomie und chemotherapeutische Tamponade der Kaverne nach MAURER und die Speleotomie oder operative Kavernenöffnung nach BERNOU; diese Verfahren kommen heute immer weniger zur Anwendung.

Die Ausheilung eines Kavernenträgers hat als Ausschaltung der Infektionsquelle auch größte soziale Bedeutung. Bei Ausbau der Heilstättenbehandlung wesentlich bessere Resultate. Unterstützend werden bei allen Eingriffen Tuberkulostatika entweder kombiniert oder alternierend in ausreichender Menge gegeben: Streptomycin, PAS, INH, TB I, Leandin, Viomycin, Cycloserin u. a.

Zusammenfassend ist zu sagen, daß bei Frühfällen eine temporäre Kollapsmethode mit Tuberkulostatika und Heilstättenbehandlung versucht werden sollte. Bei Insuffizienz dieser Behandlung ist ohne langes Zögern und vor Auftreten von Streuungen eine permanente Kollaps- oder Resektionstherapie auszuführen, wobei bei Einseitigkeit der Erkrankung die *Resektionsbehandlung* gegenwärtig eine immer größer werdende Bedeutung gewinnt.

III. Herz und große Gefäße

A. Verletzungen:
1. Stumpfe Verletzungen, besonders bei massiven Thoraxkontusionen (Ruptur des Perikards, Myokard- [Spätfolge: Herzwandaneurysma] und

III. Herz und große Gefäße

Endokardblutungen, Ruptur sämtlicher Herzwandschichten mit sofortigem Tod).

2) Penetrierende Verletzungen: Prognose hängt von der Ausdehnung und Lokalisation der Verletzung ab. Sofern gleichzeitig die Pleura verletzt ist, kommt es zum Hämothorax und meist zur Verblutung; sofern das Perikard allein betroffen ist (Röntgen: Dreieckfigur des Herzens, ferner vergrößerte Herzdämpfung), führt das Hämoperikard zur akut bedrohlichen sog. *intraperikardialen Herztamponade*, wobei durch die Kompression der dünnwandigen Kavagefäße mit mangelndem Blutzufluß zum Herzen meist in kurzer Zeit der Tod eintritt.

Th.: Operative Freilegung und Herznaht (erstmals REHN 1896).

B) Eingriffe bei Embolien:

1. Bei Luftembolie Punktion des re. Ventrikels, siehe auch S. 53 und ORATOR-KÖLE: Allg. Chirurgie.

2. Bei Lungenembolie nach Möglichkeit konservatives Vorgehen (O_2-Atmung, Eupaverin, Analgetika, Hydergin-Panthesin, Antikoagulantien und Antibiotika), in geeigneten Fällen TRENDELENBURGsche Operation mit Entfernung des Embolus aus der A. pulmonalis.

C) Perikarditis:

1. Exsudativ-eitrige Formen können eine Punktion nötig machen (wegen „Herztamponade" vgl. oben).

2. Die verschwartende adhäsive Perikarditis — meist auf dem Boden von Tuberkulose oder Rheumatismus mit Einflußstauung vor dem re. Herzen und schalenförmigen Kalkeinlagerungen im Rö. — verlangt eine „lösende" Operation.

Zwei Formen:

a) „Accretio" mit der knöchernen Thoraxwand. „Mediastino-Perikarditis", rö.: Herzdilatation. **Th.:** BRAUERsche Kardiolyse (Wegnahme der vor dem Herz gelegenen Rippen samt Periost), um so die vordere mit dem Herz verschwartete Brustwand beweglich zu machen.

b) „Concretio": Umklammerung des Herzens durch Verschwartung der Perikardblätter („Panzerherz"), rö.: starke Stauung, kleines Herz.
Th.: Die Dekortikation nach DELORME, d. h. Abschälung beider Schwielenblätter (Peri- und Epikard) mit Befreiung beider Ventrikel.

D) Chirurgie der angeborenen Mißbildungen (angeborene Angiokardiopathien):

Zur Diagnostik: 1. Interne Untersuchung, 2. Röntgen, 3. EKG, 4. Phonokardiogramm, 5. Angiokardiographie (Rö.A. 7), 6. Herzkatheterismus (FORSSMANN 1929) mit Gasanalyse der Blutproben aus den verschiedenen Herzanteilen. Näheres über Symptomatologie, Diagnostik und Differentialdiagnose in den einschlägigen Lehrbüchern der inneren Medizin.

Man unterscheidet

I. **Angeborene Herzfehler mit Links-Rechts-Shunt** (Durchströmungsvolumen im Lungenkreislauf größer als im Körperkreislauf):

a) **Offener Ductus. Botalli**

Th. Doppelte Unterbindung oder besser Durchtrennung des Ductus und Naht der Gefäßstümpfe nach GROSS (New York 1939), nach Möglichkeit vor dem 15. Lebensjahr.

b) **Vorhofseptumdefekt**

Th.: Verschluß des Defektes:

α) Geschlossene Methode (Verschluß des Defektes ohne Eröffnung des re. Vorhofes): Atrioseptopexie nach BAILEY, Umschnürungsnaht nach CRAFOORD, SÖNDERGAARD).

β) Halboffene Methode: Eingehen mit dem li. Zeigefinger in den re. Vorhof und Naht unter Fingerführung nach GROSS.

γ) Offene Methode: Verschluß unter direkter Sicht bei folgenden Voraussetzungen:

1. Künstliche Hibernation auf etwa 26 Grad mit Abklemmung der großen Gefäße für mehrere Minuten nach DERRA oder

2. Extrakorporaler Kreislauf:

Die sog. „gekreuzte Zirkulation" („Cross-Circulation") nach LILLEHEI mit einer Hilfsperson, welche die Oxygenierung des venösen Patientenblutes mitübernimmt.

Das „künstliche Herz" bzw. Herz-Lungen-Maschinen (CRAFOORD, KIRKLIN): Das Blut aus den Vv. cavae wird durch eine Pumpe in einen Oxygenator geführt, dort arterialisiert und wieder über die A. subclav. sin. in die Aorta getrieben (Abb. 21).

Bei diesem Verfahren ist die Heparinisierung des Blutes und Schutz vor Abkühlung (Heizvorrichtung, Wasserbad) von entscheidender Bedeutung.

c) **Ventrikelseptumdefekt**

Th.: Bei Kindern in den ersten 2 Lebensjahren Drosselung der A. pulmonalis mit einem Teflonstreifen nach DAMANN. Nach dem 3. Lebensjahr vor Eintreten eines irreversiblen pulmonalen Hochdruckes Verschluß

III. Herz und große Gefäße

des Ventrikelseptumdefektes unter Anwendung der oben genannten Verfahren.

d) Aortopulmonaler Septumdefekt

II. Angeborene Herzfehler mit Rechts-Links-Shunt (Durchstromungsvolumen im Lungenkreislauf kleiner als im Körperkreislauf):

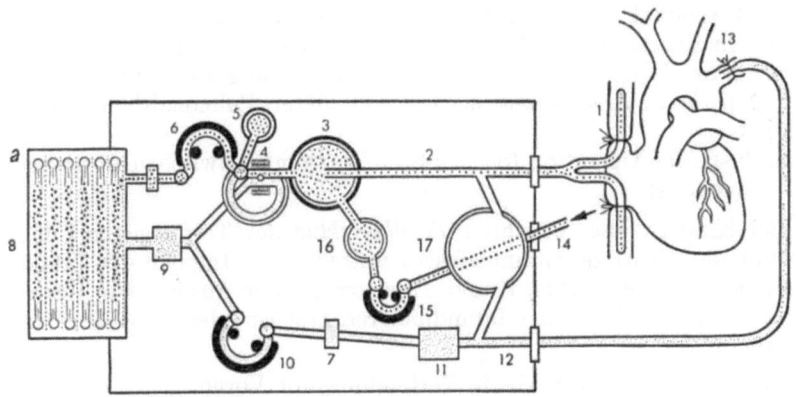

venös *arteriell (schematisch angedeutet)*

Abb. 21. „Künstliche Herz-Lungen-Maschine" nach GIBBON-KIRKLIN (MAYO-CLINIC) in Anlehnung an F. SALISBURY in Thoraxchirurgie, Bd. I (herausgegeben von E. DERRA)

Vereinfachter schematischer Querschnitt (horizontal):
1 Entnahme des venösen Blutes aus beiden Vv. cavae durch die V. azygos oder das re. Herzohr
2 Venöse Einflußleitung
3 Venöses Reservoir
4 Sperrhahn
5 Einfüllvorrichtung für Blut und Flüssigkeiten, z. B. Elektrolyte
6 Venöse Kreislaufpumpe
7 Druckregler
8 Folienoxygenator mit O_2-Auslaßöffnungen (a) zur Arterialisierung des Blutes, das den Folien entlang nach unten fließt
9 pH-Meter
10 Arterielle Kreislaufpumpe
11 Arterieller Filter
12 Ausflußleitung des arterialisierten Blutes zum Patienten
13 Zufuhr des arterialisierten Blutes in die A. subclav. sin.
14 Venöse Einflußleitung vom Sinus coronarius
15 Kreislaufpumpe für das venöse Koronarblut
16 Reservoir für das venöse Koronarblut
17 Auffüllreservoir

a) **Fallot**sche Tetralogie (Morbus caeruleus) mit Rechtshypertrophie, Pulmonalstenose, Ventrikelseptumdefekt, Dextroposition der Aorta, Trommelschlegelfingern und -zehen sowie Polyglobulie.

Th.: Nach Zenker bei Kindern unter 6 Jahren wegen anoxischer Anfälle und hochgradiger Zyanose:

1. Blalock-Taussigsche Shunt-Operation (Einpflanzen der A. subclavia in die A. pulmonalis End-zu-Seit und damit vermehrte Durchblutung der Lunge mit verbesserter Arterialisierung des Blutes).
2. Operative Erweiterung bei rein valvulärer Pulmonalstenose nach Brock.
3. Pottsche Operation (Seit-zu-Seit-Anastomose zwischen Aorta und A. pulmonalis).

Bei Kindern über 6 Jahren *Totalkorrektur* der Tetralogie mit Verschluß des Ventrikelseptumdefektes mittels eines Implantates (Teflon oder gedoppeltes Perikard) und Erweiterung der Ausflußbahn des re. Ventrikels (Resektion der infundibulären Stenose oder Einsetzen einer Prothese).

b) **Trikuspidalatresie** in Verbindung mit Vorhof- und Ventrikelseptumdefekt, hypoplastischer re. Ventrikel, Hypertrophie des li. Ventrikels. Th   Verbesserung der Durchblutung des kleinen Kreislaufes durch Blalock-Taussigsche Operation.

III. **Angeborene Herzfehler ohne Shunt** (Durchströmungsvolumen im Lungen- und Körperkreislauf gleich):

a) **Isthmusstenose der Aorta** (Coarctatio aortae) jenseits des Abganges der li. A. subclavia, Hochdruck in der oberen, extrem tiefer Druck in der unteren Körperhälfte, mächtiger Kollateralkreislauf, Druckusuren an den Rippen Th. Am günstigsten zwischen 10. und 18. Lebensjahr. Resektion der Stenose und End-zu-End-Anastomose (Crafoord, Stockholm 1944), bei großem Defekt zur Überbrückung konserviertes Homoiotransplantat (Gross) oder Gefäßprothese aus Dacron (de Bakey).

b) **Isolierte Pulmonalstenose**
  α) Valvuläre Stenose (an den Klappen)
  β) Infundibuläre Stenose
Im Röntgenbild helle Lungenfelder und rechtsverbreitertes Herz.

Th.: Bei α): 1. Instrumentelle transventrikuläre Valvulotomie mit dem Valvulotom nach Brock und 2. offene Klappenspaltung von der A. pulmonalis aus (Derra, Swan).

III. Herz und große Gefäße

Bei β): Ausstanzung der membranösen Stenose durch eine rückwärts schneidende Infundibulumstanze nach BROCK.

c) Doppelter Aortenbogen mit Kompression von Ösophagus und Trachea. Bei Atmungs- und Schluckbehinderung Durchtrennung des schmäleren Aortenbogens.

d) Linksabgang der re. A. subclavia und retroösophagealer Verlauf nach rechts: *Dysphagia lusoria*.

e) Komplette Transposition der großen Gefäße.

Th.: α) Herstellung eines künstlichen Vorhofseptumdefektes (BLALOCK u. HANLON).

β) Anastomosierung der V. cava inf. mit dem linken Vorhof und Einpflanzung des rechten Lungenvenenstiels in das rechte Herzohr (BAFFES).

γ) Rekonstruktion der venösen Seite des Herzens durch intraaurikuläre Umleitung des Blutstromes (SENNING).

Hier bestehen noch viele ungelöste Probleme.

E Chirurgie der erworbenen Klappenfehler:

1 Mitralstenose, Dyspnoe, Lungenödem, Leistungseinschränkung.

Th.: Im Stadium II (nur bei Belastung Symptome) und III (trotz interner Behandlung Zunahme der Beschwerden) Operation.

a) Digitale transaurikuläre Klappensprengung (HARKEN)
b) Instrumentelle transaurikuläre Kommissurotomie (BAILEY)
c) Bei kleinem Herzohr Zugang durch den li. Vorhof, die li. obere Lungenvene oder mit Hilfe eines durch die Spitze des li. Ventrikels in das Mitralostium eingeführten Dilatators (LOGAN).

Bei guter Indikation und Technik günstige Ergebnisse (etwa 70% sehr gut bis gut).

2) Aortenstenose

Th.: Bei hochgradiger Stenose transventrikuläre oder transaortale Valvulotomie mit einem Dilatator (BAILEY) oder Mobilisierung der Klappen durch Entfernung der Kalkeinlagerung (ZENKER).

3) Mitralinsuffizienz

Th.: Der Mitralrückfluß kann durch eine atriovalvuläre Naht (DOGLIOTTI-MORINO) oder durch Raffung des fibrösen Klappenringes (GLOVER und DAVILLA) unter peinlicher Schonung der Kranzarterien vermindert werden. Bei Kombination von Mitralinsuffizienz und Stenose totaler

Klappenersatz durch Einsetzen einer Kugelprothese nach STARR u. EDWARDS. Zur Verhütung von Thromben an der alloplastischen Herzklappe postoperativ Antikoagulantien.

4. Aorteninsuffizienz

Th.: Raffung der Klappe nach BAHNSON, Totalersatz des Aortenostiums durch Kunststoffgewebe (MULLER, BAHNSON), Verwendung einer Kugelprothese (STARR u. EDWARDS) oder Einpflanzung homologer gefriergetrockneter Aortenostien (ROSS, GUNNING u. DURAN). Bei entsprechender *strenger* Indikation Ergebnisse bisher befriedigend.

Durch Verbesserung des „extrakorporalen Kreislaufes" ist die Herzchirurgie weiter in Entwicklung begriffen.

F. Koronarerkrankungen

Domäne der internen Behandlung. Nur bei schwersten pektanginösen, medikamentös nicht beeinflußbaren Dauerbeschwerden operative Therapie:

1. Präkordiale Resektion des sympathischen Nervenplexus (ARNULPH) zur Erweiterung der Koronargefäße.
2. Die koronare Thrombendarteriektomie im Bereiche des Hauptstammes der Koronararterien, nicht befriedigend.
3. Operationen zur Vaskularisation des Myokards:

   1. Beidseitige Unterbindung der A. mamm. int. im 4. ICR. (FIESCHI)
   2. Kardioomentopexie (O' SHAUGHNESSY)
   3. Kardiopneumopexie (LEZIUS)
   4. Kardiomuskulopexie (M. pectoralis nach BECK I)
   5. Implantation der A. mamm. int. in das Myokard (VINEBERG)
   6. Kardioperikardiopexie mit Talkum, Asbest, Trypaflavin oder Skarefikation (THOMPSON und RAISBECK)
   7. Arterialisierung des venösen Kranzgefäßsystems (BECK II).

Anwendung der verschiedenen Verfahren unter *strengster* Indikation, die Erfahrungen sind noch nicht sehr groß, die Ergebnisse teils günstig, teils unbefriedigend.

G. ADAMS-STOKES-SYNDROM

Behandlung des Herzblockes mittels elektrischer *Schrittmacher:* Zwei Elektroden werden im Myokard bzw. auf der Herzoberfläche befestigt und erhalten ihre Impulse von einer Batterie im Taschenuhrformat mit einer Lebensdauer bis zu 5 Jahren, die in das Subkutangewebe der Bauchwand implantiert wird (SENNING).

IV. Mediastinum

A. Mediastinalemphysem: Entstehung 1. direkt durch Verletzung des Respirationstraktes oder der Speiseröhre, besonders stark bei Ventilmechanismus 2. indirekt vom Hals her oder retrograd vom Retroperitoneum. **Sy.**: Beklemmungsgefühl, Atemnot, Zyanose, Venenstauung. Hautemphysem an Hals, Gesicht und Thorax bis zum Skrotum. **Th.**: Dicke Nadeln zum Luftabfluß in die Subkutis, kollare Mediastinotomie, operative Versorgung der primären Ursache.

B. Entzündungen:

1. Akute Mediastinitis als Mediastinalphlegmone bei diffuser Ausbreitung und als Mediastinalabszeß bei abgesacktem Prozeß. Ätiologie: a) Durch direkte Infektion nach Traumen oder Perforation des Ösophagus oder Pharynx, b) fortgeleitet von der Nachbarschaft: Strumitis, Halsphlegmone, Empyem, c) metastatisch bei Infektionserkrankungen. **Sy.**: Fieber, Schüttelfrost, Schmerzen je nach Lokalisation, Behinderung der Atmung, Störung des Kreislaufes, Venenstauung. **Th.**: Antibiotika, je nach dem Sitz kollare Mediastinotomie, Mediastinotomia anterior mit Sternumspaltung oder posterior paravertebral. Bei Perforation des Ösophagus nach Möglichkeit Naht.

2. Chronische Mediastinitis: Lymphknotentuberkulose und Abscessus frigidus nach Spondylitis, Rippen- oder Brustbeinkaries, Lues und Pilzerkrankungen.

C. Geschwülste des Mediastinums: *1. Gutartige:* Fibrome, Lipome, Chondrome, Hämolymphangiome, Ganglioneurome (hinteres Mediastinum), Dermoidzysten, intrathorakale Strumen, Lymphome, Thymusgeschwülste verschiedener Art: Thymus persistens, Thymushyperplasie, Thymome, meist kombiniert mit Myasthenia gravis (Schlaffheit der Muskulatur, Störung des Acetylcholinstoffwechsels, auf Prostigmin sofortige Besserung!). **Th.**: Wegen Gefahr der Raumbeengung und malignen Entartung Exstirpation, bei der Myasthenie meist schlagartige Besserung.

2. Bösartige: Lymphosarkome, Lymphogranulome, maligne Thymome, perihiläre Bronchuskarzinome, Ösophaguskarzinome mit Übergreifen auf das Mediastinum. **Sy.**: Druckgefühl in der Brust, Atemnot, Schluckbeschwerden, Kompression der Trachea und des Ösophagus, Einflußstauung, Rekurrensparese, Phrenikusschädigung, Singultus, HORNERscher Symptomenkomplex. **Th.**: Wenn möglich operative Entfernung, sonst Rö.-Therapie, besonders Röntgenbewegungsbestrahlung (Pendel-, Konvergenz- oder Rotationsbestrahlung) beim Lymphogranulom, Lymphosarkom und Ösophaguskarzinom, Zytostatika.

V. Speiseröhre

Hauptgesichtspunkte

Schwer zugängliche Lage im hinteren Mediastinum! Speiseröhrenkrebse meist zu spät diagnostiziert.

Untersuchung

A. Schluckenlassen von etwas Tee oder Wasser, Brei oder trockenem Brot

B. Röntgendurchleuchtung mit Kontrastbrei (Barium-Paste)

C. Ösophagoskopie: 1. diagnostisch, 2. zur Entnahme einer Probeexzision.

Ungefähre Ösophaguslänge, Durchschnittswerte: Zahnreihe bis Ösophaguseingang etwa 15 cm, Ösophagusmittelstück bis Bifurkation etwa 10 cm, Bifurkation bis Kardia etwa 15 cm. Ein 45—50 cm tief eingeführtes Ösophagoskop hat die Kardia passiert.

Die chirurgischen Erkrankungen des Ösophagus ordnen sich — in gewisser Analogie zu den später zu besprechenden Magenulkuskomplikationen — in zwei Gruppen: A. Akute: Atresie, Blutung-Perforation und B. Chronische: Speiseröhrenverengung

A. „Akuter Ösophagus"

(Ösophagusatresie, Ösophagusverletzung, -blutung, -perforation)

Die angeborene Ösophagusatresie ist eine Hemmungsmißbildung. Abb. 22 zeigt die verschiedenen Formen nach VOGT; am häufigsten III b. Eheste Frühdiagnose für eine erfolgreiche Behandlung von besonderer Wichtigkeit! Unmöglichkeit des Schluckens, ein eingeführter Katheter bleibt bei etwa 10 cm stecken, Rö.-Nachweis des Blindsackes mit Joduron. Bei III b Luftnachweis im Magen.

Th.: Operation vor Auftreten einer Aspirationspneumonie, re. Thorakotomie, Verschluß der Ösophagotrachealfistel und End-zu-End-Anastomose des Ösophagus über einem Katheter.

Die Verletzung kann von außen (Stich, Schuß) oder von innen (Knochenstück, Gräte u.a.) erfolgen. Eine typische Ösophagusverletzung ist die chemische Verätzung (siehe Striktur, S. 93). Bei der Ösophagusperforation (durch verschluckte Fremdkörper, instrumentell oder infolge eines Ösophagusgeschwürs — echtes „Ulcus pepticum") akutes Einsetzen mit schweren Schockzeichen ähnlich einer Ulkusperforation.

Sy.: Heraufwürgen von Blut, Luftemphysem vom Jugulum beginnend, bald die Zeichen der Mediastinitis (Klopfschmerz an Sternum und Brustwirbeldornfortsätzen); bei äußerer Wunde Austritt von Speisen

V. Speiseröhre

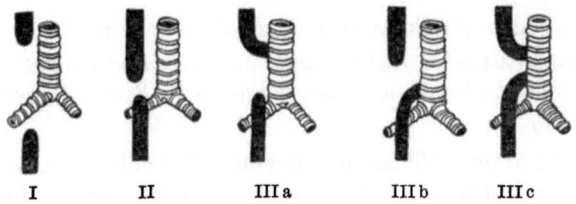

I   II   IIIa   IIIb   IIIc

Abb. 22. Die Formen der Ösophagusatresie nach VOGT

Typ I: Ausgedehnte Atresie bzw. Aplasie des Ösophagus
Typ II: Zwei blind endende Ösophagussegmente ohne Kommunikation mit der Trachea
Typ IIIa: Ösophagusatresie mit Ösophago-Trachealfistel zwischen oberem Ösophagusabschnitt und Trachea
Typ IIIb: Ösophagusatresie mit Ösophago-Trachealfistel zwischen unterem Ösophagussegment und Trachea (meist knapp oberhalb der Bifurkation), am häufigsten
Typ IIIc: Ösophagusatresie mit Fistel zwischen Trachea und beiden Ösophagussegmenten

und Schleim. Th.: Eröffnung und Naht des Ösophagus: a) kollar (Halsschnitt am Vorderrand des M. sternocleidomastoideus), b) hintere Mediastinotomie und c) transthorakal.

Ösophagusblutung ohne Trauma, insbesondere bei Leberzirrhose — Ösophagusvarizen (Differentialdiagnose: Magenulkus!) Th.: Einführen der SENGSTAKEN-Sonde, Bluttransfusionen, flüssig-breuge Kost, Umstechung der Osophagusvarizen, Splenektomie, Unterbindung der A. gastr. sin., sogar A. coeliaca: Shunt-Operation zwischen V. lienalis und V. renalis sin., portokavale Anastomose zur Umgehung der Leber.

B. Speiseröhrenverengung (Abb. 23)

Hier wird alles zu einer Differentialdiagnose des Karzinoms. Analog dem später gegebenen Ileusschema ordnen wir:

1. Organische Engen:
   a) Obturation = Ösophagusfremdkörper
   b) Striktur   = α) Verätzungsstriktur und
                        β) Karzinom
   c) Kompression = α) Pulsionsdivertikel
                        β) Aneurysma der Aorta
                        γ) Mediastinaltumor

2. Neurogen-funktionelle Engen: Ösophago- oder Kardiospasmus, derzeit meist benannt: kardiotonische Speiseröhrenerweiterung: „mangelnder Eröffnungsreflex".

Der Gang der Aufklärung *wird folgender sein:*
Ist ein anamnestischer Anhaltspunkt zu erheben oder nicht?
1. Die Vorgeschichte ist in der Regel gegeben bei Speiseröhrenfremdkörper oder -verätzung.

a. **Fremdkörper.** Plötzlicher Beginn der Schlingbeschwerden, Angabe des verschluckten Gegenstandes (Knochen, Gebiß, Fleischstück, Nadeln, Münzen u. a.).

Da ein bei Durchtritt des Fremdkörpers gesetztes Schleimhautulkus (ähnlich wie im Auge!) einen steckengebliebenen Fremdkörper vortäuschen kann, ist die Feststellung oft nicht leicht. Trinkenlassen, Röntgendurchleuchtung, Ösophagoskopie sind die Schritte der Untersuchung. Bevorzugter Sitz: Zungenbein, Bifurkation oder Kardia.

Entfernung durch Erbrechen, mittels Gräten-Münzenfängers oder unter der Leitung des Auges ösophagoskopisch; bei Unmöglichkeit einer

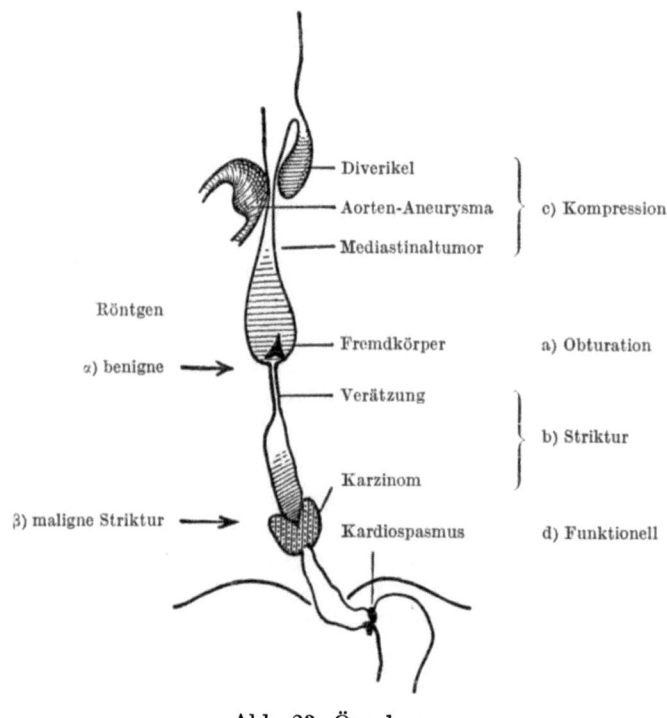

Abb. 23. Ösophagus

ösophagoskopischen Entfernung oder bereits bestehender Perforation operativ durch Ösophagotomie am Hals oder transthorakal rechts mit Darstellung des Ösophagus, Eröffnung und Entfernung des Fremdkörpers mit nachfolgender zweischichtiger Ösophagusnaht.

b **Verätzungsstriktur** (meist Kali- oder Natronlauge)

Anamnese: Schlingbeschwerden, Erbrechen, sichtbare Schorfe am Mund und Rachen geben im Frühfall die Diagnose der Speiseröhrenverätzung.

Frühbehandlung: Schon nach wenigen Tagen Beginn mit Bougierung (SALZER) mittels weicher Sonden zwecks Verhinderung der Entstehung einer Striktur. Ohne Behandlung entwickelt sich eine solche langsam im Laufe von Wochen oder Monaten.

Spätbehandlung: *Bougierung*, in schweren Fällen allenfalls mit Gastrostomie und Bougierung ohne Ende (v. HACKER, v. EISELSBERG): Ein verschluckter, mit Schrotkorn versehener Seidenfaden passiert in der Regel die Striktur und wird bei der Gastrostomie herausgeleitet. An diesem Leitfaden wird ein längeres, konisch sich verdickendes, weiches Gummibougie durchgezogen. Die Behandlung zieht sich über viele Wochen. Lange Nachbougierung notwendig, häufig Rezidiv. Bei erfolgloser Bougierung bzw. weitgehender Obliteration der Speiseröhre Ösophagusplastik angezeigt: Früher Schlauchbildung aus Haut und ausgeschalteten Darm- oder Magenteilen, die unter die Brusthaut verlagert werden (antethorakale Ösophagusplastik); heute vorwiegend intrathorakales Vorgehen mit Ösophagogastrostomie nach Transposition des Magens in den Thorax.

2. Ist kein anamnestischer Anhaltspunkt zu erheben, bestehen folgende Möglichkeiten: (Die in Klammern gesetzten Buchstaben weisen auf Abb. 23 hin).

a) Striktur durch spezifische Entzündung, sehr selten (b α): Tbc., Lues (Probeexzision wird die Vermutungsdiagnose stützen)

b) Ösophaguskarzinom (b β), vorwiegend bei älteren Männern; die häufigste Ursache von Schlingbeschwerden

c) Divertikel (c)

d) Kardiotonische Speiseröhrenerweiterung = Kardiospasmus (d)

e) Aortenaneurysma oder ein anderer komprimierender Tumor. Meist gibt das Röntgenbild Aufklärung über derartige Fälle.

a) **Speiseröhrenkrebs**. Die Diagnose ergibt sich durch die Abgrenzung des häufigen Ösophagus-Karzinom gegen die seltenen spezifischen Strikturen, Divertikel und den Kardiospasmus. Wir unterscheiden hochsitzende, bifurkationsnahe, und am Hiatus sitzende Ösophaguskarzinome (oft auf die Kardia übergreifend — Kardia-Karzinom).

Für ein Karzinom spricht: α) Gleichbleibende, langsam ständig sich steigernde Schlingbeschwerden, in höherem Alter, überwiegend Männer; progrediente Kachexie, Foetor ex ore.

β) Typischer Röntgenbefund: Infolge der Tumoraussparung spitzes Zulaufen des Kontrastbildes mit zackiger Begrenzung (Rö.A. 9), während bei gutartigen Stenosen (Striktur oder Kardiospasmus) ein glatter, runder Abschluß besteht (Abb. 23 links, Rö.A. 10).

γ) Allenfalls neuralgische Schmerzen, Rekurrenslähmung. VIRCHOWsche Drüse (supraklavikular, meist links).

δ) Sicherheit ergibt die ösophagoskopische Probeexzision.

Prognose ohne Operation schlecht, nach längstens 1 bis 2 Jahren Exitus.

Komplikationen: Perforation, Mediastinitis, Blutung, Aspirationspneumonie (Rekurrens!!).

Th.: Sofern mit der Nachbarschaft bereits verwachsen, palliative Maßnahmen: Telekobaltrotationsbestrahlung oder Röntgenbewegungsbestrahlung (Pendel-, Konvergenz- oder Rotationsbestrahlung), ev. endoösophageale Kobalteinlage, allenfalls Gastrostomie als Ernährungsfistel. Bei Frühfällen (leider selten!) Operation: Bei Sitz des Karzinoms im untersten Drittel abdominothorakales Vorgehen (siehe S. 135), bei Sitz im mittleren oder oberen Drittel I. Akt Thorakotomie re. mit Freilegung des Ösophagustumors, II. Akt nach Umlagerung Laparotomie mit Skelettierung des Magens, III. Akt Durchziehen des Magens in den re. Pleuraraum, Resektion des Ösophagus, Blindverschluß des Magens an der Kardia und End-zu-Seit-Ösophagogastrostomie, Thoraxwandverschluß, IV. Akt Prüfung der Lageverhältnisse im Hiatus und Laparotomieverschluß. 5-Jahres-Heilungen beschränken sich auch heute auf Einzelfälle.

b) Speiseröhrendivertikel. Die Traktionsdivertikel in Bifurkationsnähe, durch Schrumpfung entzündeter (meist tbc.), mit der Ösophaguswand verbackener Lymphknoten entstanden, chirurgisch von geringer Bedeutung.

Die ZENKERschen Pulsionsdivertikel, vorwiegend am Hypopharynx = „Grenzdivertikel"; häufiger links, darum auch die Ösophagotomie am Hals meist links.

Sy.: Stark wechselnde Schlingbeschwerden, zeitweise Regurgitieren steckengebliebener Speisen, dann auch Aufstoßen und Fötor. Manchmal am Hals seitlich die Vorwölbung des gefüllten Divertikels tastbar. Gute Röntgendarstellbarkeit! (Rö.A. 8). Die Untersuchung mit zwei

V. Speiseröhre 95

Sonden (eine gleitet glatt in den Magen, die andere bleibt im Divertikel stecken) ist historisch.
Th.: Stielung und ein- oder zweizeitige Resektion von einem Halsschnitt am Vorderrand des Kopfnickers aus; bei kleinen Div. Invaginationsverfahren nach GIRARD; ferner endoskopisches Verfahren nach MOSHER-SEIFFERT mit Durchtrennung der Div.-Schwelle mittels einer langen Schere.

Selten sind die epiphrenalen, knapp über dem Zwerchfell liegenden Pulsionsdivertikel, welche bei entsprechender Größe und bei Vorhandensein von Beschwerden transthorakal reseziert werden.

c) **Kardiospasmus.** Fehlen des Öffnungsreflexes mit gleichzeitiger Atonie der Speiseröhrenwand; oft armdicker Ösophagus (Rö.A.10). Beginn des Leidens häufig neurogen ausgelöst (schreckhaftes Trauma). Manchmal auch Wechsel der Beschwerden.

Th.: α) *Konservativ:* Sedativa, Spasmolytika (Atropin, Papaverin, Buskopan, Spasmoinalgon), Psychotherapie, Hydergin, Spülungen des Ösophagus, mechanische Dehnung durch Bougies und Sprengung mit dem STARCKschen Dilatator (Vorsicht wegen Gefahr der Verletzung!).

β) *Operativ:* Kardiomyotomie nach GOTTSTEIN-HELLER, Ösophagogastrostomie nach HEYROWSKY, Ösophagogastrostomie mit Kardioplastik nach FREY; neuerdings ausgedehnte Ösophagokardiomyotomie mit Exzision eines elliptischen Muskelstreifens auf transthorakalem Wege nach KÖLE, sehr gute Ergebnisse.

VI. Wirbelsäule

A. Spondylitis (Rö. A. 11 u. 12)

Eine auf hämatogenem Wege entstehende tuberkulöse Erkrankung der Wirbelsäule. Der kariöse Herd, mehr oder minder schnell käsig zerfallend und zur Entwicklung des kalten Abszesses führend, sitzt in der überwiegenden Mehrzahl der Fälle im spongiosareichen Wirbelkörper.

Während der Wirbelkörper durch den kariösen Herd in seiner Tragfähigkeit Schaden leidet, wirken die Wirbelbögen und Gelenkfortsätze wie eine Stützungsschiene an seinen hinteren Umrandungen. Der hintere Teil des Wirbelkörpers ist dadurch am Zusammenbruch gehindert.

So kommt es beim langsamen Einsinken des Wirbelkörpers zu einer Drehbewegung in den Wirbelgelenken, im Sinne einer Kyphose; der Zusammenbruch des erkrankten Wirbelkörpers muß aus rein anatomischfunktionellen Gründen zu einer *Keilform* führen.

Die winklige Abknickung der Wirbelsäule wird den Dornfortsatz des

96 Chirurgie des Brustkorbes und der Wirbelsäule

erkrankten Wirbels am Rücken deutlich in Buckelform vortreten lassen: Gibbus (Rö.A. 11).

Der kalte Abszeß findet gewöhnlich nach vorn (prävertebral bzw. paravertebral) freie Bahn und kann durch Eindringen von Granulationsmassen und käsig-eingedicktem Eiter in den Wirbelkanal zur Rückenmarkskompression führen, relativ selten wölbt er sich nach hinten vor (vgl. Rückenmarkkomplikation). Ausnahmsweise kann er ·seitlich am Wirbelkanal vorbei gegen die Rückenhaut vorstoßen. Die Regel ist der *prävertebrale Abszeß* (Rö.A. 12) mit den später unten beschriebenen Möglichkeiten des Senkungsabszesses.

Im *klinischen Krankheitsbild* unterscheiden wir 1. das Prodromalstadium, 2. das ausgebildete Krankheitsbild mit Gibbus und kaltem Abszeß und 3. die Komplikationen des vernachlässigten Leidens: Senkungsabszeß mit Fistel, Querschnittsläsion, Blasen-Mastdarmstörungen, Kachexie.

1. Erkennung des Prodromalstadiums

Allgemeinstörungen, Schmerzen („Gürtelgefühl", Bauchschmerzen) und Behinderung der statischen Funktionen. Rö. kann negativ sein. Blutkörperchensenkung erhöht.

Diagnose: Druckschmerz an umschriebener Stelle der Dornfortsatzreihe, an der gleichen Stelle lokalisierter Stauchungsschmerz. Dieser kann geprüft werden am sitzenden Patienten durch vorsichtigen Druck auf den Schädel oder durch Hochhebenlassen der Hände gegen Widerstand. Steife Haltung. Fixierung einer umschriebenen Wirbelsäulenpartie; Wirbelsäulenbewegungen im Stehen (Seitwärts-, Rückwärts- und Vornüberbeugen; Rotation: vornübergebeugt mit seitwärts gestreckten Armen) und Untersuchung in Bauchlage (mangelnde Lordosierungsmöglichkeit).

2. Differentialdiagnose des Gibbus

Wir unterscheiden den Gibbus als *anguläre Kyphose* gegenüber der sich auf mehrere Wirbel erstreckenden *arkuären Kyphose*. Seine Sicherstellung ist durch eine seitliche Röntgenaufnahme, die die Keilform des betreffenden Wirbels zeigt, möglich (Rö.A. 11). Klinisch wird der Gibbus als Vorspringen des betr. Wirbeldornes an den einzelnen Wirbelabschnitten mit verschiedener Deutlichkeit in Erscheinung treten. An der Brustwirbelsäule, die von Natur schon eine leichte Kyphose besitzt, ist der Gibbus ein Frühsymptom. An der Lendenwirbel- und an der Halswirbelsäule, die physiologischerweise eine Lordose tragen, wird ein Gibbus meist erst später in Erscheinung treten, da zuerst die Lordose ausgeglichen wird.

VI. Wirbelsäule

Die Differentialdiagnose des Gibbus hat mit folgenden Erkrankungen zu rechnen:

a) Arkuäre Kyphose

im jugendlichen Alter: Rachitis; „SCHEUERMANN" = Adoleszentenkyphose = Osteochondrosis vertebralis juvenilis; bei alten Leuten: Spondylarthrosis deformans, Spondylarthrosis ankylopoetica (siehe Arthrosis deformans, S. 242).

Spondylarthrosis deformans: Analog der Arthrosis deformans handelt es sich um ein Abnutzungsleiden, ein typisches Altersleiden vieler Schwerarbeiter, meist mit teilweiser Versteifung und Kyphose einhergehend. Röntgen: Randwulstbildungen, Zacken und Spangen an der vorderen und seitlichen Umrandung der Wirbelkörper (Rö.A. 55 und 56). Der Anfang des Leidens liegt in der verminderten Elastizität der Bandscheiben, ihrer Zermürbung und Auffaserung. Vgl. S. 105 Bandscheibenprolaps! Der Wegfall des elastischen Polsters führt zu abnormer Knochenrandbildung. *Spondylarthrosis ankylopoetica:* = forschreitende, toxischinfektiöse Wirbelsäulenversteifung (BECHTEREW). Chronische Synovitis der kleinen Wirbel- und Wirbelrippengelenke. Unter zunehmender Versteifung: Kyphose; Verknöcherung der vorderen Längsbänder ohne Randwulstbildung. Häufige Beteiligung der Hüftgelenke und der Symphyse! Wurzelschmerzen!! Oft schon bei jüngeren Menschen! — Th.: Wärme, Heißluftkasten, Diathermie, Kurzwellen, Röntgenreizbestrahlung, Heilgymnastik, Massage, Bewegungsübungen, Sanierung von Folkalherden, Versuch mit ACTH und Cortison in kleinen Dosen (10—25 mg in mehrtägigen Abständen), Thermalbäder.

b) Anguläre Kyphose = echter Gibbus erfordert die Abgrenzung gegen:

α) posttraumatischen Gibbus (siehe Wirbelfraktur, S. 101).

β) Spondylitis osteomyelitica. Seltenes, meist lebensbedrohliches Krankheitsbild mit meningitischen Erscheinungen (siehe Osteomyelitis, atypische Formen). Differentialdiagnostisch an dem plötzlichen Einsetzen mit schweren Allgemeinsymptomen kenntlich. Larviert als typhöse Osteomyelitis. Th.: Frühzeitig Antibiotika, bei Abszeßbildung operative Eröffnung und Ruhigstellung sowie später Entlastung.

γ) Tumormetastasen, meist Karzinom (vgl. bei Extremitäten: Tumoren). In einzelnen Fällen sind gürtelartige Schmerzen mit oft plötzlich einsetzender Beinlähmung das erste Symptom eines unbeachtet gebliebenen kleinen Mammaszirrhus, allenfalls eines klinisch unbemerkten Hypernephroms oder Prostatakarzinoms. Häufiger treten sie im Spätstadium, oft auch nach scheinbarer Radikaloperation eines Karzinoms auf.

Für den tuberkulösen Gibbus ist im Röntgenbild die fast stets vorhandene Mitbeteiligung (Verschmälerung) der angrenzenden Zwischenwirbelscheibe charakteristisch, die z. B. bei einem posttraumatischen Keilwirbel in der Regel fehlt.

Ferner kommen bei der Spondylitis differentialdiagnostisch in Frage: Lumbago, Ischias, Bandscheibenprolaps und beginnende Skoliose.

3. Differentialdiagnose des kalten Abszesses

Der prävertebrale Abszeß wird je nach dem Sitz der Spondylitis als klassischer Senkungsabszeß an ganz verschiedenen Körperteilen zum Vorschein kommen.

a) Obere und mittlere Halswirbelsäule: typischer retropharyngealer Abszeß; kann durch Verlegung des Rachenraumes zu Schluckstörungen und vor allem Atemstörungen mit Erstickungsanfällen (Kopf dabei vornübergeneigt, im Gegensatz zu sonstigen Atemnotzuständen, z. B. beim „Krupp") führen. Ist beim Kind meist sichtbar und fühlbar; er wird im Notfall vom Rachenraum, wenn irgend möglich von der Seite am Halse her eröffnet (vgl. Therapie).

b) Unterste Hals- und obere Brustwirbelsäule: Der Senkungsabszeß findet ein Widerlager am Zwerchfell. Dieser mediastinale prävertebrale Abszeß kommt darum nicht klinisch, wohl aber röntgenologisch zur Feststellung (Rö.A. 12).

c) Unterste Brust- und obere Lendenwirbelsäule: Dabei senkt er sich entweder auf der Psoasfaszie oder innerhalb der Psoasscheide (vgl. bei Koxitis S. 220) entlang der großen Gefäße gegen die Inguinalregion und kann dort ober- oder unterhalb des POUPARTschen Bandes als fluktuierende Geschwulst in Erscheinung treten („Psoasabszeß").

Ausnahmsweise kann ein Senkungsabszeß nicht den Femoralgefäßen, sondern dem N.ischiadicus folgen und wird dann an der Hinterseite des Oberschenkels auftreten, ja kann sich bis in die Kniekehle senken.

Gemäß diesen verschiedenen Senkungsmöglichkeiten gestaltet sich die Differentialdiagnose des kalten Abszesses (Senkungsabszesses).

Prävertebrale Abszesse des Halses werden gegen Halszysten, weiche Lipome und Ösophagusdivertikel abzugrenzen sein.

In der Leistengegend werden wir die beginnende Vorwölbung des Senkungsabszesses mit Hernien, Varixknoten und Zystenbildungen (etwa des Lig. teres uteri) verwechseln können.

In der Kniekehle ist eine Verwechslung mit Hygromen möglich.

VI. Wirbelsäule 99

4. Querschnittsläsion

Die Mitbeteiligung des Rückenmarks kann auf dreierlei Art und Weise zustande kommen.

a) Am seltensten handelt es sich um einen direkten Druck der einknickenden Wirbelsäule. Es ist schon aus anatomischen Überlegungen klar, daß die Mitbeteiligung des Rückenmarks im Bereiche der Brustwirbelsäule häufiger ist als an der Lendenwirbelsäule.

b) Gleichfalls relativ selten, wie oben erwähnt, kommt die Rückenmarkskompression dadurch zustande, daß sich ein kalter Abszeß in den Wirbelkanal vorwölbt.

c) Am häufigsten findet die fungöse Miterkrankung der Rückenmarkshäute statt.

Sy.: Steigerung der Sehnenreflexe. Spastische Lähmungen und Blasen-Mastdarmstörungen. Sensibilitätsstörung (die Brustwarze entspricht etwa D4, Nabel D10, Leistenband L1, Fußsohle S1, die „Reithose" S3 u. 4. siehe Abb. 24.

Th.: Extension mit Gewichtsbelastung unter Steilstellung des Bettes bessert in der Regel die Lähmungen oft weitgehend und muß zuerst versucht werden. Dazu Allgemeinbehandlung mit Tuberkulostatika; Vorsorge gegen Beinkontraktur. Wenn keine Besserung, Versuch einer operativen Behandlung (Entlastung durch Laminektomie) oder Eröffnung des kalten Abszesses mit Ausräumung des tuberkulösen Granulationsgewebes nach Kostotransversektomie angezeigt.

Prognose der Spondylitis: Heilungsdauer 1—3 und mehr Jahre. Mortalität etwa 10%, oft erst nach Jahren. Todesursachen: Meningitis, Fisteleiterungen, Amyloidose und Kompressionsmyelitis mit konsekutivem Dekubitus und Zystopyelitis.

Th der Spondylitis: 1 Bei Frühfällen kommt unter dem Schutz einer antibiotischen und tuberkulostatischen Therapie ein *aktiv-operatives* Vorgehen in Frage. Nach Wegnahme eines Querfortsatzes (lumbal) oder eines Rippenstückes (thorakal) wird der Wirbelkörperherd ausgelöffelt, ein dünnes Drän bleibt im Herd liegen, bei Schluß der übrigen Operationswunde, und erlaubt tägliche Instillationen mit Tuberkulostatika, besonders mit Streptomycin (KASTERT, ORELL), bei Lendenwirbeln auch transperitoneales Vorgehen mit retroperitonealem Drän (MOSER).

Dazu Allgemeinbehandlung der Tuberkulose: Licht, Luft, Lebertran, GERSON-Diät, vorsichtige Röntgenentzündungsbestrahlung; *Chemotherapie und Tuberkulostatika* (vgl. ORATOR-KÖLE: Allg. Chirurgie).

2. Bei Spätfällen kommt neben der Allgemeinbehandlung in Frage: Behandlung des kalten Abszesses: Streng aseptisch mit dünner

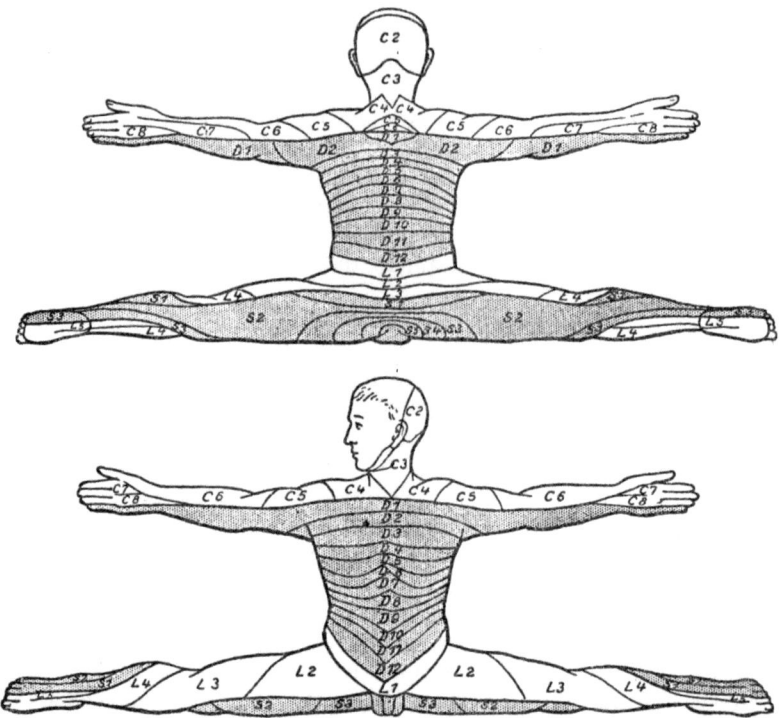

Abb. 24. Zuordnung der Hautoberfläche zu den verschiedenen Rückenmarksegmenten. Die Extremitäten sind in der Lage ihrer embryonalen Wachstumsrichtung gezeichnet. Die Linien bedeuten jeweils die obere Grenze der Dermatome (nach REIN)

Nadel und langem, schrägem Stichkanal von gesunder Haut aus vorgenommene Punktion und nachfolgende Injektion von Streptomycin, INH, PAS u. ä., etwa 1 bis 2mal wöchentlich zu wiederholen.

3. Entlastungsbehandlung des spondylitischen Prozesses (Gibbusprophylaxe):

a) in beginnenden leichten Fällen GLISSON-Schlinge zur ruhigen Bettlage, besonders bei Erkrankungen der Halswirbelsäule

b) in fortgeschrittenen Fällen bei Brust- und Lendenwirbelerkrankungen Erzwingung einer Wirbelsäulenlordosierung (Reklination):

α) mittels RAUCHFUSSscher Schwebe (querverlaufende Suspensionsmatte in der Höhe des Gibbus)

VI. Wirbelsäule

β) durch Bauchlage mit Keilkissen unter die Arme und Brust
γ) im LORENZschen Gipsbett (das in Bauchlage in möglichst reklinierter Stellung angelegt wurde)

c Zur Nachbehandlung bei ausheilenden Fällen — nicht zu früh! Erst nach annähernd normaler BSG und Blockbildung im Röntgenbild Gipsmieder oder Lederstützkorsett nach Gipsabdruck unter Aufrechterhaltung einer vollkommenen Entlastung der erkrankten Wirbel: Bei Halswirbeltuberkulose Gipskrawatte mit Stützpunkt auf dem Schultergürtel und bei Brust- und Lendenwirbeltuberkulose Brustgipsverband mit Stützpunkt auf dem Beckenkamm.

4 Für Ausnahmefälle ältere operative Behandlung:

a) HENLE-ALBEEsche Operation (Stützung der erkrankten Wirbelsäulenpartie durch operative Anlagerung eines Knochenspans, meist aus der Tibiakante)

b) Laminektomie, zwecks Entlastung des komprimierten Rückenmarks

c) Kostotransversektomie nach MENARD-HEIDENHAIN (Wegnahme eines paravertebralen Rippenstückes und des Proc. transversus, um an den kalten Abszeß heranzukommen).

B. Wirbelfraktur (vgl. ORATOR-KÖLE: Chirurg. Unfallheilkunde)

Den Hinweis ergibt das stattgehabte Trauma und meist ausgesprochener Schockzustand. Im klinischen Erscheinungsbild Analogie zur Spondylitis:

a) Schmerzphänomene und Funktionsbeschränkung
b) Gibbus und Weichteilsugillation
c) Beteiligung des Rückenmarks

Bevorzugt: Grenze von gut beweglicher unterer Brust- und wenig beweglicher oberer Lendenwirbelsäule D 12 und L 1.

Der Schwere der Verletzung nach trennen wir:

1. Einfache Vorderkantenabbrüche, Th.: Flache Rückenlage (unter Einschieben von Brettern unter die Matratze) für 2—4 Wochen. Danach Schonung.

2. Die Kompressionsfraktur (oft ohne Rückenmarkläsion und mit mäßigem Schock. Seitliches Röntgenbild: „Keilwirbel", unversehrte Bandscheiben).

Th.: a) Vorsichtiges sofortiges Redressement des Gibbus im ventralen Durchhang und Gipskorsett, mit dem die Verletzten früh aus dem Bett kommen (nach DAVIS, BÖHLER und WATSON JONES). b) Allmähliche

Frakturreposition mittels RAUCHFUSSscher Schwebelagerung (nach K. H. BAUER). Systematisches Muskeltraining (vgl. ORATOR-KÖLE: Chirurg. Unfallheilkunde).

3. Die **Luxationsfraktur**, die zur völligen Zusammenhangstrennung der Wirbelsäule und meist auch einer schweren Rückenmarkquetschung führt.

Th.: Vorsichtige Reposition in Narkose unter Verwendung von Muskelrelaxantien.

Rückenmarkläsion im allgemeinen kann bedingt sein durch

α) Hämatom — heilt von selbst

β) Rückenmarkverletzung — irreparabel (Areflexie und Fehlen von Reizsymptomen = BRUNS-BASTIANscher Symptomenkomplex; beweist die totale Rückenmarkdurchtrennung). Keine Operation, sondern sofort „Rehabilitationsprogramm": Verhütung des Dekubitus durch Anwendung des Drehbettes, der Urosepsis durch Dauerspüldränage der Blase und Maßnahmen für eine geregelte Stuhlentleerung, Beschäftigungstherapie!

γ) Druck von außen (selten) Röntgenologisch meist nachweisbar: Hierbei Indikation zum Gibbusredressement oder zur Laminektomie. Sonst bloß GLISSON-Schlinge und Sorge für Blasen- und Mastdarmfunktion — Dekubitusprophylaxe!!

δ) Hämatomyelie, allmähliche partielle Rückbildung der neurologischen Ausfallserscheinungen.

4. **KÜMMELLsche Krankheit:** Unter geringen Krankheitszeichen stattfindender Zusammenbruch eines Wirbelkörpers, als Spätfolge eines mäßigen Traumas vorzustellen.

C. Kyphoskoliose. Wirbelsäulenverkrümmung

Rachitische Belastungsdeformität (fast die Hälfte aller Skoliosen), habituell, meist mit der Spätrachitis im Zusammenhang stehend und im Schulalter auftretend, auch statisch (bei einem kürzeren Bein) oder angeboren bei Keimfehlern mit oder ohne Wirbelmißbildung (Halb- oder Keilwirbelbildung), Zustand nach Pleuritis bzw. Pleuraempyem mit massiver Schwartenbildung oder nach ausgedehnter Thorakoplastik, Ischias, allenfalls auch Restzustand einer kindlichen Spondylitis.

Meist keine einfache, sondern (infolge *darüber* oder *darunter* sich entwickelnder komplementärer Gegenkrümmung) eine S-förmige Skoliose.

Der Beweglichkeit nach unterscheiden wir *lockere* und *fixierte Skoliosen*. Letztere lassen sich auch durch Zug und Biegung nicht mehr ausgleichen.

VI. Wirbelsäule

Entwicklung der Skoliose (Abb. 25)

1. Leichte Ausbiegung der Wirbelsäule nach der Seite: Biegung. Erst langsam werden die Wirbelkörper am Skoliosenscheitel konvexseitig höher, an der Konkavität verschmälert.

2. An der konkaven Seite entsteht ein bedeutender Stauchungsdruck, vor dem die in den Wirbelgelenken etwas beweglichen Wirbelkörper auszuweichen streben, so daß sich die Wirbelkörper nach der Konvexitätsseite der Biegung *drehen*, umgekehrt die Dornfortsätze nach der konkaven Seite gestellt werden (Rotation).

3. Mit dem Wirbelkörper rotieren auch die Querfortsätze und die mit diesen fest verbundenen Rippenhälse. Wird nun so auf der Konvexitätsseite der Rippenhals steil nach hinten gedreht, muß die Rippe, um wieder nach vorn zum Brustbein zu gelangen, im Rippenwinkel viel schärfer abgebogen werden. So gehört zur Skoliose auf der Seite der Konvexität auch ein ausgebildeter „Rippenbuckel". Kompensatorische Biegung an den Rippen der anderen Seite vorn! Entsprechende Stellung der *Scapulae!*

4. Durch diese Verbiegung der Rippen und damit des Brustkorbs kann auch das Sternum verzogen werden, wofür eine strenge Gesetzmäßigkeit aber nicht besteht. Sternumverschiebung.

5. Feinere Strukturveränderungen finden sich an den Gelenkfortsätzen und den Wirbelgelenken selbst sowie in der Spongiosastruktur der Wirbelkörper (NICOLADONI).

6. Verschiebung des Herzens, Verbildungen und Stauung der Lungenlappen mit ihren Störungen für Kreislauf und Atmung ergeben die klinische Wichtigkeit der Kyphoskoliose. Durch die Biegungen wird die Wirbelsäule kürzer. Der Brustkorb

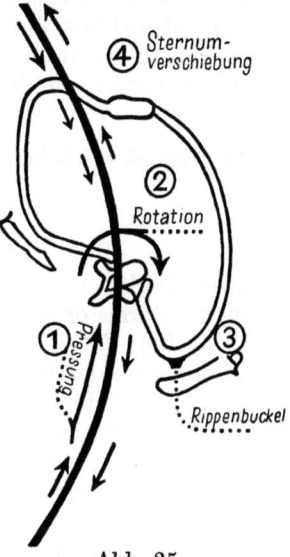

Abb. 25.
Skoliose. Vgl. den Text

wird dem Becken genähert: tiefe querverlaufende Bauchfalten! Starre Skoliosen sind nur wenig beeinflußbar, daher eine Prophylaxe um so wichtiger! Rechtzeitige antirachitische Maßnahmen, vorbeugende Gymnastik.

Th.: a) *Konservativ:* Krankengymnastische Übungen, Schrägbett mit Extension, Korsett nach DUCROQUET und korrigierende Gipsmieder.

b) *Operativ:* Versteifung der instabilen Wirbelsäule („Das äußere Korsett wird nach innen verlegt!")

α) Eingriffe an den Wirbelbögen und Dornfortsätzen
β) Eingriffe an den Wirbelgelenken und
γ) Eingriffe an den Wirbelkörpern.

α) und β) häufig kombiniert, γ) wenig aussichtsreich, sehr großer Eingriff.

Zu erwähnen ist noch die Spondylolisthesis, das Wirbelgleiten: Abrutschen eines Wirbelkörpers nach ventralwärts, meist zwischen 5. Lendenwirbel und 1. Kreuzbeinwirbel. Voraussetzung: Starker Neigungswinkel zwischen diesen beiden Wirbeln und Spaltbildung im Bereiche des Wirbelbogens Th.: Konservativ mit Bettruhe, Widerstandsübungen mit allmählicher Belastung, Stützkorsett. Operativ nur im Notfall bei rez. doppelseitiger Ischialgie (Versteifungsoperation mit Abstützung des 3.—5. Lendenwirbels auf dem Sakrum mittels eines Knochenspanes; transvertebrale Fixation von L5 und S1 vom Bauche her mit einem Knochenspan oder mit einem Dreilamellennagel).

D. Chirurgie des Rückenmarks und thorako-lumbalen Sympathikus

1. Meningozelen s. S. 23

2. Rückenmarkstumor

Querschnittsläsion („Pyramidenzeichen" und Sensibilitätsstörung, evtl. Blasen-Mastdarmstörungen) und Wurzelstörungen entsprechen der Höhe (vgl. Abb. 24); QUECKENSTEDT = „Lumbaler Liquor-Druckanstieg bei Kompression der Halsvenen", kann bei Rückenmarkstumoren ausbleiben. Liquorbefund: Stauungsliquor (Kompressionssyndrom): Im Vergleich zum weitgehend normalen subokzipitalen Liquor isolierte Eiweißvermehrung bei kaum vermehrter Zellzahl. Jodipinstop bei deszendierender Myelographie: Das eingebrachte Jodipin bleibt an der Stelle des Hindernisses hängen. Gute Operationsresultate durch Laminektomie, außer bei ungünstig gelagerten intramedullären Tumoren.

3. Chirurgie ausgewählter Fälle von Ischias und Lumbalgie

Wenn bei Ischias und Wurzelneuritis physikalische Behandlung (Fango, Moorbäder, Diathermie, Kurzwellenbehandlung, Einreibungen u. ä.) oder Lordosierung in Periduralanästhesie und das Tragen eines Lumbalkorsetts nicht ausreichen, bewährt sich oft die „präsakrale Infiltration" von PENDL: Von einem Einstichpunkt zwischen Steißbeinspitze und After aus wird mit 100—150 ccm ½%igem Novocain der präsakrale Raum infiltriert; allenfalls wiederholt. Ferner epidurale Infiltration (Hiatus sacralis).

Bei einem (umstritten hohen) Prozentsatz von Ischiasfällen und rezidivierenden Lumbalgien handelt es sich um einen *Prolaps der Zwischenwirbelscheibe*, d. h. einen Vorfall des Nucleus pulposus *(Bandscheibenprolaps)* durch einen geschädigten Faserring — vgl. das S. 97 bei Spondyl. deform. Gesagte; Traumen scheinen demgegenüber weniger eine Rolle zu spielen. *Die Einengung des Intervertebralloches führt zur Wurzelreizung, Zwangshaltung, Verstärkung des Schmerzes bei Husten, Niesen und Pressen, Hartspann der Längsmuskulatur.* In überwiegender Zahl handelt es sich um L4 und L5. Neben neurologischer Untersuchung — Reizung von L4 zielt über die Fußinnenseite zur Großzehe, L5 gegen den äußeren Fußrücken zur Kleinzehe — kann durch die lumbale Myelographie mit 20% Abrodil ein solcher Prolaps nachgewiesen werden (Rö. A. 13). Die operative Entfernung des prolabierten Teiles, durch Freilegung mit Lappenbildung des Lig. flavum, extradural ausgeführt, vermag Heilung zu bringen. Oft nützt ventraler Durchhang und Gipsmieder in Lordosierung.

Th.: Möglichst konservativ! Bettruhe, Streckhang, Chiropraktik, Novocaininfiltration, für längere Zeit Schonung. Bei schweren und hartnäckigen Fällen Operation, bei einseitigem posterolateralen Prolaps Laminotomie, bei medianen und vorderen Prolapsen Laminektomie. Die Operationsanzeige ist verantwortungsvoll.

4 Eingriffe am thorako-lumbalen Grenzstrang

I Paravertebrale Blockade mit Novocain, Alkohol (Gefahr der Narbenbildung mit sekundärer Neuritis) oder 6%igem Phenol (MANDL) bei verschiedenen Erkrankungen, z. B. Pankreatitis oder zu diagnostischen Zwecken.

II. Resektion des lumbalen Grenzstranges. Technik vgl. ORATOR-KÖLE: Kurze chirurg. Operationslehre. Ziel des Eingriffes am lumbalen Grenzstrang 1. Schmerz- und krampflösend 2. Durchblutung der unteren Extremität verbessernd. Indikation geben vor allem die *Durchblutungsstörungen*, sofern sie nicht durch grob-organische Veränderungen bedingt sind.

Vorangesetzte Teste: Novocainblockade oder Periduralanästhesie, wobei subjektive und objektive Befunde (Hauttemperaturerhöhung, Oszillometerwerte) öfter divergieren. Zur Klärung kann die Arteriographie herangezogen werden, die perkutan an der A. femoralis unter dem Leistenband mit z. B. 50% Triurol oder Urografin ausgeführt wird. Zeitweise wurde die lumbale Ganglionektomie auch bei kindlichem HIRSCHSPRUNG angewandt. Resultate unverläßlich.

Als weitere Sondereingriffe, deren Anwendung noch umstritten ist, seien erwähnt:

III. Splanchnikotomie endothorakal nach KUX: Nach vorangesetztem Pneumothorax Kaustik des Grenzstranges bzw. der Nn.splanchnici auf dem Wege der Thorakoskopie z. B. bei manchen Formen des Ulkusleidens; hat sich wegen Rückfallsgeschwür und Beeinflussung auch anderer Abdominalorgane nicht allgemein durchgesetzt.

IV. Eingriffe gegen Hypertension (maligner Hochdruck): mehr oder minder ausgedehnte Resektion des lumbalen und thorakalen Grenzstranges, z. T. kombiniert mit Splanchnikotomie oder Wegnahme einer Nebenniere.

Die wichtigsten Verfahren sind:

PEET: Supradiaphragmale Resektion der thorakalen Ganglien 10 bis 12 und Resektion des N.splanchnicus major und minor.

SMITHWICK: Paravertebrale extrapleurale Resektion der thorakalen Ganglien 9 bis 12 und der lumbalen 1 bis 2 einschließlich der Nn.splanchnici.

Die Erfolge sind umstritten, außerordentlich strenge Indikationsstellung! (siehe auch S. 59, Halssympathikus!)

Chirurgie des Bauches

Die Hauptgefahren aller „chirurgischen" Baucherkrankungen sind der *Darmverschluß* und die *Peritonitis*. Ohne rechtzeitige chirurgische Hilfe führen sie in der Regel zum Tode. Die Lehre von den Brüchen läßt das Grundsätzliche dieser Hauptgefahren besonders klar erkennen, weshalb ihre Besprechung an die Spitze der Bauchchirurgie gestellt sei.

I. Hernienlehre („Leibschaden", „Bruch")

A. Allgemeine Hernienlehre

1. Definition

„Vortreten von Eingeweideteilen in eine abnorme Bauchfellausstülpung"; zum Unterschied vom Prolaps (= Hernia spuria), bei dem eine Peritonealausstülpung vermißt wird, z. B. nach spitzstumpfen Bauchtraumen (Kuhhornstoß), bei den meisten Zwerchfellbrüchen u. ä.

Häufigkeit der Brüche überhaupt 2—5%
davon Leistenbrüche 80%
Schenkelbrüche 10%
Nabelbrüche 5%
Der Rest verteilt sich auf alle übrigen Hernien.

Von den Leistenbrüchen sind 95% männlich: „anatomische" (Hodendeszensus!) und „soziale" (Berufsbeanspruchung!) Geschlechtsdisposition. Von den Schenkelbrüchen entfällt ein Drittel auf Frauen.

2. Diagnose

Sie erfordert die Feststellung von drei Merkmalen:

a **Bruchpforte**, danach der Name; Form (Ring, Kanal u. a.) und Verlauf (gerade, schräg) sind genau festzustellen; ihre Weite, Straffheit usw. sind für die Frage der Inkarzeration von grundsätzlicher Bedeutung.

Ihre Untersuchung erfolgt bei völliger Entspannung nach möglichster Reposition des Bruches durch vorsichtige Einstülpung der äußeren Haut (meist Skrotum bzw. Labium maj.) mit Klein- oder Zeigefinger.

b) Der Bruchsack läßt sich nach Reposition an der inneren Glätte der Bruchsackhüllen als Bauchfellausstülpung erkennen. Wir unterscheiden an ihm Hals, Körper und Grund. Möglich sind doppelter Bruchsack, mehrfach gekammerter Bruchsack, Hernia bilocularis (Zwerchsackform, wobei ein Teil zwischen den Bauchwandschichten und ein Teil skrotal liegt) und Zystenbildung.

Einen Sonderfall mit teilweise fehlendem Bruchsack stellt der „Gleitbruch" dar (Abb. 26). Durch Tiefer„gleiten" des parietalen Bauchfells, das das zum Teil retroperitoneal gelegene Zökum bzw. Sigma in sich faßt, wird auch das Zökum bzw. Sigma selbst in den Bruch aufgenommen. An der mit dem Pfeil bezeichneten Stelle (Abb. 26b) findet sich dann ein Eingeweideteil im Bruch ohne äußere Bruchsackperitonealumhüllung (Gefahr operativer Eröffnung des Darmes daselbst!).

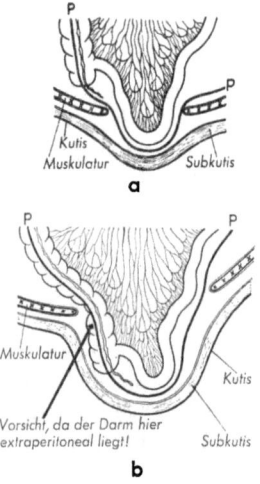

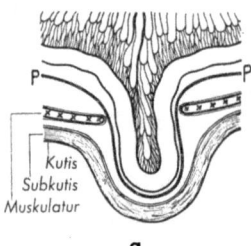

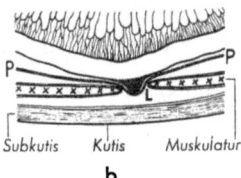

Abb. 26. Gleitbruch. a rechtsseitiger Leistenbruch mit einer Dünndarmschlinge als Bruchinhalt. b durch Tiefergleiten des Peritoneums und bei Vergrößerung der Bruchpforte tritt auch das Zökum in den Bruch, wobei der retroperitoneal gelegene Teil ohne peritonealen Bruchsack ist. P = Peritoneum

Abb. 27. LITTRÉsche Hernie oder Darmwandbruch. a Bruchinhalt einer Dünndarmschlinge samt Mesenterium. b Bruchinhalt nur eines Teiles einer Darmschlinge (LITTRÉ). P = Peritoeum, L = LITTRÉ

c) Bruchinhalt

α) **Darm**, überwiegend Dünndarm, erkennbar an tympanitischem Klopfschall und Darmgeräuschen bei der Reposition. Von besonderer Bedeutung ist der Vorfall nicht einer ganzen Schlinge samt Mesenterium (Abb. 27a), sondern bloß eines Teiles einer Darmschlinge: sog. *Darmwandbruch* (Abb. 27b), „LITTRÉsche Hernie" im übertragenen Sinne. LITTRÉ beschrieb eigentlich die Inkarzeration eines MECKELschen Divertikels (vgl. S. 152).

β) **Netz**, gibt leeren Schall, ist meist erkennbar — da das Netz im Bruch entzündliche Veränderungen erfährt — an der durch die Bruchhüllen tastbaren kernigen Struktur.

Vom Netzbruch oft schwer abzugrenzen sind präperitoneale Lipome, so daß dann allgemein der Ausdruck „Fettbrüche" gebraucht wird.

γ) Seltener Appendix („Appendizitis im Bruchsack"), Dickdarm, Appendices epiploicae, Harnblasenteile, Adnexe, Ovar, Magenteile u. a.

3. Entstehung der Brüche

a) Angeborene Brüche (Herniae congenitae)

α) **Kongenital ausgebildete Brüche**, d. h. angeborene; dabei fließende Übergänge zu Mißbildungen. z. B. Nabelschnurbruch (selten).

β) Gewöhnlich ist bloß die **Bruchanlage** kongenital, z. B. das mehr oder minder weite Offenbleiben des Processus vaginalis peritonei. Geringfügige auslösende Ursachen bewirken dann beim kleinen Kind die rasche Entstehung großer Inguinalhernien.

Erkennen der kongenitalen Inguinalhernie (bei der Operation): Sofern der Proc. vaginalis vollkommen offen geblieben ist, liegt bei ausgebildeter Hernie der Hoden im Bruchsack. Aber auch wenn der Proc. vaginalis nur in den oberen Teilen offen geblieben ist, ist der kongenitale Bruch daran erkennbar, daß der Samenstrang vom Bruchsack schwer zu trennen ist. Der erworbene Bruchsack läßt sich in der Regel vom Samenstrang mühelos stumpf abschieben.

b) Erworbene Brüche (Herniae acquisitae)

Chronisch rezidivierende „Traumen" auf anatomisch vorgebildete schwache Stellen der Bauchwand (Gefäßdurchtritte, Samenstrangdurchtritt, Nabeldurchtritt), insbesondere, wenn diese durch Muskelschwund, Fettverlust, häufige Schwangerschaften, Aszites u. a. eine Schwächung erfährt. Angeborene Disposition!

Die „Traumen" sind *überwiegend Druck von innen* (Erhöhung des intraabdominalen Druckes) bei:

α) Berufsarbeit (Schwerheben, Blasen, Lastentragen u. a.)
β) Husten (Keuchhusten, Emphysem, Tuberkulose)
γ) Pressen (Obstipation)
δ) erschwertes Harnlassen (Phimose, Striktur, Prostatahypertrophie).

Bei den Brüchen der Linea alba wird für die Anfangszeit der Bruchentstehung umgekehrt eine *Zugwirkung eines präperitonealen Lipoms* angenommen, das sich in Gefäßdurchtrittsstellen eingedrängt hat. Als Ausnahmefälle werden einmalige Traumen an der Bruchpfortengegend anzuerkennen sein; in der Regel wird beim angeschuldigten Trauma der Bruch nur erstmalig bemerkt. Als Unfallfolge nur anerkannt bei zeitlichem und ursächlichem Zusammenhang (nicht nur *bei* der Arbeit, sondern *durch* die Arbeit, vorher gesund; bei der Untersuchung zarter und kleiner Bruchsack mit enger Bruchpforte und ohne Bruchbandzeichen), im allgemeinen sehr selten!

4 Symptomatologie

a) Einfache reponible Hernien

sind gekennzeichnet durch den deutlichen Hustenanprall und die leichte Reponibilität. Es lassen sich anatomisch Bruchpforte, Bruchsack und Bruchinhalt eindeutig feststellen. Solange die Brüche eine bestimmte Größe nicht überschreiten, bestehen als Beschwerden bloß — oft gerade bei den beginnenden Hernien sehr ausgesprochen — ziehende Sensationen in der Umgebung der Bruchpforte, Schmerzen beim Abtasten der Bruchpforte, manchmal auch wandernde Schmerzen im Leib, Verdauungsstörungen.

b) Irreponible Hernien

Sobald es nicht mehr möglich geworden ist, den Bruchinhalt in die Bauchhöhle zurückzuverlagern, lassen sich die Bruchpforte und der Bruchsack nicht mehr so eindeutig wie bei der reponiblen Hernie feststellen. Die *Diagnose* wird durch die Aussage des Kranken, daß die Geschwulst langsam gewachsen und früher reponibel gewesen sei, durch die deutliche Vergrößerung beim Hustenanprall, wodurch der Zusammenhang mit dem Bauchfellraum erwiesen wird, und durch den Nachweis, daß der Geschwulstinhalt Bauchorgane (Darm — perkutorisch! oder Netz — palpatorisch!) darstellt, gesichert.

Die irreponible Hernie pflegt mit stärkeren Beschwerden und auch mit Bauchkoliken einherzugehen.

Ursachen der Irreponibilität sind:

α) Inkarzeration (siehe unter „Bruchzufälle").

β) Verwachsungen. Sie sind die häufigste Ursache und lassen sich, bei den „plastischen" Fähigkeiten des Peritoneums, durch die vielfachen Traumen und auch entzündliche Reizungen, die in der Bruchgeschwulst unvermeidlich sind, zwanglos erklären.

γ) Netzhypertrophie, wenn durch entzündliche Veränderungen die in dem Bruch liegenden Netzzipfel dicker werden, als die Bruchpforte Umfang hat.

δ) Übergroße Hernien, in denen ein bedeutender Anteil der Baucheingeweide Raum gefunden hat, so daß diese förmlich „*das Heimatrecht im Bauche verloren haben*".

ε) Gleitbrüche (vgl. S. 108) werden immer teilweise irreponibel sein, weil Teile des Bruchinhaltes, z. B. das Ileozökum oder Sigma, *im Bruchsack selbst* enthalten sind.

5. Bruchzufälle (Grundsätzliches über Darmverschluß)

Als Bruchzufälle werden bezeichnet: a) Kotstauung
b) Bruchentzündung
c) Brucheinklemmung

Damit sind zugleich drei Grundtypen der Darmunwegsamkeit überhaupt genannt. Die Entzündung schafft durch Lähmung des Darmes, also „funktionell", den *paralytischen Ileus*. Sein Paradigma ist die Peritonitis. Bei den „mechanischen" Darmverschlüssen haben wir die grundsätzliche Unterscheidung zu machen zwischen jenen Formen, die sich auf den Verschluß des Darmlumens beschränken, dem sog. *Obturationsileus*, als welcher die Kotstauung aufzufassen ist, und denjenigen Formen, bei denen die Verlegung der Darmlichtung zustande kommt durch eine Abschnürung der Darmwände mitsamt dem zugehörigen Mesenterium. Diese meist in einem kürzer umschriebenen Zeitraum entstehenden Abschnürungen gehen wegen der damit verbundenen Nerven- und Gefäßreaktionen in der Regel mit einem heftigen Schockzustand einher und setzen zugleich die drohende Gefahr der Darmgangrän. Die Brucheinklemmung ist für diese Ileusform, den sog. *Strangulationsileus*, von jeher ein klassisches Beispiel. Zu den einzelnen Bruchzufällen ist folgendes zu sagen:

a) *Kotstauung (Obstructio herniae)*

Durch den Eintritt einer Darmschlinge in den Bruchsack wird die Arbeitsleistung der Darmschlinge wesentlich geändert. Für die peristaltische Arbeit der Darmwandmuskulatur fällt dann die unterstützende Wirkung des intraabdominellen Druckes weg; auch kann durch den Ein- und Austritt des Darmes in die Bruchgeschwulst eine Erschwerung der Durchtreibungsarbeit bedingt sein. Wir finden darum in der Regel an Darmschlingen, die längere Zeit Inhalt einer Bruchgeschwulst darstellen, eine Hypertrophie der Wandung. Nach allgemein patho-physiologischen Regeln *neigt* aber *eine hypertrophische Muskulatur eher zur Erschöpfung.*

So kommt es dann in manchen großen, insbesondere irreponiblen Brüchen zu einer Verlangsamung der Darmpassage in der Bruchgeschwulst. Der Dünndarminhalt wird eingedickt, und im weiteren Verlaufe bildet sich eine richtige Kotstauung, die bis zur völligen Darmunwegsamkeit führen kann.

Sy.: Lokal findet sich die Bruchgeschwulst, erfüllt von einer knetbaren Masse; bei der Perkussion leerer Schenkelschall. Im Bauchraum finden wir zunehmenden Meteorismus, Hyperperistaltik, Kolikschmerzen, dabei Ausbleiben von Stuhl und Winden; im Allgemeinbefund zunehmende Übelkeit, zuletzt Stauungserbrechen, Sterkorämie.

Bleibt der Zustand unbeachtet, so wird durch die Kotstauung mehr oder minder bald in der Bruchgeschwulst eine Entzündung ausgelöst, so daß dann auch Schmerzhaftigkeit, Schwellung und Hautrötung hinzutreten können.

Th.: Sie besteht bei rechtzeitiger Erkennung in darmentleerenden Maßnahmen, vor allem hohen Einläufen, erweichenden Abführmitteln sowie vorsichtiger Massage bei strenger Bettruhe. Nach Abklingen des Zustandes ist Operation anzuraten.

Bei verschlepptem Krankheitsbild wird als erste Maßnahme nur die Darmfistel auszuführen sein. Erst nach Abklingen der Intoxikation Radikaloperation.

b *Bruchentzündung (Inflammatio herniae)*

Als Ursache kommen traumatische Reizungen, z. B. schlecht passendes Bruchband, und infektiöse Anfälle des Darmes, z. B. Appendizitis, Enteritis usw. in Frage. Entwickelt sich an dem parietalen oder viszeralen Blatt des Bruchsackraumes eine Entzündung, so werden lokal an der Bruchgeschwulst die Kollateralzeichen jeder Entzündung festzustellen sein: Schmerzhaftigkeit, Schwellung, Hautödem, Rötung; geht die Entzündung weiter, kommt es zur eitrigen Einschmelzung, allenfalls auch zur Spontanperforation einer entzündeten Darmschlinge.

Für die Darmschlingen der Bruchgeschwulst bedeutet jede entzündliche Reizung eine Lähmung der Darmwandmuskulatur. Die „Bruchentzündung" wird so zum „gemischten Ileus" (siehe S. 168).

I. Hernienlehre

So führt im Spätstadium die Bruchentzündung zu einem Bild, das einer verschleppten Kotstauung durchaus ähnlich ist. Bloß die Erhebung der Vorgeschichte (Beginn der Erkrankung mit Entzündungserscheinungen an der Bruchgeschwulst) wird die richtige Diagnose stellen lassen.

c. *Brucheinklemmung (Incarceratio herniae)*

Sie stellt die mehr oder minder plötzliche Abschnürung einer Darmschlinge am Bruchsackhals dar. Für ihre *Entstehung* werden zwei Mechanismen beschrieben:

α) Elastische Einklemmung (Incarceratio elastica, Abb. 28). Die Bruchpforte ist ein elastischer Ring, der sich etwa beim Husten, Pressen u. dgl. mit Erhöhung des intraabdominellen Druckes und Anspannung der Bauchmuskulatur etwas dehnen und bei Nachlassen dieser Kräfte wieder verengen kann. Bei einer solchen Erhöhung des intraabdominellen Druckes wird aber gleichzeitig auch ein Mehr von den Baucheingeweiden in den Bruchsack hineingedrängt werden, so daß diese beim elastischen Zurückschnurren (der wiedereintretenden Verkleinerung) der Bruchpforte von dieser gefaßt und eingeschnürt werden können. Sofort setzt dann infolge der *Stauung des venösen Rückflusses* die ödematöse Schwellung des Bruchinhaltes ein, wodurch oft erst die Inkarzeration ihre Vollendung erfährt.

β) Koteinklemmung (Incarceratio stercoracea, Abb. 29; streng zu unterscheiden von Kotstauung!). Der Vorgang ist schwieriger zu erklären, besser zu erläutern an Hand eines alten Modellversuches. Die

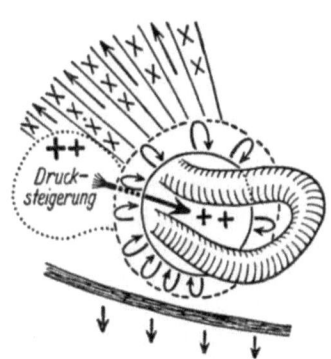

Abb. 28. Elastische Einklemmung (intraabdominale Drucksteigerung durch Bauchmuskelspannung)

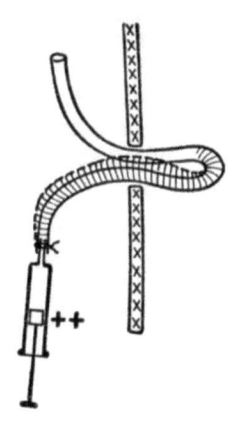

Abb. 29. Koteinklemmung (Ventilmechanismus)

Schlinge eines Leichendünndarmes wird durch eine entsprechend große Öffnung in einem Holzbrettchen gesteckt. An einem Ende der Schlinge wird eine Kanüle eingebunden. Es gelingt, durch die Darmschlinge hindurch in gleichmäßigem Strahl Flüssigkeit zu spritzen. Wird nun aber plötzlich der Druck, mit dem die Flüssigkeit durchgespritzt wird, beträchtlich erhöht, dann füllt sich die zuführende Darmschlinge prall auf, und es kommt zu einer Stockung oder vollkommenem Sistieren des Abflusses. Der Augenschein zeigt, daß die pralle Auffüllung der zuführenden Schlinge die abführende Schlinge innerhalb des Bruchringes komprimiert. *In Wirklichkeit dürften die elastische und die kotige Einklemmung in vielen Fällen zusammenwirken und unter Mitwirkung der venösen Stauung die Inkarzeration zustande bringen.*

Symptome der Inkarzeration

Die Krankheitszeichen gruppieren sich in die *örtlichen* Zeichen und in die *Allgemeinerscheinungen* des Darmverschlusses.

a) Lokalsymptome. Der eingeklemmte Bruch ist

1. *irreponibel* (Grundsymptom),
2. *schmerzhaft* (wegen der krankhaften, mit Gewebsschädigung einhergehenden Einschnürung durch den Bruchring und die beginnende Ernährungsstörung des Bruchinhaltes),
3. *gespannt und vergrößert* (denn er enthält mehr Baucheingeweide als vor der Inkarzeration, gemäß der Entstehung der Einklemmung). Die Sperre des venösen Abflusses bewirkt seröses Transsudat-Bruchwasser, das zunächst serös, dann hämorrhagisch und schließlich jauchig ist,
4. *ohne Hustenanprall* (durch die Einklemmung ist ja die „Verbindung" mit dem intraperitonealen Raum — und dieser wird durch Husten und Pressen unter erhöhten Druck gesetzt — praktisch aufgehoben).

b Allgemeinsymptome. Da bei der Brucheinklemmung ein Strangulationsileus zustande kommt, haben wir bei ihr nicht bloß die *Darmunwegsamkeit* (Stuhl- und Windverhaltung, Kolikschmerzen, Hyperperistaltik, Rückstauung, Meteorismus und Erbrechen), sondern auch die *Schocksymptome*, die durch die plötzliche Quetschung der Gefäße und Nerven der Darmwand und des Mesenteriums zustande kommen, nämlich heftigsten Schmerz mit Ergriffensein des gesamten Organismus mit Schwachegefühl bis zur Ohnmacht, vegetative Reaktionen: Blässe, kalter Schweiß, verfallenes Aussehen, anfangs kleiner langsamer Puls u. a.!

Die Symptomatologie der typischen Inkarzeration einer Dünndarmschlinge umfaßt also drei Gruppen von Symptomen:
1. *Örtliche Einklemmungserscheinungen*
2. *Darmunwegsamkeit*
3. *Schocksymptome*

Außer dieser voll ausgebildeten Form des Krankheitsbildes gibt es nun eine Reihe von *Abarten*, die zum Zweck richtiger Indikationsstellung gekannt werden müssen (vgl. die Tabelle S. 117!):

a) **Netzeinklemmung** (als Inhalt der eingeklemmten Hernie liegt keine Darmschlinge, sondern ein Netzanteil vor). Die örtlichen Einklemmungserscheinungen sind voll ausgebildet bis auf eine etwas geringere Schmerzhaftigkeit. Der Inkarzerationsschock ist meist geringer, die Darmwegsamkeit stellt sich häufig nach kurzer Unterbrechung wieder her.

Die Operationsanzeige ist nicht so dringlich wie bei der Darminkarzeration.

b) **Darmwandbruch** (sgt. LITTRÉsche Hernie, Abb. 27). Ihre Kenntnis ist von besonderer Wichtigkeit. Meist handelt es sich um kleine Femoralhernien. Die Untersuchung ist deshalb oft schwierig, doch lassen sich die örtlichen Einklemmungserscheinungen — wenn danach gefahndet wird — fast immer feststellen. Die Schocksymptome sind, da kein Mesenterium mit eingeklemmt ist, geringgradiger. Am gefährlichsten ist die Tatsache, daß trotz eingeklemmtem Darmwandbruch die Darmpassage längere Zeit (selbst 2 bis 3 Tage) bestehen bleiben kann. *Gefahr der Darmgangrän besonders groß. Operationsindikation*, auch im Zweifelsfalle (vgl. die Differentialdiagnose), *dringlich*.

Das Gemeinsame der besprochenen zwei Inkarzerationsformen liegt also darin, daß auch bei ihnen die örtlichen Einklemmungserscheinungen voll ausgebildet sind, dagegen die allgemeinen Zeichen des *Strangulationsileus nur lückenhaft* in Erscheinung treten.

c) **Retrograde Inkarzeration** (sehr selten, vgl. Abb. 30). Es handelt sich um sog. *schlaffe Inkarzerationen*. Durch eine zweimalige Knickung des Mesenteriums einer vorgefallenen, mit der Kuppe wieder in den Bauchraum zurückgeschlüpften Dünndarmschlinge kann es zu

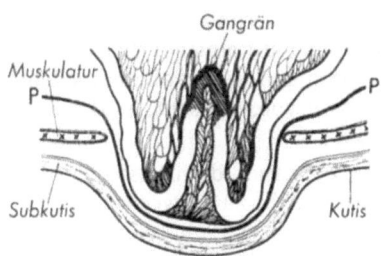

Abb. 30. Retrograde Einklemmung.
P = Peritoneum

einer Ernährungsstörung der in der Bauchhöhle gelegenen Schlingenkuppe kommen, ohne daß an den im Bruch selbst gelegenen Darmschlingen die klassischen Zeichen der Einklemmung zu erkennen sind.

d) „Properitoneale" oder „interparietale Hernie". Praktisch wichtigste Form: „*En-bloc-Reposition*" oder „*Scheinreduktion*" eines eingeklemmten Bruches. Der einklemmende Ring ist in manchen Fällen nicht allein durch die Lücke in der Bauchwand gegeben, sondern wird teilweise auch durch *narbige Veränderungen am Bruchsackhals gebildet*. Wird in einem solchen Falle die Reduktion der Inkarzeration durch stärkere Gewalt erzwungen, so kann dieser Narbenring des Bruchsackhalses mit mehr oder minder großen Teilen des Bruchsackes aus der Bauchwandpforte herausgerissen und mitsamt dem inkarzerierten Bruchinhalt in den Bauch zurückverlagert werden, gewöhnlich properitoneal (Abb. 31).

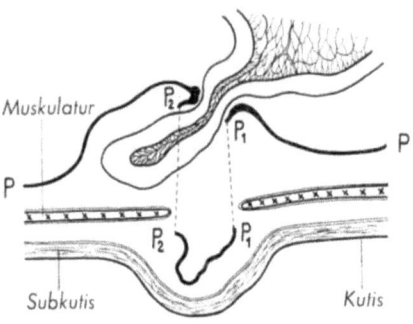

Abb. 31. Scheinreduktion (En-bloc-Reposition). P = Peritoneum

Kennzeichnend: *Trotz anscheinend gelungener Reposition Weiterbestehen des Strangulationsileus!*

Die retrograde Inkarzeration und der Zustand der Scheinreduktion haben also das Gemeinsame, daß die *örtlichen* Einklemmungserscheinungen *nicht festzustellen* sind, dagegen die *allgemeinen Symptome des Strangulationsileus* bestehen.

e) Scheineinklemmung (CLAIRMONT). Tritt bei einem Hernienträger, insbesondere bei irreponibler Hernie, eine intraabdominelle Erkrankung mit einem ileusartigen Bilde auf, so wird wegen der allgemeinen Steigerung des intraabdominellen Druckes manchmal eine Hernieninkarzeration vorgetäuscht, z. B. bei Ulkusperforation, Cholezystitis, Appendizitis.

f) Verwandt damit ist der sog. „kombinierte Ileus" (v. HOCHENEGG) — nicht zu verwechseln mit dem „gemischten Ileus"! siehe S. 168 —, der dadurch zustande kommt, daß bei einer leichten Rückstauung infolge eines sich entwickelnden Hindernisses im tieferen Darmabschnitt (z. B. Dickdarmkarzinom) die Durchgängigkeit einer Bruchpforte für die darin liegende Darmschlinge zu eng wird.

Somit ergibt sich für die ganzen Bruchzufälle folgende Übersicht:

	Lokal-symptome	Darm-verlegung	Inkarz.-Schock
I. Kotstauung	Tastbefund!	+	∅
II. Bruchentzündung	GALENsche Sympt.	Parese	∅
III. Typ. Inkarzeration Abarten:	+ +	+ +	+ +
1. Netzeinklemmung	+ +	—	+
2. Darmwandbruch	+ + !	? +	? +
3. Retrograde Ink.	—	+	? +
4. Scheinreduktion	—	+ +	+ +
5. Schein-einklemmung	+ + ?	aus anderen Gründen + !	
6. Kombinierter Ileus	+ + ?	aus anderen Gründen + !	

Die praktisch sonst noch wichtige Differentialdiagnose, z. B. gegen entzündliche Lymphknotenschwellungen u. a., wird im speziellen Teil erörtert.

Behandlung des eingeklemmten Bruches

a) Taxis, auszuführen nur in den ersten Stunden der Inkarzeration, besonders bei relativ weiter Bruchpforte, bei bestehenden Operations-kontraindikationen u. ä. Gefahren der Taxis: Darmperforation, Abriß des Mesenteriums, Reposition „en bloc" (vgl. S. 116). Ihre Ausführung wird erleichtert durch Beachtung folgender Umstände:

1. Blase, Darm und Magen sind zu entleeren
2. Dolantin (1:10 mit NaCl verdünnt, langsam i. v.), im Krankenhaus allenfalls Periduralanästhesie
3. Richtige Lagerung zwecks Entspannung der Bauchdecken
4. Zweckmäßig ist oft der Taxisversuch im warmen Bad
5. Bei der Taxis selbst werden die Finger der linken Hand trichter-förmig die Bruchpforte umgreifen. Zweckmäßig geht dem Zurück-drängen der Darmschlingen ein Versuch, ihren Inhalt vorsichtig auszupressen, voraus. Unter allmählichem Druck auf die ganze Bruchsackfläche von verschiedenen Richtungen her versucht die rechte Hand durch leicht massierende Bewegungen den Bruchinhalt durch die Bruchringlücke zu reponieren.

118 Chirurgie des Bauches

b) Operation (Herniotomie). Bei konsequenter Beachtung der Grundsätze der Allgemeinanästhesie (Pentothal, Lachgas, Sauerstoff, Muskelrelaxantien, Intubation) ist diese heute der Lokalanästhesie vorzuziehen. Die Einkerbung des Inkarzerationsringes berücksichtigt die Gefäßanatomie (vgl. Abb. 32). Die Entscheidung, ob Darmresektion schon notwendig, ergibt sich aus folgenden *Eigenschaften des freigelegten Darmes:*

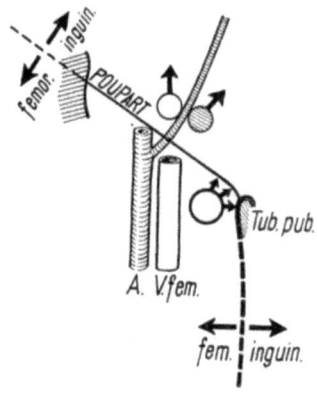

Abb. 32. Schnittrichtung bei der Herniotomie und Hernienunterscheidung

1. Farbe (nur im Bereich der Schnürfurchen oder an der ganzen Schlinge) statt rosig blaßgelb oder blau-schwärzlich, auch nach Lösung der Inkarzeration und Bespülung mit heißem Kochsalz nicht schwindend
2. Oberfläche nicht spiegelnd, sondern matt
3. Turgor herabgesetzt
4. Kontraktionsfähigkeit aufgehoben, auch nach zarter mechanischer Irritation mit dem Finger oder Stieltupfer
5. Pulsation der Gefäße fehlend
6. Bruchwasser trüb, vielleicht stinkend.

Bei *schlechter Allgemeinlage:* Vorlagerung der brandigen Schlinge und Sekundäroperation nach Erholung.

Prognose: ohne Operation Mortalität 95% an
1. Schock
2. Sterkorämie
3. Peritonitis (Perforation oder Durchwanderung)
4. Kotphlegmone und Inanition

Allfällige Komplikationen nach überstandener Operation
1. Peritonitis (sekundäre Durchwanderung am geschädigten Darm)
2. Paralytischer Ileus
3. Strangulationsileus, oft Spätfolge infolge entzündlicher Verklebungen
4. Sekundäre Dünndarmstenose, wenn in der inkarzerierten Schlinge die Schädigung der sehr empfindlichen Schleimhaut zu größeren Geschwüren geführt hat und später Narbenschrumpfung eintritt.

B. Spezielle Hernienlehre

1. Leisten- und Schenkelbruch (Hernia inguinalis und femoralis)

Die Anatomie der Leisten-Schenkelbruchgegend ergibt sich aus einer einfachen Skizze (Abb. 33).

Zu beiden Seiten der Bauchfellfalte, die der Art. epigastrica inf. entspricht, findet sich innen das mediale und laterale Leistengrübchen (Fossa inguinalis med. und lat.). Dem lateralen Leistengrübchen entspricht der Anulus ing. profundus (innerer Leistenring).

In der äußeren Schicht, der Aponeurose des M. obliqu. ext. kommt dabei die Durchtrittsstelle des Samenstranges, der äußere Leistenring (Anulus ing. superficialis), direkt über dem medialen Leistengrübchen zu liegen. Die Narbe des Proc. vaginalis peritonei, mit dem der Samenstrang verläuft, hat ihre Wurzel lateral von der A. epigastrica inf. am lateralen Leistengrübchen.

Die innere Bauchwandschicht mit den Leistengrübchen zu seiten der A. epigastrica, grob gesprochen „*Schicht des Transversus*" und die äußere „*Schicht des Obliqu. ext.*" mit dem Leistenring, sind voneinander geschieden durch die von der Spina il. ant. sup. aus einstrahlende *Muskelplatte des Obliqu. int.*, der sich als Kremaster um den Samenstrang bis in den Hodensack fortsetzt (in der Skizze ist besserer Übersichtlichkeit halber die Muskulatur nicht bis zur Mitte durchgezeichnet.)

Eine Schwäche oder Schwund dieser mittleren „Schicht des Obliqu. int." ist die Voraussetzung für die Entstehung der Leistenbrüche. Diese Erkenntnis ist zugleich der Leitgedanke für die BASSINIsche Operation.

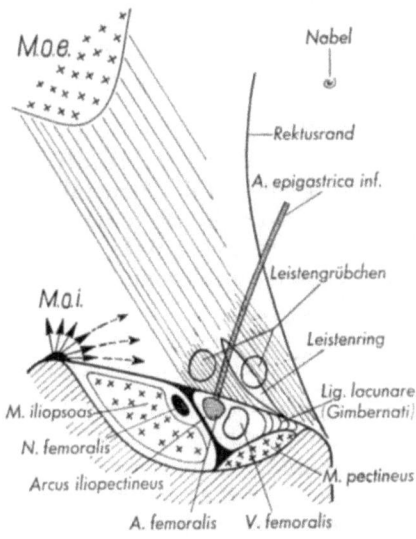

Abb. 33. Bruchpfortenschema. Unter dem Lig. inguinale (Lig. POUPART) Querschnitt durch die Lacuna musculorum und vasorum. Über dem Lig. inguinale schematische Aufsicht auf die Leistenbruchgegend

Werden vom Bruch nach Ausschaltung der Internus-Muskelschicht die gerade übereinander liegenden Lücken der „Transversus"- (mediales Leistengrübchen) und „Externusschicht" (äußerer Leistenring) benutzt, entsteht die *Hernia inguinalis directa;* folgt der Bruch dem Samenstrang und der Vorstülpung des lateralen Leistengrübchens, entsteht die *Hernia inguinalis indirecta oder obliqua.*

Die Vorstülpung unterhalb des POUPARTschen Bandes zwischen Oberschenkelvene, Oberschenkelmuskulatur (Musculus und Fascia pectinea) und dem Lig. GIMBERNATI, also medial von der Vena femoralis, wo in der Lamina cribrosa neben durchtretenden Lymphgefäßen der ROSENMÜLLERsche Lymphknoten liegt, führt zur *Hernia femoralis,* die neben völlig regellosen Venenanastomosen häufig auch eine arterielle Anastomose zwischen dem Gebiete der A. obturatoria und der A. epigastrica inf. an ihrer inneren Umrandung trägt.

Der **Größenzunahme** des Bruches während und nach dem Durchtritt durch die Bauchwand entsprechend, bezeichnen wir ihn stufenweise (besonders für die inguinale Form) als

Hernia incipiens (Vorstufe: Anulus inguinalis apertus), schwache Leiste.

Hernia interstitialis (d. h. aus dem Leistenring noch nicht hervorgetreten); von diesem Zeitpunkt ab:

Hernia completa.

Hernia scrotalis bzw. labialis: Gemäß der Richtung des Bruchkanals entwickelt sich die Femoralhernie am Oberschenkel, der direkte Leistenbruch senkrecht gegen die Hautoberfläche, der indirekte Leistenbruch strebt in typischer Weise ins Skrotum bzw. Labium.

Hernia permagna (wenn beträchtliche Teile von Baucheingeweiden im Bruch liegen).

Die Abtrennung der Bruchformen untereinander ergibt sich nach folgenden Gesichtspunkten (Abb. 32):

„oberhalb des Inguinalbandes (POUPART)" . . = Hern. inguinal.
„unterhalb desselben" . . . . = Hern. femoral.
„Tuberculum pubicum ist an der Innenseite der
  Bruchgeschwulst zu tasten" . . . . = Hern. femoral.
„Tuberculum pubicum ist an deren Außenseite
  zu tasten" . . . . = Hern. inguinal.

Unterscheidung bei Inguinalbrüchen: Der Bruchkanal verläuft senkrecht durch die Bauchwand, medial von der Art. epigastrica, die Bruchgeschwulst hat keine Neigung, ins Skrotum zu treten, sie hat wenig

I. Hernienlehre 121

Beziehung zum Samenstrang (häufig bei Abmagerung alter Leute!) = *direkter Leistenbruch.*
Bruchkanal schräg, die Geschwulst zieht entlang des Samenstranges von lateral oben nach medial unten über das Tuberculum pub. direkt ins Skrotum (typisches Verhalten bei angeborenen Hernien und Hernien der Schwerarbeiter) = *Hernia inguinalis indirecta oder obliqua.*
Die weitere Differentialdiagnose ordnet sich nach zwei Gesichtspunkten:

a) Differentialdiagnose der kleinen Femoralhernie

α) Freie kleine Hernie gegen Varixknoten! Senkungsabszeß u. ä.
β) Irreponible Hernie gegen Zysten (z. B. des runden Mutterbandes!), Lipome, Lymphknoten.
γ) Inkarzerierte, allenfalls entzündete Hernien gegen den entzündeten Lymphknotentumor (Schwellung der Lymphknoten bei unspezifischen Entzündungen im Bereiche der unteren Extremitäten, Bubo inguinalis bei Syphilis, Lymphogranulomatose u. a.). Im Zweifelsfalle lieber die Inkarzeration annehmen.

b) Differentialdiagnose größerer Skrotalhernien

ist leicht, solange die Hernien reponibel sind; oft schwierige Abgrenzung irreponibler Skrotalhernien gegenüber den anderen ,,Skrotaltumoren" (siehe S. 201), insbesondere, wenn es sich um atypische Hydrozelen oder um Kombinationen mit solchen handelt (vgl. die Skizzen bei ,,Skrotaltumoren").
Die für Hernien charakteristischen Merkmale siehe bei Symptome der irreponiblen Hernie (Allg. Hernienlehre). — Leitsymptom: Der ,,Stiel" = Bruchsack*hals.*

Therapie der Inguinal- und Femoralhernien

a) Bei Kontraindikation gegen die Operation (z. B. schwere Allgemeinleiden, hohes Alter oder bei mit Husten einhergehenden Leiden [z. B. Asthma-Bronchitis, Tbc. u. a.], die dazu führen würden, daß Rezidive auftreten) kommt die Bruchbandbehandlung in Frage, am ehesten beim Inguinalbruch, wo die Pelotte oberhalb des Tub. pub. ein gutes Widerlager findet. Schon ungünstiger ist es bei der Femoralhernie, wo die Pelotte unten außen vom Tub. pub. zu liegen kommt und bei jeder Beugung des Oberschenkels von dort weggeschoben wird.
Das Anlegen des Bruchbandes = *Bracherium* (die Pelotte nach ab-

wärts, die Feder zwischen Darmbeinkamm und großen Rollhöcker den Leib umfassend, das hintere Ende bequem am Kreuzbein gelagert und über die gesunde Seite mit einem Riemen fixiert; bei der Femoralhernie ist noch ein Schenkelriemen zweckmäßig) muß in flacher Rückenlagerung nach vollkommener Reposition des Bruches erfolgen.

b) Operation. Die meist angewandte Methode ist die nach BASSINI. Bei der *Inguinalhernie* wird nach Spaltung der Externusaponeurose *die Muskelplatte des Obliqu. int.* (allenfalls bei schlechtem Muskel auch der Rand der Rektusscheide) *an das* POUPARTsche *Band genäht*. Bei der *Femoralhernie werden Musculus und Fascia pectinea an den unteren Rand des* POUPARTschen *Bandes genäht*. Cave V. femoralis!

Näheres in ORATOR-KÖLE: Kurze chir. Operationslehre!

2. Nabelbruch (Hernia umbilicalis)

Bei den Nabelhernien trennen wir drei Typen:

a) Nabelschnurbruch. Angeborene Mißbildung durch Störung im Verschluß der Nabelpforte. Operative Behandlung je nach Allgemeinverfassung des Neugeborenen.

b) Nabelbrüche des kleinen Kindes entstehen durch Dehnung der noch nicht gefestigten Nabelnarbe.

Im Säuglingsalter Ausheilung unter Heftpflasterzugverband über einem kleinen reponierenden Druckpolster. Später operativer Verschluß notwendig, von einem Querschnitt aus unter Erhaltung des Nabels.

c) Paraumbilikalhernien älterer Frauen. Hier handelt es sich um Bruchbildung in Faszienlücken neben der Nabelnarbe, gewöhnlich oberhalb. Erst beim Größerwerden dieser Brüche, die in der Regel mit starkem Auseinanderweichen der Mm. recti einhergehen, wird der Nabel sekundär miteinbezogen.

Die Bauchbrüche sind in besonderem Maße traumatischen Einwirkungen ausgesetzt, so daß fast stets lokale peritoneale Reizungen vorkommen, durch die an vielen Stellen Verwachsungen zustande kommen. So sind größere Umbilikalhernien *fast stets mehrkammerig*. Die Einklemmung erfolgt oft in einzelnen solchen Teilkammern, nicht im eigentlichen Bruchring, so daß die lokalen Einklemmungserscheinungen oft keine klassischen sind („schlaffe Einklemmung"!).

Bei jeder Umbilikalhernie eines Erwachsenen (sofern nicht direkte Kontraindikationen bestehen) ist die operative Behandlung angezeigt, schon deshalb, weil ein Bruchband, da es kein Widerlager findet, für den Nabelbruch nutzlos ist.

I. Hernienlehre

3. Hernia epigastrica

So wie die Paraumbilikalhernien treten auch höher oben in der Linea alba an den Gefäßlücken (vgl. „Entstehung der Brüche", Allg. Hernienlehre) kleine Brüche auf. Nicht selten Zusammentreffen mit Magen- und Duodenalgeschwüren, deshalb stets Magenröntgen **Th.** Verschluß durch U-Nähte und Knopfnähte, evtl. Fasziendoppelung.

4. Bauchnarbenbruch (Hernia cicatricea ventralis)

In Operationsnarben nach Sekundärheilung oder nach dränierten Wunden (also am häufigsten nach eitrigen Appendizitiden, nach eitrigen gynäkologischen Operationen, nach dränierten Gallenblasenoperationen), aber auch nach primär geheilten Oberbauchlaparotomien (dabei meist unter starker Dehiszenz der M. recti) oder nach Verletzungen (Schnitt, Schuß) treten Bauchnarbenbrüche auf. Verschluß *großer* Narbenbrüche: a) Mit durchgreifenden U-Nähten und daraufgesetzten Knopfnähten (Faszienwulstplastik nach KÖLE), b) durch Verschnürung der Bruchpforte mit einem Streifen aus der Fascia lata und besonders großer Bauchwanddefekte durch osteoplastische Mobilisierung des Darmbeinkammes nach BRÜCKE und c) durch eine Kutislappenplastik.

5. Seltene, aber typische Hernien

d. h. anatomisch vorgezeichnete Hernien sind: Die Hernia obturatoria (durch das Foramen obtur. entlang des Obturatorius-Gefäßnervenstranges im Gebiet der Oberschenkeladduktoren vortretend); die Hernia lumbalis (am PETITschen Dreieck oberhalb des Darmbeinkammes); die Hernia ischiadica (unter dem Glutäus sich vorwölbend) u. a. Innere Hernien, vgl. S. 163.

6. Zwerchfellbruch (Hernia diaphragmatica)

a) **Kongenital** im Bereich von Lücken durch mangelhafte Vereinigung der Zwerchfellteile:

α) MORGAGNI'sche Hernie, vorne im Bereich der LARREYschen Spalte.

β) BOCHDALEK'sche Hernie, hinten im Bereich des Trigonum lumbocostale.

γ) Hiatushernie bei kongenital kurzem Ösophagus mit Hineinziehen des Magens in den Hiatus.

b. Erworben:

α) **Paraösophageale Hernie**, neben der an normaler Stelle liegenden Kardia schlüpfen Magen, Netz usw. in den thorakalen Herniensack.

β) **Hiatusgleitbrüche** bei Hiatusinsuffizienz (SPATH).

γ) **Traumatisch** (eigentlich keine Hernie, sondern ein Prolaps), Entstehung durch direkte Gewalt (Messerstich, Schuß) oder indirekt durch stumpfes Trauma mit plötzlicher Kompression des Thorax und Abdomens und Zwerchfellruptur.

Sy. Gastrokardiale Erscheinungen je nach intrathorakaler Verlagerung von Eingeweiden (Magen, Dickdarm, Dünndarm, Milz, Netz usw.) durch inspiratorische Ansaugung. Fast stets links, da rechts die Leber als Barriere wirkt; Mikrohämorrhagien mit Eisenmangelanämie, Einklemmungserscheinungen.

Diagnose: Röntgenologisch mit zusätzlicher Kontrastmitteldarstellung des Magens und Dickdarmes (*differentialdiagnostisch: Relaxatio diaphragmatica* = enormer Zwerchfellhochstand infolge muskulärer Insuffizienz, zur Klärung *Pneumoperitoneum*. Th.: Raffung, Doppelung oder plastische Verstärkung).

Th. 1. *Operativer Verschluß* auf transthorakalem Weg nach Reposition der Eingeweide *durch Vernähen* der *beiden Zwerchfellschenkel* hinter dem Ösophagus.

2 *Gastropexie* nach NISSEN durch Anheften der Magenvorderwand mit einigen Nähten an der vorderen Bauchwand per laparotomiam.

II. Chirurgische Bauchtrias:
Magen—Galle—Wurmfortsatz

A. Magen-Duodenum

Die chirurgischen Magenerkrankungen umfassen folgende Hauptpunkte. 1. Kongenitale Pylorusstenose, 2. Magen-Duodenalulkus, 3 Gastritis — Gastroptose, 4. Magenkarzinom.

1. Kongenitale Pylorusstenose (Pylorospasmus)

Säuglingserkrankung, überwiegend beim männlichen Kinde (ähnlich, wie beim chirurgischen Ulkusleiden der Mann überwiegt), gekennzeichnet durch gußweises Erbrechen nicht galliger Massen (im Gegensatz zur infrapapillären Duodenalstenose) im Strahl, durch die Bauchdecken erkennbare Magenperistaltik, manchmal auch tastbarer Pylorustumor; zunehmende Ernährungsstörung (Austrocknung) bis zur völligen Inanition. Zugrunde liegt eine mächtige Hypertrophie der Antrummuskulatur mit wulstförmigem Pylorusmuskel, zu der meist noch ein Krampf dieses Muskels hinzutritt. Bei Versagen der inneren Behandlung (Magenspülungen, häufige kleinste Mahlzeiten mit 3—4 mal in 24 Stunden Spasmolyticis [Papaverin, Buskopan, Spasmoinalgon, Baralgin, Palerol] und Beruhigungsmittel [Phenergan, Esanin oder Adalin] sowie subkutane Infusionen) ist die WEBER-RAMSTEDTsche Pyloromyotomie (Längsdurchtrennung des Pförtners und der hypertrophen Antrummuskulatur bis auf die Submucosa, ähnlich wie beim Kardiospasmus) in der Regel erfolgreich.

2. Das chronische kallöse Magen-Duodenalulkus

Die Diagnose des Magen-Duodenalgeschwürs stützt sich auf vier Punkte: Anamnese, Klinik, Magensonde und Röntgen.

a) Anamnese: Die Vorgeschichte zeigt häufig *Periodizität* der Erscheinungen; Beginn gewöhnlich schon im jugendlichen Alter. Es finden sich Schmerzen (krampfartige Epigastralgien), Hyperazidität sbeschwerden (saures Aufstoßen, Sodbrennen), dyspeptische Beschwerden (Aufstoßen, Brechreiz, Erbrechen, Völlegefühl); dazwischen guter Appetit bis Heißhunger; Verstopfungszustände (gehören in den Gesamtrahmen des vagotonischen Krankheitsbildes, das durch Hypersekretion, Hypermotilität und Übersteigerung des Pylorusreflexes gekennzeichnet ist. — Vgl. Rö.A. 14).

b) Klinik: Die klinische Untersuchung ergibt in der Regel einen *Druckpunkt*, für das Duodenum rechts oberhalb des Nabels, für Geschwüre der kleinen Kurvatur von da schräg ins linke Hypochondrium reichend (Lage der kleinen Kurvatur beim Liegenden); daneben ein uncharakteristischer — weil bei vielerlei Reizzuständen des ganzen Bauches vorkommender — Druckschmerz im hohen Epigastrium entsprechend einem Reizzustand des Plexus solaris.

Außerdem je nach Lage des Falles Abmagerung, Anämie, eine belegte Zunge, oft Hyperämie des weichen Gaumens.

c) Aushebung: Entweder *einmalig* eine halbe Stunde nach Probefrühstück oder besser *fraktioniert* mit einem über eine Stunde liegenden dünnen Magenschlauch (sog. Duodenalsonde), so daß die Gesamtazidität und freie Salzsäure in Form einer Kurve nach dem Nahrungsreiz verfolgt werden können. Normalwerte etwa $^{20}/_{40}$, von $^{40}/_{60}$ aufwärts Hyperazidität, unter $^{10}/_{20}$ Anazidität (Subazidität).

d) Die intragastrale pH-Messung: Sie ergibt noch bei 10-facher

Verdünnung genaue Werte der H-Ionenkonzentration im Magensaft und schaltet die Verdünnung als Fehlerquelle aus. Dadurch ist sie für die Differentialdiagnose der benignen und malignen Erkrankungen des Magens von besonderem Wert. Ein pH-Wert von 0,8 bis etwa 2,5 spricht nach unseren Erfahrungen für ein Ulkus, über 3.0 für ein Karzinom.

e) Röntgenbefund ergibt: α) Strukturveränderungen und β) funktionelle Zeichen (Rö.A. 14).

α) Das Nischensymptom (HAUDEK) zeigt die Röntgenkontrastdarstellung der penetrierenden kallösen Ulzera an typischen Stellen (Bulbus duodeni oder kleine Kurvatur oberhalb des Magenangulus). Narbige Schrumpfungsveränderungen zeigt der Schrumpfbulbus (mangelnde Entfaltung des Bulbus duodeni: „Kleeblattform", trotz Rechtslagerung des Patienten, wodurch ein spastisch verengter Bulbus meist ausgeglichen wird) oder der narbige Sanduhrmagen (trotz Papaverin-, Atropin- oder Buskopangabe).

β) Die funktionellen Zeichen umfassen vermehrtes Nüchternsekret, erhöhte Tonuslage mit vermehrter Peristaltik, Pyloro- und Bulbusspasmen, spastischen Sanduhrmagen und Störungen der normalen Entleerung.

Die Differentialdiagnose des Magen-Duodenalgeschwüres hat mit folgenden Punkten zu rechnen:

1. Andere Magen-Duodenalerkrankungen: Gastritis, Gastroptose, Karzinom, Duodenaldivertikel (WINKELBAUER), gutartige Tumoren
2. Andere Baucherkrankungen: epigastrische Hernie, Galle, Pankreas, Appendix
3. Fernliegende, mit vagotonischen Magensymptomen einhergehende Erkrankungen: Pleurareizungen (Tbc. pulm.), Genitalerkrankungen, tabische Krisen, „renales Erbrechen", „zerebrales Erbrechen", Neurasthenie u. v. a.

Untersuchung: Vgl. Abb. 41: Druckschmerz des Bulbus duodeni (ud) und der kleinen Kurvatur (uv). Epigastrischer Druckschmerz beweist nur Reizzustand des Plexus solaris (∅), Ausschluß der sonstigen Organdruckpunkte!

Geschwürskomplikationen (Abb. 34):

Wir können sie in *akute* und *chronische Gefahren* trennen. Perforation, Blutung, Narbenstenose und maligne Degeneration sind die Hauptformen.

1. Penetration („Ulcus penetrans"). Jedes kallöse Ulkus frißt sich, eine entzündliche Reaktionszone vor sich her treibend, dauernd tiefer.

In die so entstehende entzündliche Tumorbildung werden je nach Lage des Geschwüres Netz, Pankreas, Bauchwand, Leber, Gallenblase, Kolon, Milz usw. mit einbezogen. Die Heilungsaussicht eines solchen, schwielig in der Umgebung verankerten, „tumorbildenden" Geschwüres ist fast gleich Null.

Wenn die reaktive Bindegewebswucherung an dem sich vorfressenden Geschwür nicht mit dem „Penetrationstempo" Schritt hält, kommt es zur

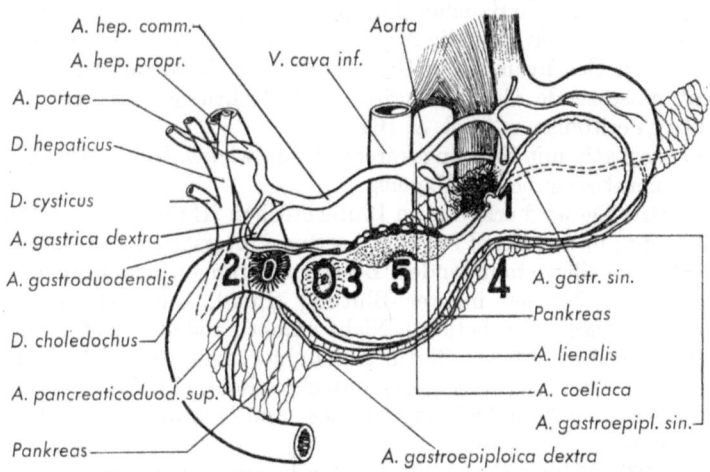

Abb. 34. Ulkuskomplikationenen (beachte die Gefäßversorgung!). 1. Ulkus der kleinen Kurvatur mit Pankreaspenetration (Haudek-Nische). 2. Vorderwand-Ulkus, Perforation. 3. Hinterwand-Ulkus, Blutung. 4. narbige Sanduhrstenose. 5. präpylorisches Ulkus mit maligner Degeneration

2. **Perforation** (befällt etwa 10% aller kallösen Geschwüre). Typisches Beispiel der akuten Perforationsperitonitis: In der Voranamnese zeigt bloß ein Drittel der Fälle Ulkusbeschwerden typischer Art. Plötzlich heftigste Epigastralgie mit Erbrechen und Kollaps. Brettharte Bauchdeckenspannung mit ausgesprochenem Druckschmerz, besonders im Oberbauch, kahnförmige Einziehung des Oberbauches, dabei anfangs Bradykardie (Vagusreizung). Fast immer perkutorisch und röntgenologisch Nachweis einer *freien Luftblase* im rechten Hypochondrium (zwischen Zwerchfell und Leber). Psychisch Angstgefühl und Unruhe.

In den nächsten Stunden Ausbildung der diffusen Peritonitis (siehe S. 158).

Th.: Sofortige Operation lebensrettend: Je nach Allgemeinzustand Resektion oder bloß palliative Übernähung; Behandlung der Peritonitis steht im Vordergrund.

Gedeckte Perforation: Wenn durch Auflagerung eines Netzpfropfes oder eines anderen Organes (z. B. Leber) auf die Perforationsstelle als Deckel nach kurzer Zeit wieder eine Verklebung des Loches zustande kommt. Im klinischen Bild: Akuter Perforationsschock gemäßigten Grades mit ruhigem Abklingen der Erscheinungen, Ausbleiben der Peritonitis diffusa, lokale Bauchdeckenspannung im Oberbauch. Differentialdiagnostisch oft schwierig die Abgrenzung von ,,entzündlichen" Reizzuständen eines Geschwüres, der Gallenblase, des Pankreas, der Appendix; akut einsetzende Gastroenteritis, z.B. Nahrungsmittelvergiftung u. a akute ,,Peritonismen" vgl. S. 164.

Th.: Konservativ mit Nahrungskarenz, Dunstwickel, Infusionen, Antibiotika, Dauerabsaugung des Magens.

3. **Blutung.** Sie wird erkannt an Bluterbrechen (Hämatemesis), Blutstuhl (Melaena, in der Regel schwarz — zum Unterschied von dem aus tieferen Darmquellen stammenden Blutbeimengungen des Kotes) und den allgemeinen Zeichen innerer Blutung (Puls!, Aussehen, Lippen, Ohren, Fingerspitzen, Blutbefund). Nicht immer handelt es sich um eine einmalige lebensbedrohliche Blutung, häufiger sind es rezidivierende mittelschwere Blutungen oder sogar nur chronische okkulte Blutungen (Stuhluntersuchung nach dreitägiger fleisch- und chlorophyllfreier Kost: Benzidinprobe).

Die Quelle der Blutung ist entweder ein in einem kallösen Geschwür arrodiertes größeres Gefäß, das zeitweise durch einen Thrombus verschlossen sein kann (rezidivierende Blutung), oder eine oder mehrere Schleimhauterosionen bei schwerer Begleitgastritis. *Differentialdiagnose:* Blutung bei reiner Gastritis, bei Ösophagusvarizen infolge Leberzirrhose (!!), ,,atherosklerotische" Blutung, Blutkrankheiten, Mundzahnfleischblutungen, Erbrechen verschluckten Blutes, einer Hämoptoe u. v a., Röntgen auch bei Blutung möglich.

Th. Bei erstmaliger Magenblutung, insbesondere wenn die Diagnose Ulkus nicht sichersteht, konservativ: Bettruhe, Eisblase, Styptika, (z. B. Stryphnon, Clauden, Naphthionin, Kalzium i. v., Topostasin peroral, hypertones NaCl peroral, Eismilch). *Bluttransfusion; Püreediät* (MEULENGRACHT).

Wiederholte Blutung eines sichergestellten Geschwüres gibt strikte Indikation zur Radikaloperation, wobei, *wenn möglich*, ein Intervall zwischen den Blutungen abgewartet wird. Operation bei länger als 3 Tage stark blutendem Geschwür gibt schlechte Prognose!!

4. **Narbenstenose.** Sie tritt in zwei typischen klinischen Bildern auf:

a) Bei Narbenschrumpfung von ein oder zwei kallösen Geschwüren des Bulbus duodeni bildet sich die, gewöhnlich etwas ungenau **Pylorusstenose** benannte Form (R.A. 14). Da sie zur vollständigen Inanition durch Verhungern führt — im klinischen Bild tritt schon frühzeitig der Flüssigkeitsmangel mit Austrocknung in Erscheinung —, *gibt sie unbedingte Operationsanzeige* (je nach Allgemeinzustand Resektion oder Gastroenterostomie).

b) Die Schrumpfung des kleinen Kurvaturgeschwüres führt zur **narbigen Sanduhrstenose** (häufiger bei Frauen). Zu unterscheiden von funktionellen Sanduhrbildungen, die durch Papaverin u. a. gelöst werden.

5 **Maligne Degeneration. Ulkuskarzinom.** Die Häufigkeit der malignen Entartung (insgesamt etwa 7% aller kallösen Geschwüre) wechselt sehr mit der Schleimhautart, in der das kallöse Geschwür sitzt. Das Duodenalulkus entartet praktisch nie, desgleichen selten die hochsitzenden Magengeschwüre (2—3%); am häufigsten degenerieren maligne die präpylorischen (also in pylorischer Schleimhaut gelegenen) Ulzera (20—30%).

Da die maligne Degeneration in den Frühstadien klinisch nicht erkennbar ist, ergibt sich für jedes *präpylorische kallöse Geschwür besonders mit zunehmendem Alter die Indikation zur Resektion.*

Zur Ätiologie und Pathogenese

Die alte Anschauung war: Lokale Ernährungsstörung + Andauung bei konstitutioneller Veranlagung.

v. BERGMANN hat im weiteren Ausbau der Auffassung EPPINGERS (Geschwürsleiden als vorwiegend vagotonische Erkrankung) und auf Grund der tierexperimentellen Pilokarpingeschwüre (v. WESTPHAL) die *neurogene* Lehre der Geschwürsentstehung aufgestellt.

Von ASCHOFF stammt die **anatomisch-funktionelle** Theorie (auch mechanische genannt), die die Tatsache in den Vordergrund stellt, daß die Ausbildung der kallösen Geschwüre an bestimmte Stellen gebunden ist, für die eine besondere Beanspruchung (Magenstraße, Magenenge) statt hat. In letzter Zeit wurde für die Entstehung der akuten Geschwüre von seiner Schule wieder die **peptische Genese** in den Vordergrund gestellt (Ulzera im MECKELschen Divertikel, wenn diese Magenschleimhaut enthalten; Ulc. pept. jejuni postoperativum! Tierversuche: „Scheinfütterungs"- und Histamingeschwüre).

Als dritte Theorie ist die Gastritis-Theorie zu nennen. Ihr regelmäßiges Vorhandensein beim Geschwür und die formale Genese vieler kallöser Geschwüre aus der Gastritis erosiva wurden von KONJETZNY zur Begründung einer rein entzündlichen Entstehung des runden Magengeschwürs herangezogen, unter Ablehnung weiterer neurogener oder peptischer Ursachen.

Die genannten Theorien lassen sich zu einer *dysfunktionellen Auffassung* vereinen: Auf einer neurogenen Grundlage schaffen die Leer- und Hypersekretion, die Motilitätsstörung und die gestörte Pylorusreflextätigkeit eine erosive Gastritis. auf deren Boden an funktionell vorgezeichneten Stellen („myogen") kallöse Ulzera zur Ausbildung gelangen.

Zur Behandlung des Geschwürleidens

Entsprechend der dysfunktionellen Grundanschauung sehen wir das Ziel in einer *Ruhigstellung oder Ausschaltung der Pars pylorica*, die sowohl den Magenmotor, den Hauptantreiber der Magensekretion, und das Reflexzentrum des Pylorus in sich vereinigt.

A. Konservativ. „Alle akuten Geschwüre gehören zum Internisten." Alle kallösen Geschwüre sollen — sofern nicht die besprochenen Komplikationen *sofortige* Operation indizieren — der operativen Behandlung zugeführt werden, *wenn 1 bis 2 Kuren ohne Erfolg geblieben sind;* Ulcera duodeni *operiere man erst nach 3–4jähriger Beschwerdedauer* (BAUMGARTNER).

B. Radikale Operation (Abb. 35 u. 36). Die besten Gesamtresultate ergibt die Resektion der pylorischen Magenhälfte. Dabei muß der *ganze Bereich der Pylorusdrüsen,* die an der kleinen Kurvatur noch über den Magenangulus hinaufreichen, und *auch der Pylorus* wegfallen. Physiolgischer ist die End-zu-End-Vereinigung von Magenstumpf und Duodenum: BILLROTHS I. Methode (kurz B I, 1881). Bei tiefsitzendem Duodenalulkus tritt an dessen Stelle der blinde Verschluß des Duodenums und die Vereinigung von Magenstumpf mit dem nach KOCHER mobilisierten absteigenden Schenkel des Duodenums (B I termino-lateral nach v. HABERER-SPATH). Ist keine der B I-Methoden möglich (kurzes Duodenum, großer Pankreaskopf, Adipositas, zu tief liegendes Geschwür), wird nach Verschluß des Duodenums die Vereinigung von Magenstumpf mit der ersten Jejunumschlinge nach BILLROTHS II. Methode (kurz B II, 1885) durchgeführt, wobei die Jejunumschlinge retro- oder antekolisch gelegt werden kann. Bei ganz hochgelegenen Geschwüren der kleinen Kurvatur (oberer Teil der Magenstraße) ist der modifizierte BILLROTH I nach SHOEMAKER zweckmäßig = „treppenförmige Resektion".

Bei strenger Anzeigestellung (d. h. nur bei kallösen Geschwüren) gute Dauererfolge 80—90%; Letalität 1—3%, Rezidivgeschwüre ½— 1%. Bei solchen: Rezidivoperation oder Vagotomie, vgl. unten.

Resektion zur Ausschaltung: Unter Zurücklassen des nicht resezierbaren, weil zu tief sitzenden Ulcus duodeni (bei entsprechender Technik selten) wird durch eine $^2/_3$-Resektion des Magens unter Belassung des Pylorus und eines davorliegenden Magenanteiles (zum sicheren Verschluß), aber unter Mitnahme eines Schleimhautzylinders ein B II ausgeführt (FINSTERER). Ähnlich wird unter Zurücklassen eines technisch schwer resezierbaren, weil so hoch sitzenden kardianahen Magengeschwüres eine ,,palliative Resektion" der Pars pylorica im Sinne B I (MADLENER) gemacht. Bei großem (tiefreichend, penetrierend, kraterförmig) kardianahen Ulkus jedoch sicherer (Ca.-Verdacht, Gefahr der malignen Entartung und Blutung!) die Kardia-Fundektomie mit Ösophago-gastrostomie (KÖLE).

Beide Verfahren sind der Resektion nicht gleichwertig, aber der G. E. überlegen. *Stets soll alle pylorische Schleimhaut fortfallen.*

C. Vagotomie oder Sympathikotomie beim Ulkusmagen. Von der Überlegung ausgehend, daß die Ulkusbeschwerden (Schmerzen, Hypermotilität, Hyperazidität), wie oben erwähnt, im wesentlichen vagus-bedingt sind, hat DRAGSTEDT 1943 die (schon 1911 von BIRCHER, EXNER u. a. versuchte) radikale *Vagotomie* an der Kardia ausgearbeitet; meist subdiaphragmal, aber auch supradiaphragmal ausführbar. Tonus, Peristaltik und Azidität werden völlig unterdrückt, der Magen wandelt sich in einen schlaffen Sack, der sich nur bei Rechtslagerung entleert. Bestehen schon narbige Veränderungen am Bulbus, kann eine Pylorusstenose resultieren (deshalb wird eine G.-E. = Gastroenterostomie, beigefügt!). *Doch sind die Patienten in der Regel sogleich schmerzfrei* und viele Ulzera heilen ab. Nach einiger Zeit tritt wieder ein Automatismus für Tonus und Peristaltik ein. Dauerresultate fehlen noch. Für Magengeschwüre ist die Vagotomie wegen Gefahr maligner Entartung abzulehnen. Rezidivgeschwüre und sogar Perforation nach Vagotomie wurden beschrieben(!). *Empfehlenswert scheint ihre Anwendung beim Rezidivgeschwür nach Resektion* (,,renitentes" Geschwür), obgleich auch hier mit der Nachresektion bzw. ,,Korrekturresektion" (z. B. B II mit Rezidivgeschwür oder Ulc. pept. jejuni in einen B I mit termino-lateraler Anastomose) ausgezeichnete Ergebnisse erzielt werden können.

Auch ein gegensätzlicher Eingriff, die ,,Sympathikotomie im Thoraxbereich", wird beim Ulkus ausgeführt (KUX); Dauerergebnisse bleiben abzuwarten (siehe S. 106).

132 Chirurgie des Bauches

D. Palliative Operationen (historisch!)

a) **Gastroenterostomie** (Abb. 37). Bei schwer resezierbaren Geschwüren wird die Gastroenterostomie (= G.E.) angewandt (antekolisch: Gastroenterostomia antecol. anterior WÖLFLER 1881, oder retrokolisch v. HACKER 1885, G.E. retrocol. posterior). Dauererfolge etwa 40%. Die G.E. ist indiziert, auch heute, bei hochgradiger Pylorusstenose mit Magenektasie bei Patienten in hohem Alter und schlechtem Allgemeinzustand. Die G.E. hat mit folgenden Mißständen zu rechnen:

1. Besteht noch keine Pylorusstenose durch das Geschwür, dann bleibt die *angelegte G.E. unbenutzt.* Demgemäß ist der Heilungseffekt der G.E. beim pylorusfernen Magengeschwür noch wesentlich geringer als beim Duodenalulkus (v. CLAIRMONT). Die G.E. verhindert oft nicht eine Geschwürsperforation oder lebensbedrohliche Blutung!

2. Bei der antekolischen G.E. kann durch Rückfluß in die zuführende Jejunumschlinge und Verlegung der abführenden G.E.-Schlinge ein *Circulus vitiosus* entstehen. Deshalb wurde der vorderen G.E. die

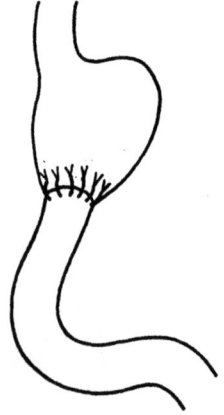 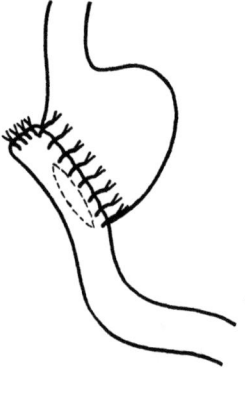 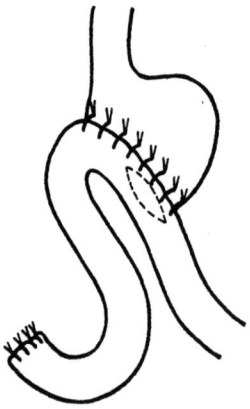

a) BILLROTH I termino-terminal, nach $^2/_3$-Magenresektion Gastro-Duodenostomie

b) BILLROTH I termino-lateral nach v. HABERER-SPATH, bei Ulcus duodeni nach Resektion Verschluß des Duodenums und End-zu-Seit-Anastomose zwischen Magenstumpf und absteigendem Schenkel des Duodenums

c) BILLROTH II, nach $^2/_3$-Magenresektion Gastro-Jejunostomie ante- oder retrokolisch

Abb. 35. Die Resektion nach BILLROTH I und II

II. Chirurgische Bauchtrias 133

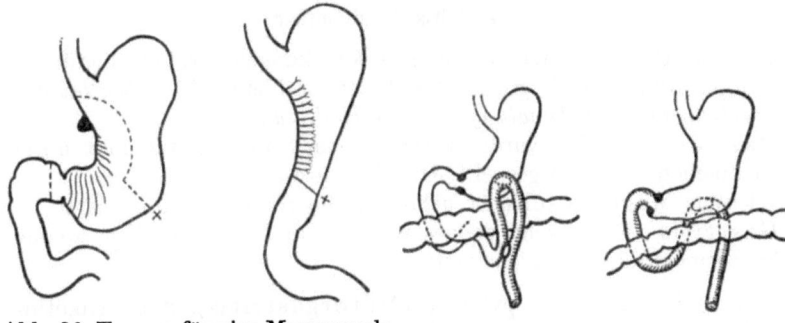

Abb. 36. Treppenförmige Magenresektion bei hochgelegenem Ulkus (Nische!); modifizierter B I von SHOEMAKER. Nach Wegfall der Magenstraße wird die kleine Kurvatur durch Längsnaht neu gebildet und der verkleinerte Magen End-zu-End mit dem Duodenum vereinigt. Schraffiert = Bereich der pylorischen Schleimhaut

G. E. a. a. Wölfler mit Braunscher Anastomose

G. E. r. p. v. Hacker

Abb. 37. Gastroenterostomie

BRAUNsche Enteroanastomose zwischen zu- und abführender G. E.-Schlinge beigefügt. Es genügt jedoch auch Hebung der zuführenden Schlinge durch KAPPELERsche Suspensionsnähte.

3. Die Hauptkomplikation ist das *postoperative Ulcus pepticum jejuni* (rein „jejunale" Geschwüre oder „gastrojejunale" Anastomosengeschwüre).

Symptome: Nach Anlegung einer G.E., am häufigsten wegen Ulcus duodeni, aber auch bei G.E. wegen Magengeschwür, endlich sogar bei G.E. wegen Gastritis oder reiner Fehlindikation (!) treten — nach mehr oder minder langer Beschwerdefreiheit — wieder dieselben, oft sogar stärkere Ulkusbeschwerden, häufig auch mit schweren Blutungen, auf. Entsprechend der Lage des Geschwürs Druckpunkt in Nabelhöhe oder links unterhalb des Nabels. Tastbarer Tumor, auch Penetration in die Umgebung, ein Nachbarorgan oder in die Bauchdecken kommen vor. Infolge einer solchen Penetration ins Querkolon kann eine *gastrokolische Fistel* entstehen, die zu schwerem Verfall führt, da ein Teil der Nahrung vom Magen direkt ins Querkolon abgeht oder Dickdarmkot bzw. Gase in den Magen gelangen. „Lienterie", „kotiges "Aufstoßen. — Operation unvermeidlich. Die Resektion gibt gute Resultate (bei einem eigenen Fall von Lienterie mit vorausgegangener G. E. nach Dünndarm-, Dickdarm- und Magenresektion [B I terminolateral] innerhalb von 3 Monaten 24 kg Gewichtszunahme!).

b Jejunostomie (v. EISELSBERG), Ernährungsfistel zur völligen Ausschaltung des Magens (vgl. Duodenalsondenkur der Internisten).

c) Pylorusausschaltung (v. EISELSBERG 1895) ergibt hohe Gefahr eines postop. Ulcus pepticum jejuni.

Chirurgie des Bauches

3. Gastritis, Gastroptose

In dieser Rubrik seien einige Magenerkrankungen erwähnt, die für den Chirurgen differentialdiagnostisches Interesse bieten. *Sie geben bei dem Versuch operativer Behandlung schlechte Heilresultate.*

Gastroptose. Sie wurde zeitweise stark überschätzt und durch Gastropexien zu heilen gesucht. Die Erfolge waren schlecht.

Akutes Magengeschwür gehört in die Hände des Internisten.

Gastritis ist ein sehr vielgestaltiges Krankheitsbild. Wir können zwei Formenkreise unterscheiden:

a) Gastritis der Pars pylorica (Motorgastritis), z. B. Nikotin-, Alkoholgastritis u. a., vorwiegend bei jungen Männern, mit *Schmerzen, Hyperazidität, Erbrechen, allenfalls Blutungen;* röntgenologisch Hypermotilität. Im Ausgeheberten Hyperazidität und zahlreiche Leukozyten. Es handelt sich um rezidivierende Gastritiden der Pars pylorica, die häufig mit Erosionen einhergehen und oft schwer vom Ulkus zu unterscheiden sind. Die operative Behandlung gibt schlechte Resultate.

b) Subazide Pangastritis (Altersgastritis) mit vorwiegend dyspeptischen Beschwerden: *Magendrücken, Widerwillen gegen Essen.* Zugrunde liegt meistens eine diffuse, zur Schleimhautatrophie führende Gastritis. In einem Teil der Fälle ist die Differentialdiagnose gegen Magenkarzinom schwierig, zumal in manchen Fällen ein Kausalzusammenhang besteht.

4. Magenkarzinom

Die Untersuchung stützt sich auf dieselben fünf Punkte wie beim Geschwürsleiden (vgl. S. 125f.). Eine *schematisierende Gegenüberstellung:*

Ulkus:	Karzinom:
Jugend	Alter (*viele* Ausnahmen!!)
periodische Schmerzen	Dauerdruck
lange Anamnese	kurze Anamnese (Ausnahme: Ulkus-Ca.)
Heißhunger	Widerwillen, Abmagerung!
Hyperazidität	Anazidität (nicht aber bei Ulkus-Ca.)
klinisch: Druckpunkt	Tumor, evtl. Leber!
Röntgen: Nische	„Wandstarre", „Tumoraussparung" (Rö.A.15)

Blutkörperchensenkung meist beschleunigt! Beim Magenkarzinom *dauernd* okkultes Blut im Stuhl (Benzidin pos.)! Tumorzellen im Ausgeheberten! (vgl. ORATOR-KÖLE: Allg. Chirurgie).

Die Frühdiagnose ist das Ziel. Die Prodrome sind sehr vieldeutig. Man kann drei Grundtypen unterscheiden:

Typ A: Bei älteren Magengesunden einsetzende Pylorusstenose
Typ B: Verschlechterung einer schon jahrelang bestehenden Dyspepsie
Typ C: Anämie, Angina pectoris-artige Schmerzen oder Schwäche ohne deutliche Magensymptome.

Niemals darf der tastbare Tumor abgewartet werden (zu dieser Zeit schon in vielen Fällen Lymphknoten- oder sogar Lebermetastasen, womit das Leiden unheilbar geworden ist). In jedem Verdachtsfall Röntgenuntersuchung vom Fachmann: *Bei zweifelhaften Befunden Probelaparotomie unerläßlich.*

Differentialdiagnose gegen Ulkus, Gastritis, andere Magentumoren (z. B. die seltenen Sarkome, Myome und Lipome), die noch seltenere Lues und Tbc. des Magens; gegen perniziöse Anämie und Kachexie aus anderen Ursachen.

Ausbreitungswege siehe Abb. 38. Demnach zu untersuchen: Oberbauch und Leberrand; Mastdarmaustastung; supraklavikular; Lungenbefund.

Th.: Sie besteht in ausgedehnter Resektion mit Wegnahme der Lymphknoten an der kleinen Kurvatur und am Pankreaskopf. Unterstützend wirkt nach Magen-Ca.-Resektion eine intensive Arsenkur und diätetische Umstellung, z. B. FREUNDsche oder Rohkost; Bluttransfusionen, HCl-Pepsin sowie Zytostatika je nach Befund. (Vgl. ORATOR-KÖLE: Allg. Chirurgie.)

Die Radikaloperation des Kardiakarzinoms oder eines auf die Kardia übergreifenden Magenkarzinoms erfolgt entweder rein abdominell oder abdomino-thorakal (quere Oberbauchlaparotomie

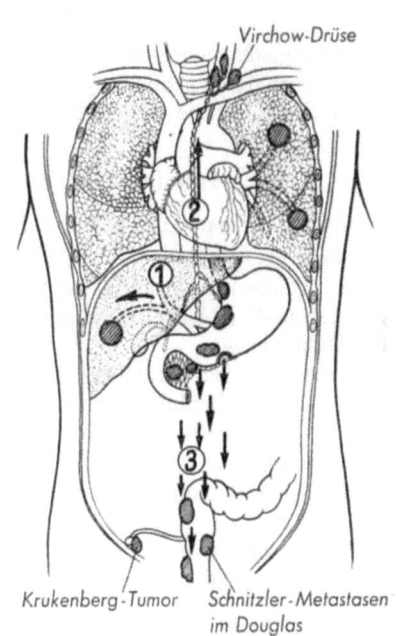

Abb. 38. Ausbreitungswege des Magenkarzinoms. 1 V. portae (Lebermetastasen). 2 Lymphwege (Virchow-Drüse, Lunge, großer Kreislauf). 3 Peritonealaussaat

mit Durchtrennung des Rippenbogens im 7. ICR. und Einkerbung des Zwerchfells). Ist der Tumor auf die Kardia beschränkt, wird eine *Kardia-Fundektomie* mit End-zu-Seit-Anastomose zwischen Ösophagus und blindverschlossenem Magenstumpf durchgeführt; reicht der Tumor von der Kardia bis zum Antrum *totale Magenexstirpation* („Gastrektomie") mit Ösophago-Jejunostomie retrokolisch und BRAUNscher Anastomose oder Dünndarmzwischenschaltung nach SEO-LONGMIRE. Bei Übergreifen auf das Pankreas oder den Milzhilus „Monobloc-Resektion" (KÖLE) mit Entfernung des Magens, des Pankreasanteils, der Milz, des großen und kleinen Netzes sowie erreichbarer Lymphknoten en bloc. Voraussetzung ist sorgfältige Vor- und Nachbehandlung (Eisen, Vit. B_{12}, Kobalt, Leberpräp., Elektrolythaushalt, Eiweiß usw.) des Operierten, Intubationsnarkose, Blutbank!! Zytostatika.

B. Gallensystem

Die chirurgisch wichtigen Erkrankungen des Gallensystems ordnen sich in drei sehr ungleich große Kapitel: 1. das Gallensteinleiden, 2. das Karzinom, 3. die steinfreie Gallenblase.

1. Gallensteinleiden (Cholelithiasis)

Die Grundsymptome zeigen folgende Reihe:
Der Stein als solcher ist . . . . *symptomlos*
Steine: Cholesterin-„Solitärstein"; facettierte „Kombinationssteine" (Rö.A. 16); Pigmentsteine, vorwiegend in den Gallenwegen.
„Spasmen" an den Gallenwegen (Gallenblasenhals und Sphincter ODDI, allenfalls auch „Spannung" der Gallenblase bei Zystikusverschlußstein) ergeben
die typischen . . . . *Koliken*
Entzündliche Reizung (Cholezystitis, Pericholezystitis)
erzeugt das . . . . *Fieber*
Cholangitis macht gewöhnlich . . . . *Schüttelfröste*
Übertritt von Gallenbestandteilen ins Blut führt zum *Ikterus*

Der Ikterus tritt klinisch in 2 Formen auf:
a) mechanisch
  α) durch Choledochusstein
  β) durch Drüsenschwellung an den Gallengängen, entweder entzündlich oder neoplastisch

γ) durch direkten Druck eines Tumors (der Papilla VATERI, des Pankreaskopfes, des Choledochus, der Gallenblase)
δ) durch Lebermetastasen mit Verschluß von Gallengängen

b) intrahepatisch, wie er toxisch-infektiös oder dysfunktionell ebenso wie beim katarrhalischen Ikterus auch bei jeder Gallenblasenreizung zustande kommen kann: sog. „flüchtiger Ikterus des Gallensteinanfalles".

Typischer Krankheitsverlauf. Schon bei relativ jungen Frauen treten, im Anschluß an eine Gravidität, rezidivierend, nicht immer, aber meist nach fettem Essen, häufig nachts, manchmal nach Aufregungen, schwere Schmerzkoliken im rechten Hypochondrium *(„Steinanfall")* auf, die gegen den Rücken und in die rechte Schulter ausstrahlen; im Wiederholungsfall häufig Schüttelfröste und Fieber über 39⁰ *(akute Cholezystitis)*, ein- oder mehrmaliges Galleerbrechen. Die Koliken sind in der Regel so heftig, daß Bettruhe und Wärme nicht genügen, sondern der Arzt ein Analgetikum, kombiniert mit einem Spasmolytikum, geben muß. Manchmal die allerersten Anfälle fieberfrei. Häufig gesellt sich später ein flüchtiger Ikterus (Skleren, Hautjucken!) hinzu. Druckschmerz im rechten Hypochondrium am Rektusrande, zu prüfen mit flach aufgelegter Hand, während der Einatmung! Urobilin im Harn. Cholezystographie (vgl. ORATOR-KÖLE: Allg. Chirurgie): Rö.A. 17. Peroral oder intravenös gegebenes Jodobil oder Biligrafin wird durch die Leber ausgeschieden und in der Gallenblase konzentriert, wodurch diese rö.-darstellbar wird; auf Eidotter Schatten kleiner und dichter: röntgenologische *Funktionsprüfung* der Gallenblase. Bei organischer oder funktioneller Störung bleibt die Füllung aus; verwertbar ist dieser Befund jedoch nur bei normaler Darm- und Leberfunktion, daher **Leberfunktionsproben!**

Kommt das Leiden zur Latenz, wird es oft durch weitere Graviditäten wieder zum Aufflackern gebracht.

Über Untersuchung und Differentialdiagnose vgl. bei Appendizitis. Cave: „Leberkoliken bei Zirrhose, Lues oder Stauung"! Ähnliche Beschwerden bei Stippchen-Gallenblase (Lipoidose) trotz guter röntgenologischer Füllbarkeit.

Komplikationen (Abb. 39)

Der weitere Verlauf hängt davon ab, ob das Leiden in ein Latenzstadium übergeht oder ob sich im Laufe der Jahre Komplikationen hinzugesellen. Diese bewegen sich in 5 Richtungen:

a) **Peritonitisgefahr.** Die Cholezystitis kann als Pericholezystitis zu einer lokalen Peritonealreizung führen, die sich jederzeit vom rechten Subphrenium aus weiter ausbreiten kann.

Besonders gefährlich ist die *Perforation einer vereiterten Gallenblase*, die sowohl im akuten Reizzustand, also während eines fieberhaften Steinanfalles, als auch, wenn auch selten, bei einem älteren Gallenblasenempyem, im Stadium der Latenz zustande kommen kann.

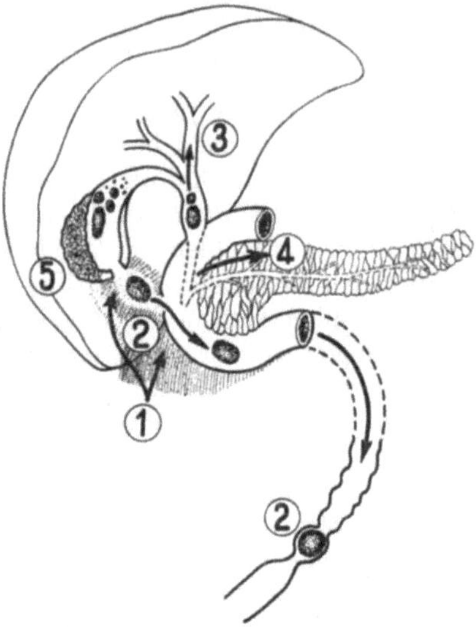

b) Ileus

α) Die entzündete Gallenblase kann in jedem Stadium des Leidens, insbesonders aber bei älteren Leuten, zu einer entzündlichen Lähmung des Darmes und damit zum *gemischten Ileus führen* (siehe S. 168). In diesem Zustand ist das Grundleiden oft nicht leicht zu diagnostizieren und häufig als Ileus maskiert.

β) Große Steine führen in der entzündlichen Gallenblase manchmal zu Wanddekubitus und kommen in pericholezystische Räume zu liegen. In manchen Fällen wandern sie wie andere Fremdkörper (z. B. bei Operationen vergessene Tupfer) von dort in benachbarte Darmschlingen ein, gewöhnlich in das Duodenum. Auf ihrem Abtransport durch den Darm kommt es dann häufig zu Spasmen, meist im untersten Dünndarm, woraus sich der sog. *Gallensteinileus* (kann auch allein durch Obturation infolge Größe des Steines entstehen) entwickelt.

Abb. 39. Gallensteinkomplikationen. 1 Peritonitisgefahr. 2 Gallenstein-Ileus. 3 Leberschädigung (Stauung und Infekt). 4 Pankreatitis (Reiz, Stauung und Infekt). 5 Karzinom

c) Leberschädigung. Bei häufigen fieberhaften, auch mit nur flüchtigem Ikterus einhergehenden Anfällen tritt bei jahrelangem Leiden meist eine Leberschädigung ein. In hervorragendem Maße gilt dies aber in dem Augenblick, wo Steine in den Choledochus (Rö.A. 16) gewandert sind und Anlaß zu längerem Stauungsikterus bieten. Die Schädigung führt dann bis zur Stauungszirrhose und Leberdegeneration. Eitrige Cholangitis führt zu Leberabszessen. Solche Schäden sind oft irreparabel und bedingen eine besondere Operationsgefährdung. Abgrenzung der Choledocholithiasis von sonstigen Leberschädigungen und Ikterusformen!

Th.: Vor und nach Operation Stützung von Herz und Kreislauf. Glukose oder Lävulose i. v. mit Insulin und Vitamin B. Cortigen. Gegen die Blutungsbereitschaft K- und C-Vitamin; Kalzium; täglich morgens Karlsbader Salz; mehrmals im Lauf des Tages Pfefferminztee, bei Cholangitis Antibiotika! Kleine Transfusionen! Leberstützung!

d) Pankreasschädigung. Mechanische, funktionell-reflektorische und entzündliche Ursachen können beim Gallensteinleiden, insbesondere beim Choledochusstein die Pankreasmiterkrankung bedingen. Sowohl die Entzündung („Pankreatitis") wie die Dysfunktion (Aktivierung des Pankreassekretes in der Drüse: „Pankreasnekrose" mit fortschreitenden Fettgewebsnekrosen) führen zum lebensbedrohlichen Zustandsbild der *haemorrhagischen Pankreasnekrose* (unerträgliche Oberbauchschmerzen, links ausstrahlend! Analgetika und vor allem Spasmolytika [diff.-diagn. wichtig!] oft ohne Erfolg, Darmparalyse, hoher Puls, mäßiges Fieber, Erbrechen, hohe Leukozytose, Zyanose, marmorierte Haut; vorwiegend Dickleibige und Alkoholiker) mit Gefahr der fortschreitenden *Peritonitis, Kreislaufinsuffizienz und Eiweißzerfallvergiftung* (Intoxikation). WOHLGEMUTHsche Probe: Diastaseerhöhu α im Urin (freilich auch bei Pankreasbeteiligung, z. B. Ulkus u. a.). Tb : Zweckmäßig *konservativ:* Mehrtägige volle Nahrungsenthaltung, Antibiotika, Wärmeanwendung, Splanchnikus-Paravertebral-Anästhesie (MANDL) oder Peridural-Anästhesie; Ruhigstellung des Pankreas durch den Trypsin-Kallikrein-Inhibitor Trasylol (Inaktivierung der Peptidasen) mit parenteraler Applikation, dann durch Atropin, Largactil oder Hydergin-Panthesininfusionen; Substitutionstherapie (Pankrodigest, Pankreon); Duodenaldauerabsaugung mittels Verweilsonde (FUCHSIG); Kreislaufmittel und intravenös Traubenzucker-Insulin. Weiterhin Fastendiät und Kurzwellendiathermie. Bei Verdacht auf *Abszedierung Laparotomie,* Spaltung der Pankreaskapsel in diesem Bereich, lokale Applikation des Trasylol, Dränage und Abdichten der Umgebung durch Gazestreifen.

Als Restzustand entwickelt sich manchmal eine *Pankreaszyste.* Behandlung: Resektion oder Anastomosenbildung mit dem Magen oder der Gallenblase (v. WALZEL).

e) Maligne Entartung. Das gehäufte Zusammentreffen des Steinleidens mit Gallenblasenkarzinom spricht für den kausalen Zusammenhang. Ein Gallenblasenkarzinom ohne Steine kommt kaum zur Beobachtung (vgl. S. 141).

Zur Pathogenese: Die klinische Erfahrung bringt sowohl für angeborene Stoffwechselstörungen wie auch für entzündliche Ursachen sprechende Beispiele: entzündungsfreie Cholelithiasis bei jungen Mädchen; die überwiegende Zahl der Fälle weist auf die Bedeutung der Gestationsvorgänge hin (Gallensteinanfall im Wochenbett).

Operationsindikation: Fieber- und ikterusfreie „Steinanfälle" werden bei Schonungsmöglichkeit die internistische Behandlung erlauben. Wenn aber die Anfälle trotz interner Kur wiederkehren, insbesondere wenn sie gehäuft mit höherem Fieber („Cholezystitis der Steinblase") oder mit Ikterus oder Linksausstrahlung einhergehen, ist zur Vermeidung der genannten *Komplikationen* die Operation anzuraten. Die Operationsgefahren gehen mit diesen *sprunghaft* in die Höhe!!

Ist ein mechanischer Verschluß nicht mit Sicherheit ausschließbar, Ikterus nicht über 2, *höchstens* 3 Wochen anstehen lassen!!

Operationsmethoden:

a) Cholezystotomie oder Cholezystendyse, d.h. Entfernung eines Steines und Wiederverschluß der Blase; wird nicht mehr ausgeführt.

b) Cholezystostomie, d.h. Eröffnung und Ausräumen der entzündeten Steinblase und Einlegen eines Drän in die eröffnete Blase. Dieses Vorgehen wurde *bei alten Leuten angewandt, wenn die Radikaloperation als zu eingreifend erschien*; heute nur mehr bei schlechtem Allgemeinzustand und vitaler Indikation, sonst bei entsprechender Vorbereitung und schonender Anästhesie durch die Cholezystektomie ersetzt. Die „Mukoklase" (PRIBRAM: Ausräumung der Steine, Verschorfung der Schleimhaut, Ligatur des Zystikus, Vernähung des Serosamantels in sich, dränageloser Verschluß) wird nur vereinzelt ausgeführt.

c) Cholezystektomie. Abtragung, wenn möglich „subseröse Auslösung" (PRIBRAM) der entzündeten steinhaltigen Gallenblase am Zystikus an der Einmündungsstelle in den Choledochus. Sie hat, *weil sie einem Rezidiv vorbaut*, als das normale Verfahren zu gelten. Möglichste Einschränkung der Dränage. Sog. Rezidive nach Cholezystektomie sind, sofern es sich nicht um andere, nicht erkannte Krankheiten handelt, entweder Scheinrezidive, d. h. funktionelle Spasmen am Sphincter ODDI bei organisch gesunden Gallenwegen oder Beschwerden wegen einer Cholangitis oder endlich übersehene, etwa auch neuentstandene Konkremente im Choledochus (echte Steinrezidive).

d) Choledochotomie. Aus dem letztgenannten Grunde ist in jedem verdächtigen Fall die intraoperative Cholangiographie und Manometrie (MALLET-GUY) auszuführen; bei Nachweis von Steinen Eröffnung des Ductus choledochus und Entfernung der Steine. Wenn nötig, wird der Choledochus in der Regel für 10 bis 12 Tage mit einem einfachen, dünnen mit zwei seitlichen Öffnungen versehenen Gummidrän dräniert, u. U. Choledochoduodenostomie.

e) Cholezysto-Enterostomie (Anastomosenoperationen), meist Cholezysto-Duodenostomie oder Cholezysto-Jejunostomie mit BRAUNscher Anastomose am tiefsten Punkt.

2. Karzinom der Gallenwege und des Pankreaskopfes

Chirurgische Bedeutung beschränkt, da häufig leider inoperabel. Sitz des Tumors: 1. an der Gallenblasenkuppe, 2. an den tiefen Gallenwegen, 3. an der Papilla VATERI. Dasselbe klinische Bild bewirkt ein Pankreaskopfkarzinom, das aber meist beträchtliche Rückenschmerzen, besonders nachts, begleiten.

Bei den Gallenblasenkuppenkarzinomen ist in der Regel in der früheren Vorgeschichte ein Gallensteinleiden festzustellen. Manchmal ist es freilich vollkommen latent geblieben. Die anderen zwei Karzinomformen können ohne Voranamnese auftreten.

COURVOISIERsches Zeichen bei Ikterus älterer Menschen: Gallenblase tastbar, d. h. „gestaut" = Ca.; Gallenblase nicht tastbar, d. h. geschrumpft, weil chronisch entzündlich verändert = Choledochusstein. Das Symptom ist unverläßlich.

Krankheitsbild. Schleichend und meist ohne Koliken, entwickelt sich zugleich mit zunehmender Kachexie ein sich dauernd steigender mechanischer Ikterus mit Hautjucken, hellem Stuhl, dunklem Urin; frühzeitig Lebermetastasen tastbar.

Th.: Radikaloperation bei Gallenblasenkuppenkarzinom im Frühstadium. Papillen- und Pankreaskopfkarzinome werden ein- oder mehrzeitig (bei hochgradigem Ikterus) operiert: *1. Akt:* Cholezyst-Enterostomie und G. E. *2. Akt:* Resektion des Pankreaskopfes samt Duodenum und entsprechende Anastomosierung. Heute bei entsprechender Vorbereitung meist einzeitig! Siehe ORATOR-KÖLE: Kurze chir. Operationslehre.

3. Steinfreie Gallenblase

a) Akute Cholezystitis „sine concremento". Nach Paratyphus, Grippe u. a. entwickelt sich eine akute Cholezystitis, im Symptomenbild also einem fieberhaften Gallensteinanfall gleichend.

b) Stauungsgallenblase. Mehr oder minder typische Gallenkolikbeschwerden werden bei stein- und entzündungsfreien Gallenwegen auf Dyskinesien (spastisch-atonische Zustände) der Gallenwege mit Stauungszuständen in der Gallenblase bezogen. Die operative Behandlung mit Cholezystektomie gibt schlechte Resultate: viele „Rezidiv"-beschwerden. Domäne der internen Behandlung. Nur bei Hinzutreten von Entzündung oder Steinen operatives Vorgehen angezeigt.

c) Die äußere Fistel über ein Choledochusdrän wirkt oft günstig bei schwerem, intern unbeeinflußbarem, hepatogenem Ikterus.

C. Wurmfortsatzentzündung (Appendizitis)

1. Typischer Krankheitsverlauf

a) Appendicitis acuta

Ohne äußeren Anlaß, aber auch nach Diätfehlern, Beginn mit ziehenden, später mehr krampfartigen Schmerzen, die in der Magengrube einsetzen und sich langsam in den rechten Unterbauch verlagern. Dazu gesellen sich Übelkeit und Brechreiz, öfter ein- oder mehrmaliges Erbrechen. Häufig Sistieren von Winden und Stuhl. Manchmal leichtes Frösteln. Die Patienten müssen sich zu Bett legen. Ähnliche Anfälle meist bereits vorhergegangen.

Die klinische Untersuchung ergibt eine Druck- und Klopfschmerzhaftigkeit im rechten Unterbauch mit reflektorischer Muskelspannung. Die Temperatur ist axillar wenig, rektal deutlich erhöht. Es besteht oft eine relative Pulsbeschleunigung. Häufig eine belegte Zunge. Rektal: Druckschmerz im DOUGLAS rechts. Oft Psoasreizung und Schmerzen beim Beinheben, vgl. S. 225, mäßige Hyperleukozytose (8—10000), Harnsediment meist o. B.

Grundsymptome:
1. Mit Bauchdeckenspannung einhergehende Schmerzen im rechten Unterbauch
2. Übelkeit, Erbrechen
3. Pulsanstieg und rektale Temperaturerhöhung

Bauchdeckenspannung, Druck-, Klopf- und Loslaßschmerz beherrschen den Lokalbefund, dem sich die Allgemeinsymptome der Peritonealreizung (vgl. S. 158) hinzugesellen. Aus der Lokalisation, der Art und der Ausdehnung des Lokalbefundes muß der zugrunde liegende Prozeß erschlossen werden.

b) Appendicitis subacuta

Nach Ablauf von 4 bis 5 Tagen hat sich bei leichtem Krankheitsverlauf unter Bettruhe folgendes Bild entwickelt: Allgemeinzustand wenig gestört, nach vorübergehender Verstopfung wieder normaler Stuhlgang, subfebrile Temperaturen mit adäquatem Puls. Zunge belegt, aber feucht, kein Brechreiz.

II. Chirurgische Bauchtrias 143

Die Bauchuntersuchung ergibt bei vorsichtiger Untersuchung keine Muskelspannung, dagegen im rechten Unterbauch eine etwas schmerzhafte Resistenz. Allenfalls Fehlen des rechten unteren Bauchdeckenreflexes. Die Peritonealreizung ist mehr oder minder abgeklungen. *Die Befunderhebung hat ihren Schwerpunkt im lokalen Palpationsbefund:* ein Infiltrat kann getastet werden.

c) Abklingende Appendizitis

2 bis 3 Wochen nach Krankheitsbeginn ungestörtes Allgemeinbefinden, normale Darmtätigkeit, keine Resistenz. Zur Feststellung der nach der Vorgeschichte anzunehmenden Appendizitis sind feinere Untersuchungsmethoden (Abb. 40 und 41) heranzuziehen.

Zustandsbilder der Appendizitis. *Vom Standpunkt der klinischen Symptomatologie können also, ganz abgesehen von den später zu besprechenden Komplikationen, bei einem glatt verlaufenden leichten Appendizitisanfall im zeitlichen Ablauf recht verschiedene Bilder entstehen, denen die angewandten Untersuchungsmethoden anpepaßt sein müssen. Es ist also verkehrt, im akuten Zustand mit schmerzhafter Bauchdeckenspannung eine intraperitoneale Resistenz zu suchen oder bei deutlich tastbarer Resistenz des II. Stadiums das Rovsing-Symptom zu prüfen.*

Vielmehr haftet in der Regel die Untersuchungsmöglichkeit beim akuten Zustandsbild an den Bauchdecken; im subakuten stehen die Bauchorgane der Palpation frei; im chronischen Stadium geht unser Suchen nach bestimmt differenzierten Tiefendruckpunkten.

Am gefährlichsten ist die *Verkennung im akuten Stadium.* Das verläßlichste Symptom: die *Bauchdeckenspannung!* Diese kann fehlen (PAYR):

α) Manchmal bei Empyem der Appendix (dann aber ausgesprochener Druck- und Lokalschmerz)

β) Bei Lage im kleinen Becken (dann früh ausgesprochener Druckschmerz im DOUGLAS!)

γ) Bei retrozökaler Lage (dann Lumbalspannung, allenfalls Psoaskontraktur)

δ) Bei wiederholten Anfällen (wegen Schwartenbildung — wir sprechen von Schwartenappendizitis!)

ε) Bei alten Leuten mit sehr schlaffen Bauchdecken

ζ) Ausnahmsweise kurz nach Perforation: „Trügerische" Erleichterung der Schmerzen bei Durchbruch eines unter Spannung stehenden Empyems.

Schema der Untersuchung (Abb. 40):
Druckpunkte für Appendizitis:
1. MAC BURNEY (1889), auch in linker Seitenlage!
2. LANZ
3. BLUMBERG-Loslassungsschmerz
4. ROVSING
5. DOUGLAS-Schmerz.

Differentialdiagnose der Appendizitis (Abb. 41)

1. Andere Reizzustände in der Ileozökalgegend: *Darmkatarrh* („Bauchgrippe" bei Kindern, Colitis membranacea seu Colica mucosa), Paratyphus, Typhus (Leukopenie, Milz!, Zunge!, Bradykardie), beginnende Ruhr, Ileozökal-Tbc. (akute miliare Streuung, Lungenanamnese), auch Karzinom („Tumor", Blutbild) oder unspezifischer Entzündungstumor („Regionale Ileitis"), bevorzugt an den untersten Ileumschlingen als „Ileitis terminalis"; „abdominelle Purpura" HENOCH, Purpura abdominalis im Rahmen eines rheumatischen Geschehens mit kolikartigen Schmerzen (vgl. S. 164). Ileusformen, MECKEL, Netztorsionen, Pneumokokkenperitonitis (vgl. S. 167) u. a. *Würmer!* (Appendicopathia oxyurica, Askariden.)

2. Nach unten zu: Genitale, vorwiegend Adnexitis (Beginn meist mit oder nach der Menses. Druckschmerz tiefer beckenwärts, meist beid-

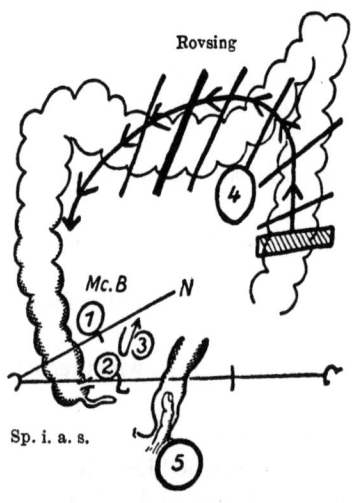

Abb. 40. Appendixuntersuchung

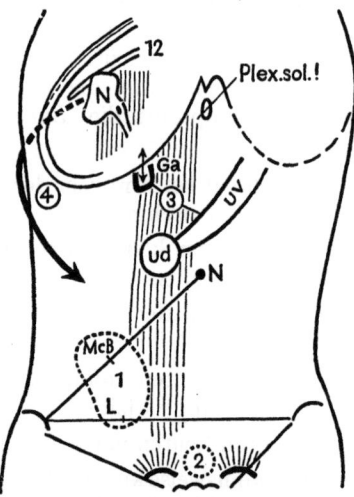

Abb. 41. Differentialdiagnose der Appendizitis

II. Chirurgische Bauchtrias

seitig, höheres Fieber [axillar]). Vaginalbefund: DOUGLAS und Uterusbewegung sehr schmerzhaft. Adnextumor! Tubargravidität!!, stielgedrehte Ovarialzyste, „Mittelschmerz" zur Zeit der Ovulation. Pneumokokkenperitonitis (bei kleinen Mädchen). Auch Samenstrang und Hoden!
3. Nach oben zu: Gallenblase (Leberrand-, u. U. Rippenbogendruckschmerz, Ausstrahlung siehe S. 136), Magen, *Duodenum*, Pankreas, Pleuritis, Pneumonie (wichtig bei Kindern!! Zwerchfellreizung führt zu Bauchschmerz und Bauchdeckenspannung! Lungenuntersuchung u. Rö.! Hohe Leukozytose!), Angina!
4. Nach hinten zu: Niere (Pyelitis), Ureterstein (typische „Ureterkolik" [Abb. 41], Harnbefund!, fehlende Blauausscheidung, i. v. Pyelogramm!), Spondylitis tuberculosa, Psoasabszeß, Beckenosteomyelitis.

Von Bedeutung ist die Vorgeschichte. In gewissem Ausmaß können zur Unterscheidung die bestimmte Lage und Ausstrahlung der Organdruckpunkte herangezogen werden, die im akuten Zustand in den Bauchdecken, im chronischen Stadium als Tiefendruckpunkte zu erfassen sind (Abb. 41).

Besondere Schwierigkeiten bieten *atypische* Fälle: 1. Schon früh hochfiebernd, nicht selten bei stärkerer Lymphknotenbeteiligung des Mesenteriolums und des anschließenden Dünndarmmesenteriums = „lymphatische" Form der Appendizitis (BORCHARD); hier denkt man eher an Oxyuren, Pyelitis, Adnexitis oder Grippe. 2. Fälle mit Durchfällen: Verwechslung mit Darmkatarrh, Bauchgrippe, Pneumokokkenperitonitis, Douglasabszeß 3. Abnorm liegende Appendix, z. B. unvollständige Zökumwanderung (an der Leberpforte); Linkslagerung, völlig abgeschlossen retrozökal oder in ältere Verwachsungen eingebettet, Situs inversus viscerum u. a.

Pathogenese und Ätiologie: Periodische Häufigkeit, familiäre Belastung, oft epidemisches Auftreten. Häufig wird sie durch Koli, Streptokokken und Anaerobier verursacht (für die Behandlung mit Antibiotika wichtig!).

Erklärung für die oft in kürzester Zeit entstehende Wandgangrän:

a) Anhäufung von adenoidem Gewebe *(„Tonsille" des Darmes)*
b) Möglichkeit der *Sekretstauung* mit ihren bakteriell-toxischen und Ferment-Schäden in dem langen schmalen „Blinddarmanhang", insbesondere durch *Kotsteine* und alte Narben
c) Eigenart der *Gefäßversorgung*, die segmentale Ernährungsstörungen erleichtert.

Die pathologisch-anatomischen Formen der Appendizitis prägen sich im klinischen Verhalten als gut- oder bösartig aus.

Die *Innenappendizitis* führt zu den klinischen Formen

α) der katarrhalischen Appendizitis,
β) der „Appendicite neurogene" (MASSON, MARESCH 1921), Schrumpfungsprozeß mit Wucherung des neuralen Gewebes, klinisch nicht erkennbar und
γ) des Empyems.

Die *destruktive Appendizitis* (in ihren zwei Formen „phlegmonosa" und „gangraenosa") ist die Grundlage der schwereren Krankheitsbilder:

δ) Infiltrat („Perityphlitis")
ε) Abszeß
ζ) Peritonitis.

Bei *eitriger Thrombophlebitis* des Mesenteriolums Gefahr der aufsteigenden Thrombophlebitis, Pylephlebitis und Leberabszesse! Klinisch meist Schüttelfröste!!

2. Verlaufsformen — Typische Komplikationen

a) **Katarrhalische Appendizitis.** Anfangsstadium wie im typischen Krankheitsverlauf beschrieben, gewöhnlich nach 48 Stunden so weit abgeklungen, daß nur mehr geringe Muskelresistenz, etwas Druck- und Loslassungsschmerz der Ileozökalgegend für 4 bis 6 Tage besteht, dann volle Latenz.

b) **Empyem.** Hier wird zeitweise, und zwar wiederholt in ausgesprochenem Maße, das akute peritoneale Reizstadium in Erscheinung treten. In den Zwischenzeiten dauernd ausgesprochener Druck- und Loslassungsschmerz, allenfalls sogar fragliche Resistenz tastbar.

Es besteht die Gefahr einer *Perforation*; manchmal Ausgang in ein stark wandverdicktes, wenig infektiöses, chronisches Empyem. Dauernd Gefahr des Wiederaufflackerns.

c) **Das Infiltrat** („Perityphlitis"). Bei diesem Krankheitsverlauf pflegen die Allgemeinerscheinungen und die Zeichen der lokalen Peritonealreizung deutlicher ausgeprägt zu sein als bei den einfachen katarrhalischen Formen. Auch hält die Bauchdeckenspannung einige Tage länger an und läßt bei ihrem Verschwinden eine deutlich tastbare Resistenz in der Ileozökalgegend erkennen. Für den weiteren Verlauf des Infiltrates ist es charakteristisch, daß keine stärkeren Fiebererscheinungen auftreten, daß die Resistenz nicht wächst, daß die Schmerzhaftigkeit im Gegenteil bald abnimmt und im Laufe von 2 bis 3 Wochen die Resistenz vollkommen verschwindet. Im Blutbild werden beim Infiltrat Leukozytenvermehrung, erhöhte Senkung und Linksverschiebung in beschränktem Ausmaß bleiben.

Pathologisch-anatomisch: Kollaterales Ödem um den entzündeten Wurmfortsatz. Dieser ist dabei hochgradig entzündet („phlegmonosa"), weist aber nur ausnahmsweise eine Wandgangrän auf; fibrinöse Auflagerungen, Verklebung mit der entzündlich aufgelockerten, von Fibrinausschwitzungen durchsetzten Netzschürze. Auch die Wand benachbarter Dünndarmschlingen kann in das Infiltrat einbezogen sein. Alle diese Veränderungen sind reversibel, und unter Resorption kann eine Restitutio ad integrum erfolgen.

d) Der Abszeß. Wenn in einem Infiltrat aus der stets bestehenden leukozytären Durchtränkung eine eitrige Einschmelzung stattfindet, ist der Übergang zum Abszeß gegeben. Dabei sind klinisch in den ersten Tagen dieselben Erscheinungen wie beim Infiltrat. Erst das Wachsen des Infiltrates, die zunehmenden Schmerzen, allenfalls sogar die klinisch nachweisbare Fluktuation, die lähmende Wirkung des Abszesses auf die benachbarten Darmschlingen, höheres Fieber, das Blutbild mit Hyperleukozytose und Linksverschiebung unterscheiden die Krankheitsbilder. Handelt es sich um eine eitrige Einschmelzung ganz umschriebenen Umfanges, kann im Laufe mehrerer Wochen eine Resorption stattfinden, in der Regel wird aber eine Ausstoßung des Eiters notwendig sein. Sich selbst überlassen, besteht deshalb die Gefahr einer Abszeßperforation in die freie Bauchhöhle (besonders gefährliche Spätperforationsperitonitis); in seltenen Glücksfällen bricht der Abszeß in eine benachbarte Darmschlinge durch und entleert sich so ohne Nachhilfe.

Deshalb ist bei jedem Abszeß, sobald er eine bestimmte Größe erreicht hat, die operative Eröffnung angezeigt. Nach Abklingen aller Erscheinungen folgt etwa 3 Monate später die Appendektomie unter Schutz von Antibioticis.

Typische Abszeßformen

Sie entwickeln sich je nach der Lage der Appendix (Abb. 42).

1. Ileoinguinalabszeß bei freier Lagerung vor dem Zökum. Der Abszeß liegt oberhalb des POUPARTschen Bandes bauchwandnahe. Es entwickeln sich dort die Kollate-

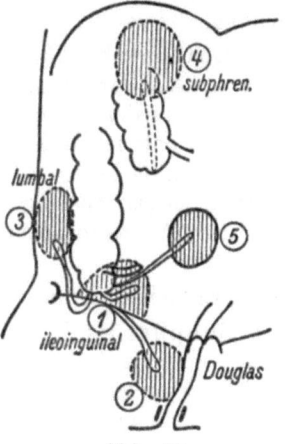

Abb. 42.
Appendizitische Abszesse

ralerscheinungen der Entzündung; gewöhnlich ist die Darmpassage nicht beeinträchtigt. Th.: Nach Reifung ist der Abszeß von einem Inguinalschnitt innen von der Spina il. ant. sup. zu eröffnen, unter strenger Vermeidung der Gefahr, ins freie Peritoneum zu gelangen.

2. Douglasabszeß bei Kaudalposition der Appendix. Der Abszeß entwickelt sich im kleinen Becken und grenzt an Blase und Rektum, welche beiden Organe durch die benachbarte Entzündung in Mitleidenschaft gezogen werden. Häufig auch als Spätkomplikation nach Operation einer eitrigen Appendizitis!

Sy.: Blase: Pollakisurie ohne Zystitis!, späterhin Blasenlähmung und Übergreifen der Entzündung

Mastdarm: Häufiger Stuhldrang! Schleimabgang, Sphinkterlähmung!!! (schlaffer Sphinkter bei rektaler Untersuchung!) Ileuserscheinungen (Meteorismus)

Digitalbefund beweisend. Blase muß entleert sein!

Th.: Eröffnung des Douglasabszesses, sobald durch Digitaluntersuchung eine Erweichung (Fluktuation) des stets gut tastbaren Douglasinfiltrates festzustellen ist. Da der Sphinkter gelähmt ist, gelingt es leicht, durch das Mastdarmspekulum den Douglasabszeß zu punktieren und, wenn Eiter festgestellt wird, mit der Kornzange entlang der liegenden Punktionsnadel den Abszeß zu eröffnen; zwischen die gespreizten Branchen der Kornzange wird ein Gummidrän in den Abszeß gelegt (vgl. ORATOR-KÖLE: Kurze chir. Operationslehre). Gewöhnlich rasche Ausheilung.

3. Lumbalabszeß bei Lateralposition der Appendix, gewöhnlich auch „paranephritischer Abszeß" genannt, da die lumbalen Abszesse häufiger von der Niere verursacht werden. Bei der Lateralposition der Appendix entwickelt sich der Abszeß lateral und hinter dem Zökum und wächst von da in den retroperitonealen Lumbalraum; gewöhnlich keine Störung der Darmpassage und geringfügige Peritonealsymptome, weshalb bei diesen Abszeßformen die Diagnose Appendizitis oft gar nicht gestellt wird.

Th.: Abszeßeröffnung von einem Lumbalschnitt.

4. Subphrenischer Abszeß bei kraniodorsaler Lagerung der Appendix oder bei kongenital abnormem Hochstand des Zökums (unvollständige Wanderung des Kolons). Der Abszeß liegt nirgends bauchwandnahe. Druckempfindlichkeit besteht entlang der unteren Thoraxapertur, je nachdem der Abszeß mehr vorn oder hinten liegt, stärker im Hypochondrium oder an der 12. Rippe (Abb. 41).

Da der Lymphstrom in kranialer Richtung verläuft, gehört fast ausnahmslos zum subphrenischen Abszeß ein kollateraler = sympathischer Erguß der Pleura. So ergeben sich folgende *Symptome:*

Fieber und Allgemeinsymptome
Schmerzen im Hypochondrium, in die Schulter ausstrahlend
Druckempfindlichkeit an der Thoraxapertur
Bewegungseinschränkung und Hochstand des Zwerchfells
kollateraler Pleuraerguß
in manchen Fällen Dickdarmparalyse

Die Diagnose kann wesentlich unterstützt werden durch die *Röntgenuntersuchung* (Aufnahme und Durchleuchtung im Sitzen und Stehen). **Th.:** Operative Eröffnung unter Wegnahme der 12. Rippe oder vom Hypochondrium aus, je nach Lage des Abszesses. Sulfonamide (Supronal, Trisulfan) und Antibiotika (Terramycin, Sigmamycin, Reverin, Paraxin, Strepto-Kemicetin, Nebacetin, Baneocin u. a.).

5. **Mesozöliakaler Abszeß** (selten) bei medialer Position der Appendix. Er liegt mitten zwischen Dünndarmschlingen, nirgends bauchwandnahe. Bei seiner Eröffnung kann die freie Bauchhöhle nicht vermieden werden.

e) **Peritonitis** (weiteres bei Ileus — Peritonitis)

α) Perforationsperitonitis der akut gangränösen Appendix. Sie erfolgt in der Regel in den ersten 24 bis 48 Stunden des Anfalls.

β) Perforationsperitonitis eines Abszesses. Sie erfolgt naturgemäß erst einige Tage nach Beginn des Anfalls, sehr oft nach anfänglicher trügerischer Besserung des Krankheitsbildes. Relativ häufig bei Kindern!

γ) Perforationsperitonitis eines älteren Empyems. Sie kann auch ohne klinisch in Erscheinung tretenden appendizitischen Anfall, also anscheinend „aus heiterem Himmel" erfolgen, wenn in einem älteren Empyem einsetzende Entzündungserscheinungen ohne weitere allgemeine Reaktion vor sich gehen (vgl. Ähnliches bei altem Empyem der Gallenblase).

δ) Langsam fortschreitende fibrinös-eitrige Peritonitis, wie sie bei phlegmonöser Appendizitis sich jederzeit aus einem Infiltrat oder Abszeß entwickeln kann.

Da sich die Prognose bei eingetretener Peritonitis auch unter Anwendung der Sulfonamide und Antibiotika wesentlich verschlechtert, muß für jeden Fall die Operation im *Frühstadium* gefordert werden!!

3. Behandlungsrichtlinien der Wurmfortsatzentzündung

Aus der chirurgischen Erfahrung ergeben sich folgende Leitsätze:

a) Frühstadium (1. und 2. Tag)

Die appendizitischen Anfälle sind keine einmaligen Erkrankungen, das Rezidivieren ist die Regel. Also: Auch bei Abklingen des Anfalls muß mit einer späteren zumeist ernsthafteren Wiederholung gerechnet werden: *Rezidivierende Erkrankung*.

Innerhalb der ersten 24 bis 48 Stunden eines Anfalls läßt sich in der Regel eine sichere Vorhersage über den Verlauf schwer geben. Wir können oft in diesem Frühstadium aus den klinischen Befunden nicht ablesen, ob es sich um eine Innenappendizitis oder um eine destruktive Form handelt: *Undurchsichtigkeit des Frühstadiums*.

Die operative Behandlung innerhalb der ersten 24 bis 48 Stunden ergibt bei den *verschiedensten* Formen von Appendizitis gute Resultate mit einer fast an Null grenzenden Letalität: gute *Prognose jeder Frühoperation*. Durch Anwendung der Sulfonamide und Nebacetin (lokal) und Antibiotika (allgemein) erscheint das „Frühstadium" über den 3. und 4. Tag erweitert (vgl. unten).

Aus diesen drei Thesen leitet sich die Forderung ab (sofern keine Kontraindikation vorliegt), *jede diagnostizierte Appendizitis (mit Bauchfellreizung = Bauchdeckenspannung!) im Frühstadium der Operation zuzuführen!*

b) Intermediärstadium

Dem Begriff des Frühstadiums wurde früher das Intermediärstadium gegenübergestellt, d. h. vom Ende des 2. Erkrankungstages bis zum Ablauf der ersten Woche. Es ist die Zeit, da die Innenappendizitis wieder vollkommen abklingen kann, während das Infiltrat und der Abszeß zur Konsolidierung und Abgrenzung gelangen. Bei Operationen im *Intermediärstadium* geben die Innenappendizitis und manche Infiltrate gleich gute Resultate wie im Frühstadium; bei dem in Ausbildung begriffenen Abszeß und bei manchen Infiltraten besteht dagegen die Gefahr der Generalisation *(„operativ ausgelöste Allgemeinperitonitis"!)*.

Von vielen Kliniken wurde deshalb die *Operation im Intermediärstadium abgelehnt, da sie für die Innenappendizitis und das Infiltrat meist nicht mehr und für den in Ausbildung begriffenen Abszeß noch nicht notwendig sei.* Abwarten ist aber gefährlich bei Kindern unter 10 Jahren (wegen mangelhafter Abkapselungskraft) und bei zweifelhafter Diagnose!!

Unter dem Schutz von Sulfonamiden und Antibioticis, einer Blutbank und Intubations-Anästhesie, ist das *aktive* Vorgehen auch noch am

3. bis 5. Tage mit Erfolg möglich, so daß nur ausgebildete, völlig abgekapselte „perityphlitische" Abszesse der *zuwartenden Behandlung* zugeführt werden brauchen.

c) Spätstadium

Der Abszeß wird besser nach völliger Ausreifung, wenn möglich erst, nachdem er hautnahe geworden ist, im sog. „Spätstadium" (ab der 2. bis 3. Woche) eröffnet.

d) Intervall

Sind alle akuten Reizerscheinungen abgeklungen und auch bei sorgfältiger Untersuchung (Blutkörperchensenkung, Blutbild, rektale Untersuchung, axillare und rektale Temperatur) nicht mehr festzustellen, ist das Intervallstadium erreicht.

So ergeben sich folgende *Hauptregeln der Operationsindikation:*
1. Allgemeine Operationsanzeige im Frühstadium. Die oben erwähnte zunehmende Beherrschung der Peritonitisgefahr läßt ihre Indikation erfolgreich ausdehnen.
2. Dringliche Operationsanzeige bei beginnender Peritonitis (gleichgültig, in welchem Stadium und Zeitpunkt sie eintritt).
3. Eröffnung eines Abszesses im Spätstadium.
4. Günstige Operationsanzeige im Intervall nach Abklingen aller Entzündungserscheinungen (je nach Schwere der Erkrankung 6 Wochen bis 4 Monate später), da sonst immer wieder Rezidive, u. U. unter ungünstigen Verhältnissen, auftreten!!

III. Chirurgie des Darmes

A. Dünn- und Dickdarm

Wir erwähnen hier nur das praktisch Bedeutungsvollste. Ileus und Peritonitis sind gesondert dargelegt.

Bauchtumorlokalisation im allgemeinen

a) Verhältnis zur Bauchwandmuskulatur. Was bei Anspannung der Muskulatur („Anheben des Kopfes") deutlich hervortritt, liegt davor (Nabelgeschwülste, „Desmoide" [Fibrome] der vorderen Rektusscheide usw.). Die hinter der Muskulatur gelegenen Geschwülste werden bei deren Anspannung undeutlicher.

b) *Atemverschieblich* ist alles, was dem Zwerchfell anliegt: Leber mit Gallenblase, Milz, in geringem Maße der Magen und die Nieren.

c) **Beweglicher** sind im allgemeinen *intraperitoneale Tumoren* gegenüber den meist breitbasig aufsitzenden, überwiegend malignen Tumoren des Retroperitoneums; doch gibt es auch bewegliche, relativ benigne Retroperitonealtumoren, z. B. die typischen Lipomyxome.

d) Bei beweglichen Tumoren läßt sich oft aus dem *Radius der Verschieblichkeit* ihre Ursprungsstelle ableiten.

e) Das Verhältnis einer Geschwulst zum Dickdarm läßt sich häufig auch ohne Röntgen, durch einfache Palpation und Perkussion klarlegen.

f) Von grundsätzlicher Wichtigkeit ist für alle chirurgischen Darmerkrankungen der Nachweis einer *Zökalblähung* (Frühsymptom bei *jeder* Dickdarmstenose).

g) Zu jedem Bauchtumor gehört die *digitale rektale* und *vaginale Untersuchung*.

1. Angeborene Darmkrankheiten

I. *Nabelgang* — MECKEL *(Ductus omphalo-mesentericus, Dottergang)*

a) **Außen**: Nabelfistel, Nabelgangstumor (selten). Am Nabel auch Urachusfistel und -tumor!

b) **Innen**: MECKELsches Divertikel, etwa 40–70 cm oberhalb der BAUHINschen Klappe (2% aller Menschen).

Krankheitserscheinungen beim MECKELschen Divertikel

α) Als Ursache einer **Darmverwicklung** (Strangileus infolge Verklebung des Divertikels),

β) als „MECKEL"-Entzündung, *Divertikulitis* oder infolge eines peptischen Geschwüres („Naturexperiment", im MECKEL häufig Inseln von Magenschleimhaut! — Stütze der peptischen Ulkusgenese).

II. *Megacolon congenitum*

Man unterscheidet mit SWENSON und BODIAN

1. den „echten HIRSCHSPRUNG" mit nachweisbarem „spastischem Segment" (Fehlen des AUERBACHschen Plexus: „aganglionär") im Rekto-Sigmoidbereich,

2. das sekundäre oder symptomatische Megakolon bei angeborener oder erworbener Stenose meist der Analregion und

3. das idiopathische Megakolon ohne morphologische Veränderungen.

Sy.: Langsam zunehmende, schwere, bis zu mehreren Wochen dauernde Stuhlverstopfung, Riesenbauch, Zwerchfellhochstand, sporadische Entleerung enormer Mengen stinkender Jauche, zeitweise Ileussymptome. Wachstumsstörung. Kachexie.

Th.: Beim „*echten* HIRSCHSPRUNG" nach optimaler Vorbehandlung Resektion des spastischen Segments, meist als Invaginationsoperation des Rekto-Sigmoids. Bei der symptomatischen Form operative Beseitigung der Stenose, beim idiopathischen Megakolon Versuch einer internen Behandlung mit Spülungen, Sympathikolytika oder Blockade des Grenzstranges. Da nur selten Besserung Hemikolektomie links oder ausnahmsweise Kolektomie. Bei Ileus durch Koprostase Kolostomie.

2. Bauchtraumen

I. **Offene Verletzung.** Ist stets im Operationssaal zu revidieren unter Erweiterung und Exzision der Bauchdeckenwunde; wenn möglich, primäre Nacht.

II. **Stumpfes Bauchtrauma**

Hauptgefahren: 1. Blutung aus einem Mesenterialriß, *Milzruptur*, Leberruptur.

2. Peritonitis am häufigsten wegen *Darmruptur*, entstanden durch

a) **Quetschungen** gegen die Wirbelsäule,
b) **Abreißung** eines beweglichen von einem fixierten Darmteil, z. B. an der Flexura duodenojejunalis,
c) **Bersten** oder Platzen einer stark gefüllten Darmschlinge (besonders bei Trunkenheit); „*Darmruptur bei Hernienträgern*": Ruptur einer Darmschlinge, die der Bruchpforte anliegt, durch ein Bauchtrauma.

Peritonitis auch durch intraperitoneale *Blasenruptur* (die extraperitoneale führt zur Urininfiltration und -phlegmone [Dammgegend!]).

3. Zwerchfellruptur mit Verlagerung von Baucheingeweiden in den Thorax.

Diagnose: Das Anfangsstadium der Blutung oder Perforationsperitonitis macht der Erkennung Schwierigkeiten, da auch ohne Bauchinnenverletzung, bloß bei *Bauchwandkontusion*, ein schweres Krankheitsbild (Schock, Bauchdeckenspannung, Druckschmerzhaftigkeit infolge retro- oder präperitonealem Hämatom [„Rektushämatom"] — vgl. Nierentrauma) erzeugt werden kann. Die schwere Blutung kann auch verzögert, nach mehrstündigem, sogar mehrtägigem Intervall, in Erscheinung treten: Infolge vorübergehender Tamponade durch Blutkoagula, Netz und andere Organe; an der Milz infolge Durchbruchs eines anfänglich „subkapsulären" Hämatoms = „*zweizeitige Milzruptur*".

Deshalb bei fraglicher Blutung: Bauchperkussion (oft wachsende

Flankendämpfung nachweisbar!); Blutbefund: Leukozyten, Erythrozyten und Hgb.
Bei fraglicher Darmruptur: Digitale Rektaluntersuchung auf *Druckschmerz im* DOUGLAS. *Schulterschmerz* bei subphrenischer Reizung (Milz!). Suchen nach einer freien Gasblase! (klinisch und röntgenologisch). Genaue, halbstündliche Bauchumfangsmessung! Perkussion, Puls- und Blutdruckkontrolle!! Hgb.-werte! Leukozyten!
Verbot jeder Nahrungsaufnahme, strengste Bettruhe, Transfusion, genaue Beobachtung.
Tritt 2 bis 3 Stunden nach dem Trauma keine Besserung ein, Probelaparotomie!!:

Bei *Mesenterialriß:* Naht,
bei *Milzruptur:* Splenektomie,
bei *Leberrissen:* Naht, Tamponade, Dränage,
bei *Darmruptur:* Übernähung nach LEMBERT, bei großer Ausdehnung Resektion,
bei *Zwerchfellruptur:* Verschluß abdominell oder thorakal.

Nachbehandlung wie bei Peritonitis.

3. Tuberkulose des Bauchraumes

a) Ileozökal-Tuberkulose

Zirkulär wachsende (im Gegensatz dazu beim Typhus quergestellte), darum häufig stenosierende, mehrfache Ulzera der letzten Ileumschlinge und des Zökums bei meist jugendlichen Tuberkulosepatienten.
Sy.: Mehr oder minder gut tastbarer Ileozökaltumor (Differentialdiagnose: ,,schwielige" Appendizitis, Karzinom, Aktinomykose u. a.).
Chronische, rezidivierend aufflackernde Darmstenose mit oft hochgradigen Darmsteifungen.
Th. Je nach Operabilität und Allgemeinzustand Ileozökalresektion oder bloß Ileotransversostomie unter Schutz von Antibioticis und Tuberculostaticis.

b) Adhäsiv-fibröse Peritoneal-Tuberkulose

Darmstenose mit rezidivierendem Subileus bei abmagernden jugendlichen Tuberkulosepatienten.
Th.: Röntgen, Schmierseife, Höhensonne, Tuberkulostatika, bei zunehmender Stenose Operation (Adhäsiolysis, u. U. Resektion) unter Tuberkulostatika-Schutz.

c) Exsudativ-seröse Bauchfelltuberkulose
(häufigste Form)

Sy.: Jugendliche; chronischer Verlauf, zunehmender Kräfteverfall, Anwachsen des Bauches (Aszites), remittierende Körpertemperaturen mit hektischer Röte des Gesichtes (gerötete Wangen bei Blässe des Gesichtes und glänzende Augen), Leibschmerzen, oft Verstopfung.

Differentialdiagnose: *Aszites, Leberzirrhose. Peritonealkarzinose, unspezifische chronische Peritonitis, chronische Pneumokokkenperitonitis, Ovarialzysten!!*

Th.: Exsudatentleerung durch Laparotomie und intraperitoneale Applikation von Streptomycin, Röntgentherapie, Schmierseife lokal am Bauch, Allgemeinbehandlung, Tuberkulostatika (PAS-Infusionen, INH, Streptomycin, Leandin, Tb I, Viomycin, Cycloserin u. a.).

d) Mesenterial-Lymphknotentuberkulose

In der Regel enterogen; unklare Bauchbeschwerden, Allgemein-Tbc.-Zeichen. Röntgenologisch bei Verkalkung der Lymphknoten zu diagnostizieren (vgl. bei Röntgen der Nieren S. 182). Bei Verkäsung Verwachsungsgefahr: Ileus. Bei allen Formen der Tuberkulose des Bauchraumes genaue Beachtung des Lungen- und Nierenbefundes, Sputum, BSG, Blutbild und sonstige Streuherde!

Th.: Röntgen, Quarzlampe und Chemotherapie.

4. Darmkrebs

Hauptformen (meist Adenokarzinom), vgl. Abb. 43:

Sigma (häufig stenosierend):
„Ileus"-syndrom (Rö.A. 18),
Zökum (selten stenosierend):
„Tumor"-syndrom,
Colon transversum,
Flexuren,
sehr selten Dünndarm,
Appendixkarzinoid.

Ungeklärte Entstehung (wie bei allen Karzinomen) auf Grund chronischer Reizzustände, Polypen, Divertikel u. a.; sehr langsames Wachs-

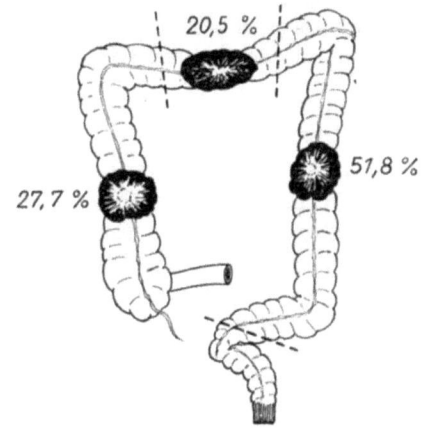

Abb. 43. Verteilung des Dickdarmkarzinoms auf die drei Kolonabschnitte (KÖLE)

tum; im allgemeinen späte Weiterverbreitung (Blutweg: Lebermetastasen; regionäre Lymphknotenmetastasen); meist in höherem Alter.

Sy.: Appetitlosigkeit, Druck im Oberbauch, schmerzhafte Zökumblähung, Anämie; zunehmende Obstipation, dazwischen Durchfälle; in der Regel okkulte Blutungen, wenn nicht manifeste; kolikartige Schmerzen; meist tastbare, lange Zeit bewegliche Tumoren, mit deutlicher Röntgenaussparung bei der Irrigoskopie (Rö.A. 18); früher oder später Ileus (S. 165). Lebermetastasen, Aszites oder Douglasmetastasen sprechen für Inoperabilität (vgl. Ileus!!).

Differentialdiagnose: 1. *Colitis ulcerosa:* häufig Blutungen, Diagnose meist rektoskopisch oder durch Irrigoskopie Th.: Bei Versagen der inneren Behandlung (Darmspülungen, darmwirksame Sulfonamide: Salazopyrin, Sulfoguanidin, Intazin, Euvernil oder Antibiotika: Aureomycin, Sigmamycin, Reverin; Antihistaminika, Bluttransfusionen) Zökostomie für Spülungen mit Kamille, Tannin etc.; Zökostomie, Transversostomie, tiefe Ileostomie zur Stuhlableitung, bei schweren Fällen ein- oder mehrzeitig ausgeführte totale Kolektomie mit endständiger Ileostomie oder Ileoanostomie.

2. *Divertikulitis:* Unklare, meist linksseitige Bauchsymptome bei korpulenten älteren Männern mit chronischer Obstipation und dazwischen Diarrhöen; Frösteln, Fieber, Leukozytose. Klärung durch Irrigoskopie möglich. Als Komplikation Abszeßbildung, Perforation, entzündliche Tumoren, Stenose und Divertikelkarzinom. Oft schwierige Abgrenzung vom entzündlich komplizierten Neoplasma. Manchmal Blase und Adnexen beteiligt. Th : Bettruhe, darmwirksame Sulfonamide und Antibiotika, Darmspülungen mit Kamille- oder Tanninlösungen, möglichste Darmentlastung durch ausschaltende Kolostomie, wenn notwendig Darmresektion.

Therapie des Darmkarzinoms (vgl. ORATOR-KÖLE: Kurze chirurg. Operationslehre)

I. Einzeitige Resektion, allenfalls mit Entlastungsfistel (ENDERLEN, V. HABERER). *Bei Tumoren der rechten Dickdarmhälfte die Regel:* ,,Ileozökalresektion" bzw. Hemikolektomie rechts.

II. (im Ileusstadium) Zweizeitige Resektion, Vorlagerungsmethode mit sekundärer Abtragung des Tumors (v. MIKULICZ); von manchen bei Sigmakarzinom angewandt.

III. Dreizeitige Methode SCHLOFFERS (schonendste Methode). 1. Akt: Kotfistel am Zökum oder Querkolon. 2. Akt (nach Besserung des Allgemeinzustandes): Intraperitoneale Resektion des tumortragenden Darmteiles im ausgeschalteten Zustand. 3. Akt: Fistelverschluß. — Gewährleistet am gefahrlosesten ein radikales Vorgehen.

III. Chirurgie des Darmes

Bei allen Operationen am Dickdarm kann der Infektionsgefahr durch Anwendung wenig resorbierbarer „darmwirksamer" Sulfonamide vorgebeugt werden: Sulfoguanidin, Intazin, Euvernil. 3—5 g pro die führen in 4 bis 6 Tagen zu einer weitgehenden Reduktion der Darmbakterienflora. Wegen Ausfalls des K-Vitamins (vgl. ORATOR-KÖLE: Allg. Chirurgie) muß dieses parenteral verabreicht werden. Ähnlich wirken Aureomycin, Terramycin, Sigmamycin, Reverin, Nebacetin, Baneocin u. a.

B. Ileus — Peritonitis

Ileus und Peritonitis sind gerade aus ihrer Gegenüberstellung besser zu verstehen.

Die Grundformen der Darmunwegsamkeit sind bei der Hernienlehre besprochen: 1. Obturationsileus, 2. Strangulationsileus. Diese beiden werden unter dem Oberbegriff *„mechanischer oder organischer Ileus"* vereinigt. Ihnen steht der paralytische Ileus als häufigste Form des sog. *dynamischen* oder *funktionellen Ileus* gegenüber. Grundregeln: *Bei jedem Ileus alle Bruchpforten untersuchen!!* Kein Morphin oder ähnliche Präparate *bei ungeklärten Fällen wegen* Verschleierungsgefahr!!

1. Die Grundsymptome der mechanischen Darmunwegsamkeit

ergeben sich aus einem einfachen Schema (Abb. 44).

a) Bei Verlegung des Lumens sistieren Winde und Stuhl.

b) Die Rückstauung führt zu Meteorismus und Plätschern (klinisch: helle Perkussion, Zwerchfellhochstand, Verschwinden der Leberdämpfung; Röntgen: Luft im Darm).

c) Der Darm kämpft gegen das Hindernis, *Darmsteifungen* (sichtbar, fühlbar — „SCHLANGEsches Zeichen"), Hyperperistaltik (hörbar), *Koliken, Röntgen: Spiegelbildung in den Darmschlingen* (Rö. A. 19).

d) Bei Unüberwindbarkeit des Hindernisses erfolgt zunehmende Rückstauung in die höheren Magen-Darmabschnitte, Auf-

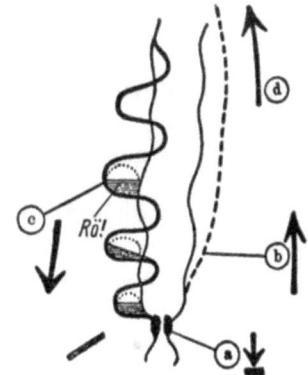

Abb. 44. Mechanischer Ileus. a) Sistieren von Stuhl und Winden, b) Rückstauung mit Meteorismus, c) Hyperperistaltik, Kolik, Darmsteifungen, d) Röntgenflüssigkeitsspiegel, Stauungserbrechen (bei c bezieht sich die Skizze auf einen höhergelegenen Darmabschnitt)

stoßen und Erbrechen, erst Mageninhalt, dann Galle, dann Dünndarminhalt = *Miserere* (Kotbrechen), Atemgeruch!

Wir wollen den Zeichen des mechanischen Darmverschlusses sofort

2. Die Grundsymptome bei der paralytischen Darmunwegsamkeit, der Peritonitis

gegenüberstellen. Die klinischen Zeichen sind bei Besprechung der Appendizitis erwähnt. Sie lassen sich am besten gliedern an Hand der *Galenschen Entzündungssymptome* (Calor, Dolor, Rubor, Tumor, Functio laesa).

I. *Calor.* Dem entspricht bei der Peritonitis im Sinne der Allgemeinreaktion das Fieber, im Sinne der lokalen Wärmesteigerung die regelmäßig nachweisbare, relativ hohe *Rektaltemperatur.*

II. *Dolor.* Der Peritonitisschmerz ist als Entzündungsschmerz meist ein dauernder Schmerz (zum Unterschied von dem sich *wellenförmig* steigernden *Kolikschmerz* des an mechanischem Ileus Erkrankten); andererseits ist er (im Gegensatz zu den von außen weniger beeinflußbaren Kolikschmerzen) weitgehend durch Einwirkung der Außenwelt beeinflußbar, d. h. zu verstärken: Jeder Lagewechsel, jede Erschütterung *(diagnostisch sehr wertvoll:* an umschriebener (!) Stelle feststellbarer Perkussionsschmerz als Zeichen beginnender Bauchfellreizung), der geringste Druck von außen steigert ihn ins Unerträgliche; es besteht also nicht bloß dauernder Spontanschmerz, sondern auch äußerste *Druckschmerzhaftigkeit.* Deshalb das unbedingte Ruhebedürfnis und Stillhalten bei Peritonitis. Sie ist oft mit Angstgefühl und innerer Unruhe gepaart.

Nun gesellt sich den Peritonitisschmerzen als regelmäßiges physiologisches Abwehrsymptom die *reflektorische Bauchdeckenspannung* hinzu (analog der Muskelkontrakturstellung bei entzündlicher Erkrankung der Gelenke, vgl. z. B. S. 220), Bauchdeckenreflexe fehlen. Die Bauchatmung fällt aus.

Der Peritonitisschmerz ist also

a) dauernd

b) durch Druck, Erschütterung u. ä. wesentlich zu verstärken

c) von reflektorischer Bauchdeckenspannung begleitet (fortgeschritten: ,,Trommelbauch'').

III. *Rubor.* Wie stets bei Entzündung, tritt auch am Peritoneum Hyperämie ein. Die Gefäßgeflechte des Bauchraumes besitzen aber wegen ihrer Ausdehnung und Blutfülle für die ganze Blutverteilung des Körpers eine wesentliche Bedeutung: Es wird sich eine Hyperämie im

III. Chirurgie des Darmes 159

Bauchraum *sogleich am Gesamtkreislauf ungünstig bemerkbar* machen. So erklärt sich, daß relativ *hohe Pulszahlen* (als Ausnahme „Vagusreizung im Frühstadium" vgl. Ulkusperforation) *schon bei Beginn einer Peritonealreizung* auftreten können, wo von einer toxischen Schädigung des Vasomotorenzentrums oder einer Splanchnikuslähmung noch nicht die Rede sein kann.

Kühle Extremitäten, fadenförmiger Puls, halonierte Augen (Facies hippocratica) bei ausgebildetem Kollaps (vgl. ORATOR-KÖLE: Allg. Chirurgie); terminale Euphorie!

IV. *Tumor:* Für ihn kann man bei peritonealer Reizung das *Exsudat* anfuhren. Wir unterscheiden 1. das *Frühexsudat* als Reizsymptom in den ersten 10—18 Stunden, steril, klinisch nicht nachweisbar, wird meist wieder völlig aufgesaugt und 2. das mehr oder minder fibrinös-eitrig-jauchige *Spätexsudat* der ausgebildeten Peritonitis.

V. *Functio laesa:* als solche kann im Bauchraum die *Darmlähmung* bezeichnet werden (also Behinderung der Peristaltik und Sistieren von Stuhl und Winden), ohne organisches Hindernis, vielmehr durch Funktionsstörung des Darmes hervorgerufen, also ein *funktioneller Ileus*. Diese Darmparese bzw. Darmparalyse bedingt das führende klinisch-auskultatorische Symptom des Ausfalles der Darmgeräusche, die „*Totenstille im Leib*" mit gleichzeitigem lautem Hören der Herztöne auch im Unterbauch. Neben Sistieren der Peristaltik auch Verlust des Darmtonus. Dies führt zum frühen *Meteorismus:* zunehmender Bauchumfang (Bauch-Nabelumfang in cm), Hochtreiben des Zwerchfells (Dyspnoe), Verschmälerung bis Verschwinden der Leberdämpfung (teils infolge Kantenstellung, teils infolge Überlagerung durch geblähte Darmschlingen). Bei Erschütterung des Bauches können Plätschergeräusche ausgelöst werden; röntgenologisch ist der vermehrte Luftinhalt im Darm erkennbar (aber *keine Spiegelbildungen,* die an einen gewissen Darmtonus gebunden scheinen, Rö.A. 20). Die Functio laesa des Darmes geht von Anfang an mit *Singultus, Aufstoßen, Übelkeit, Brechreiz* und *Erbrechen* einher. Trockene Zunge. starker Durst, Oligurie.

In Abb. 45 ist versucht, die besprochenen Peritonitissymptome in einer Skizze visuell aufzuzeigen. Der bakteriell-toxische Infekt setzt Kreislaufschäden und Störung der Darmfunktionen: I. gestörte Zottenmotilität = Resorptionshemmung führt zu Gas- und Flüssigkeitsansammlung (in der Regel ohne Spiegelbildung: Rö.A. 20); II. gestörte „Pendel"-bewegungen des Darmes berauben den Portalkreislauf seines wichtigsten Hilfsmotors = Kreislaufstörung im Gebiet der Vena portae; III. gestörter Tonus und Peristaltik = Darmparalyse-Darmlähmung; IV. als Antwort auf die bakteriell-toxische Schädigung des Bauchfells:

Chirurgie des Bauches

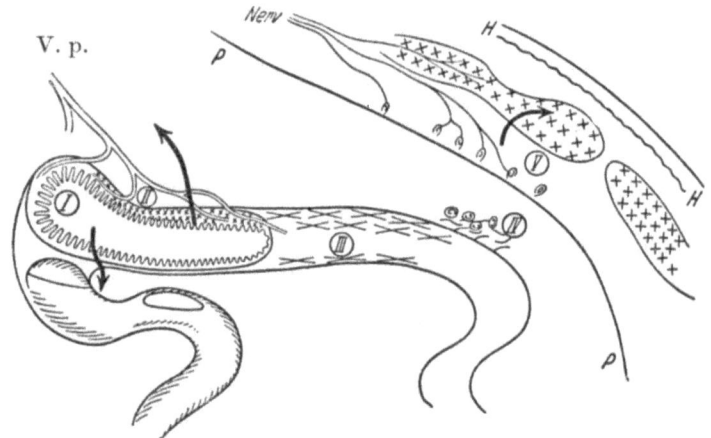

Abb. 45. Peritonitisschema. Rechts oben die Bauchwand: H = Haut, P = Peritoneum, Nerv = Interkostalnerv mit motorischen (Muskulatur durch Kreuze × × × bezeichnet) und sensiblen Fasern (Endkörperchen subserös!): (V) Spontanschmerz mit reflektorischer Bauchdeckenspannung!! An der Darmschlinge sind links — im Schnitt — die Darmzotten (I) (gestörte Zottenresorption führt zu Flüssigkeits- und Gasansammlung) und durch Kreuze die Darmmuskulatur angedeutet; (II) bei Hemmung der Pendelbewegungen fehlt den in die Muskellagen eingebetteten Venen des Portalkreislaufes — V. p. — der wichtigste Hilfsmotor: Kreislaufstörung; (III) Darmparalyse; (IV) fibrinös-zellige Ausschwitzung des Bauchfelles. Im übrigen vgl. den Text.

entzündliches (zellulär-fibrinöses) Exsudat; V. die Reizung der zahlreichen Nervenkörperchen des parietalen Bauchfells führt zu Schmerz und reflektorischer Bauchdeckenspannung.

Auf Grund des bisher Besprochenen läßt sich als eine grobe

3. Gegenüberstellung von mechanischem Ileus und Peritonitis

folgendes hervorheben:

Ileus	Peritonitis
Kolikschmerz	Entzündungsschmerz plus reflektorische Bauchdeckenspannung
Hyperperistaltik	Darmlähmung
fieberfrei	Fieber
Puls anfangs o. B.	Pulssteigerung
Patient unruhig, wirft sich herum	vermeidet Lagewechsel

III. Chirurgie des Darmes 161

Gemeinsam ist beiden die Passagestörung des Darmes, bei beiden gibt es die verschiedensten Bilder.
Nach dieser Aufzählung der Ileus- und Peritonitissymptome handelt es sich nun darum, sie in einem

4. Untersuchungsschema

zu gliedern. Sie teilen sich in allgemeine und örtliche Befunde. *Wir versuchen die vielfältigen Symptome zur visuellen Gedächtnisunterstützung geometrisch zu ordnen:*

Allgemeinsymptome: *Zwei Dreiecke ("Medicus"- und "Ostien"-Dreieck).*

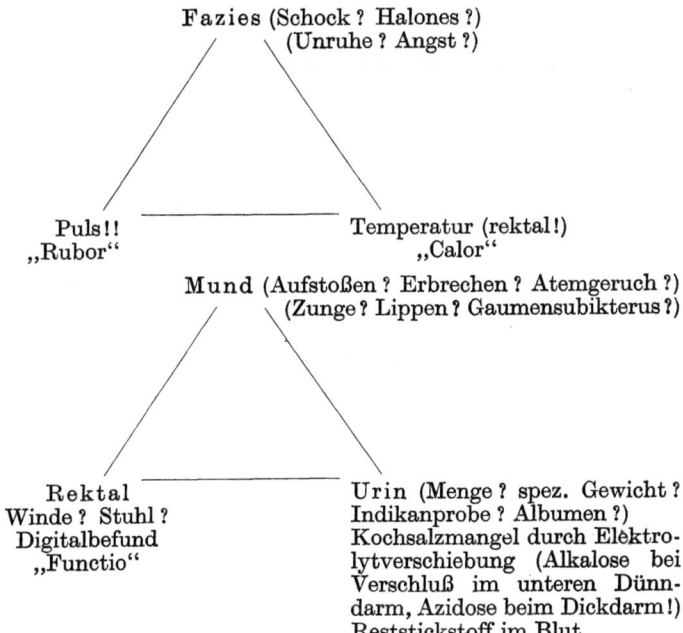

Fazies (Schock? Halones?)
(Unruhe? Angst?)

Puls!!   Temperatur (rektal!)
„Rubor"   „Calor"

Mund (Aufstoßen? Erbrechen? Atemgeruch?)
(Zunge? Lippen? Gaumensubikterus?)

Rektal   Urin (Menge? spez. Gewicht?
Winde? Stuhl?   Indikanprobe? Albumen?)
Digitalbefund   Kochsalzmangel durch Elektro-
„Functio"   lytverschiebung (Alkalose bei
     Verschluß im unteren Dünn-
     darm, Azidose beim Dickdarm!)
     Reststickstoff im Blut

Lokalsymptome *(drei Befundpaare):*
I. Schmerzphänomen. Schmerz. Bauchdeckenspannung. Bilaterale symmetrische Palpation mit den flach aufgelegten Händen auf Hyperästhesie, Muskelspannung, Druckempfindlichkeit, Resistenz.
Entsprechende Fragen sorgen für Ablenkung der Aufmerksamkeit des Kranken.

II. **Strukturelle Symptome.** Tumor (im Bauch oder an Bruchpforten). Erguß.

III. **Darmfunktion.** Peristaltik—Meteorismus. Jede sichtbare Peristaltik bei normaler Bauchdecke ist pathologisch. Auskultatorisch: Normal leises Glucksen in 1—2 Minutenabständen.

Pathologisch: gurrende, plätschernde, metallisch klingende, langsame oder schnelle Geräusche.

Meteorismus. Auch lokalisiert: epigastrische Auftreibung bei Magenerweiterung, in der rechten Darmbeingrube bei Zökumblähung; kuppelförmiger Bauch bei Dünndarmblähung, Quer-Vorwölbung des geblähten Dickdarmrahmens, Unterbauchblähung durch überdehnte Blase oder Ovarialzystom.

5. Gesamtübersicht aller Formen von Darmunwegsamkeit
(Ileus und Peritonitis)

I. Organischer oder mechanischer Ileus

Die Darmunwegsamkeit ist durch eine organisch-strukturelle Veränderung bedingt. Wird dabei nur das Lumen verstopft, liegt vor:

a) Okklusionsileus

Der Verschluß des Darmlumens (Analoges vgl. bei Ösophagus, Harnröhre u. a.) kann auf grundsätzlich dreierlei Weise erfolgen (Abb. 46):

1. **Obturation** = Verlegung der Lichtung durch Fremdkörper, Gallensteine u. a. *(„wie ein Obturator")*
2. **Striktur** (Stenose) = *Struktur*-Veränderung der Darmwand, z. B. tuberkulöse Narbe, stenosierendes Karzinom
3. **Kompression** = *Druck von außen*, z. B. durch Tumor, Strangbildung, Lymphknotenpakete, Verwachsung oder dgl.

Einzelheiten vgl. S. 165ff.

b) Strangulationsileus

Außer der Verlegung des Lumens wird dabei auch das zugehörige Mesenterium vom Darmverschluß betroffen, so daß bei dem gewöhnlich

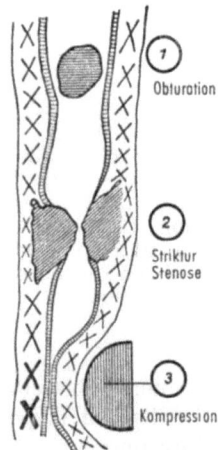

Abb. 46. Arten des Okklusionileus

III. Chirurgie des Darmes 163

akut einsetzenden Darmverschluß durch Beteiligung der zahlreichen Nerven und Gefäßgeflechte ein Schock ausgelöst wird. Die Symptomatologie des Strangulationsileus (vgl. das bei Hernieninkarzeration Gesagte) setzt sich also zusammen aus

1. den Symptomen des mechanischen Ileus
2. den initialen Schocksymptomen.
   Gleichzeitig ist durch die Mitbeteiligung des Mesenteriums auch die Drosselung der ernährenden Gefäße der betroffenen Darmschlinge gegeben, so daß sich, wenn keine therapeutischen Maßnahmen ergriffen werden, zum Strangulationsileus als dritte charakteristische Symptomengruppe hinzugesellen
3. die bald einsetzenden Symptome der Perforationsperitonitis.

Die wichtigsten Formen des Strangulationsileus sind:

1. Äußere und innere Inkarzerationen. Deshalb die alte Forderung, bei jedem Fall fraglicher Darmunwegsamkeit sämtliche Bruchpforten genau zu untersuchen. Zu den äußeren Inkarzerationen gesellt sich die in vorgebildeten Peritonealausbuchtungen (z. B. Recessus ileocoecalis, duodenojejunalis („Treitzii"), intersigmoideus u. a.) und an entzündlichen und postoperativen Verwachsungen und Strängen zustande kommende innere Inkarzeration. Die geblähte strangulierte Schlinge ist manchmal erkennbar = „Wahlsches Symptom".

2. Volvulus von Dünndarmschlingen bzw. des Sigmas. Er kommt zustande durch Drehung einer solchen Schlinge um die Achse des Mesenterialstieles und wird begünstigt durch entzündliche Narbenschrumpfungen an der Basis einer solchen Schlinge. Die Strangulation tritt öfter mit subakutem Verlauf, manchmal auch rezidivierend, auf. Häufig gesellt sich bei Strangileus ein Volvulus noch sekundär zur Abknickung einer Darmschlinge.

3. Invagination. Der häufigste Ileus des Kleinkindes, besonders des Säuglingsalters. Dissoziationen in der Darmperistaltik kann das Hineinschlüpfen eines etwas längere Zeit ringförmig kontrahierten Darmabschnittes in tiefer gelegene erschlaffte Darmpartien zustande bringen. Entzündete PEYERsche Plaques, Polypen, eingestülptes MECKELsches Divertikel, Darmtumoren u. a. können die Entstehung einer Invagination begünstigen (Vorkommen bei älteren Leuten). Das weitere Kaudalwandern des invaginierten Darmabschnittes unter dauernd weiterer Hereinbeziehung von Darmabschnitten auch des Invaginans (es wandert also die einmal Kuppe des Invaginates gewordene Darmpartie als solche analwärts — zum Unterschied vom Prolaps, bei dem beim Wachsen der

Geschwulst stets neue Darmabschnitte die äußerste Vorwölbung bilden) erfolgt im wesentlichen durch die peristaltische Arbeit des invaginierenden peripheren Darmteiles (Außenrohr).

Bei der Invagination tritt die Schädigung des mit in die Invagination einbezogenen Mesenteriums langsam ein, weshalb nur in einem Teil der Fälle das Bild des Strangulationsschocks zustande kommt. Dafür sind andere Symptome charakteristisch:

1. Der tastbare, wurstförmige, sich steifende Invaginationstumor, der gewöhnlich von der Ileozökalgegend langsam das Kolon entlang wandert (Rö.-Einlauf diagnostisch und auch therapeutisch!!).

2. Abgang von Blut und Schleim durch die Stauung in dem vorgetriebenen Invaginat. In vorgeschrittenen Fällen kann die Kuppe rektal getastet werden, ja sogar prolapsartig austreten.

II. Dynamischer Ileus

Die Darmunwegsamkeit ohne mechanische Ursache kann durch eine Lähmung oder durch Spasmen bedingt sein.

a) Paralytischer Ileus

1. **Peritonitis.** Sie ist von allen dynamischen Ileusformen die wichtigste und wird gesondert besprochen. Neben dieser entzündlichen Darmparalyse kommen noch folgende Formen, sog. *„Peritonismen"*, vor: *Differentialdiagnose der Peritonitis:*

2. **Toxische Darmparalyse**, z. B. bei Infektionskrankheiten, bei Pankreatitis (schon vor Ausbildung der Peritonitis) u. a.

3. **Reflektorische Darmparalyse**, z. B. nach Bauchtraumen, postoperativ, bei Steinkoliken (insbesondere Ureterstein!!!), bei retroperitonealem Hämatom, bei Torsion verschiedener innerer Organe, bei Hodenquetschungen, bei zentraler Pneumonie, bei Koronarinfarkt, bei tabischen Krisen u. v. a.

4. **Mesenterialgefäßstörungen** a Mesenterialvenen-Thrombose bei älteren Hypertonikern, vorwiegend dicken Frauen; b) Mesenterialarterien-Embolie bei Herzkranken: c) sog. „allergischer" Darminfarkt bei Purpura u. a. (siehe Seite 144). Th.: Hydergin-Panthesininfusionen, Heparin, Antihistaminika, Sedativa usw.

Als Behandlungsrichtlinie kann neben der Kausaltherapie als Fingerzeig gelten, daß die Darmparalyse als Wegfall des Vagotonus und als Sympathikusreizung aufgefaßt werden kann, so daß eine Sympathikusausschaltung von Wert sein kann (Splanchnikusanästhesie: paravertebral nach KAPPIS, Lumbal- oder Periduralanästhesie), auch diff.-diagnostisch!

III. Chirurgie des Darmes

b) Spastischer Ileus

Seine Bedeutung tritt gegenüber dem paralytischen sehr in den Hintergrund. Als Hauptformen kennen wir:
1. Bleikoliken (Diagnose: Bleisaum, Blutbefund, Exposition)
2. Funktionell-hysterischer Ileus (diagnostisch wertvoll der Effekt einer Lumbalanästhesie — paradox! siehe S. 172)
3. Die spastische Komponente des Gallensteinileus (siehe S. 138)
4. Bei Tabes u. a.
5. Selten: Spasmen bei Gefäßstörungen (Atherosklerose)

Neben kausaler Behandlung kann die Einschränkung des Vagotonus durch Atropin, Papaverin, Largactil, Lyspamin und paravertebrale Blockade günstig wirken.

6. Klinische Hauptformen des mechanischen Ileus

I. Der Verlaufsform nach:

a) Akuter Ileus, z. B. Gallenstein-, Strangulationsileus, Invagination, Inkarzeration, Volvulus, alle Arten von spastischem und paralytischem Ileus
b) Subakuter Ileus, d. h. mit Prodromen: viele Karzinome, auch Tbc.
c) Chronischer Ileus, typisch für Ca., Tbc., HIRSCHSPRUNG, selten Volvulus
d) Rezidivierender Ileus, Tbc., Volvulus, HIRSCHSPRUNG

II. Der Höhenlokalisation nach:

a) Pylorusstenose
b) Duodenalatresie
c) Arterio-mesenterialer Darmverschluß
d) Tiefer Dünndarmileus
e) Zökum
f) Rechte Flexur usw.

Zur Erinnerung: Art des Erbrechens, Konfiguration des Bauches, Blähung des Zökums? Dünndarm im kleinen Becken? Indikanurie? Reststickstoffanstieg? Perkussions- und Auskultationsbefund, Röntgenleeraufnahme des Abdomens im Stehen.

III. Als mehr oder minder *klinisch erkennbare Syndrome* können wir folgende mit einigen Schlagworten charakterisieren:

a) **Hernieneinklemmung**, siehe Hernienlehre, dort auch Differentialdiagnose.

b) **Dickdarmkarzinom** bei alten Leuten. Chronischer Beginn des Leidens mit Obstipation, zeitweise Durchfälle, Blutbeimengung zum Stuhl, häufig symptomatische Hämorrhoiden, Zunahme des Bauchumfanges, schon längere Zeit Verschlechterung des Allgemeinzustandes, Körpergewichtsabnahme. In vielen Fällen gesellt sich zu dem chronischen Verlauf eine akute Verschlimmerung (Tumorinvagination, Einkeilung eines Fremdkörpers im Tumorkrater bzw. in der Stenose, Obstkern, Kotballen u. a.).

Im Befund Auftreibung des ganzen Bauches, besonders des Zökums und übrigen Kolonrahmens. Zurücktreten von Darmsteifungen, spätes Auftreten von Erbrechen usw. DOUGLAS leer (durch früh geblähtes Zökum ist das kleine Becken für den Dünndarm gesperrt: GOLDsches Symptom).

Die Diagnose fahndet nach einem tastbaren Tumor. *Die Irrigoskopie* entscheidet. Bei Ileusverdacht Röntgen-Darmpassage von oben **nicht durchführen!**

c) **Darmtuberkulose**, meist ileozökal (vgl. Dünn-Dickdarm), bei jungen Leuten. Intermittierende Beschwerden, Blähung des Mittelbauches. Flanken eingesunken. Keine Zökalblähung. Häufig Schlingen vom DOUGLAS tastbar. Oft Hyperperistaltik als Darmsteifungen festzustellen. Ätiologische Anhaltspunkte oder Belastung.

d) **Strangileus.** Häufig bei jungen Leuten. Akutes Einsetzen mit Schocksymptomen. Am wichtigsten für die Vermutungsdiagnose ist der ätiologische Anhaltspunkt einer überstandenen Operation (meist Appendizitis oder gynäkologische Operation) oder einer überstandenen Entzündung im Bauchraum (auch wieder meist Appendizitis oder Adnexitis).

Unter ganz dem gleichen Bild treten Ileuskomplikationen beim MECKELschen Divertikel und manche Formen von Dünndarmvolvulus auf.

e) **Volvulus** ist meist nur als typischer Sigmavolvulus klinisch erkennbar, als rezidivierender vom linken Unterbauch nach rechts oben aufsteigender tympanitischer, schmerzhafter Tumor.

f) **Invagination** der Säuglinge, *der* Ileus des Kleinkindes (dabei Abgang von Blut und Schleim. Tastbarer Tumor! siehe Invagination).

g) **HIRSCHSPRUNG** der Kinder als Typus des chronischen Okklusionsileus (siehe Dünn-Dickdarm).

7. Klinische Hauptformen der Peritonitis

Wir trennen in

I. Lokalisierte Peritonitis = intraperitonealer Abszeß. Die einzelnen Typen sind bei der Appendizitis besprochen.

III. Chirurgie des Darmes 167

II. Die allgemein diffuse Peritonitis. Entsprechend ihrem Einsetzen und dem Krankheitsverlauf können wir klinisch trennen:

a) Akute Pneumoperitonitis. Zum Krankheitsbild vgl. Ulkusperforation. Sie entsteht durch Magen-Darmruptur auf Grund eines Trauma, Geschwürs oder Neoplasma des Magen-Darmtraktes: Ulcus ventriculi, Ulcus duodeni (beide oft „aus heiterem Himmel"), Dünndarm (Typhus!), Dickdarm (Divertikel, Colitis ulcerosa, beide meist bei bereits leidenden Menschen!); Bauchtrauma.

Kennzeichnend der klinische oder röntgenologische Nachweis der Luftblase im freien Bauchraum (siehe Ulkus): rechtes Hypochondrium.

b) Akute Perforationsperitonitis. Typus: Appendixperitonitis. Plötzlicher Durchbruch eines erkrankten, nicht lufthaltigen Bauchorganes: Appendix, Adnexitis (meist Gc.-Peritonitis; stürmisch einsetzend; bei gestellter Diagnose Operation nicht erforderlich; siehe S. 144); Cholezystitis, Pankreatitis, Leber-Milzabszeß u. ä., Drüsenabszeß. Ähnliches Bild bei Ruptur einer Extrauteringravidität: Blässe! Ohnmacht!

c) Akute metastatische Peritonitis. Pneumokokkenperitonitis, hämatogen, genital (bei kleinen Mädchen), vielleicht auch enterogen (sog. Enterokokken(?)-Peritonitis). Akuter Beginn mit hohem Fieber, hohem Puls, Zyanose. Peritonealbefund: Leibschmerzen, Bauchdecken teigig-weich; Erbrechen und Durchfälle!, oft Herpes! Häufig Pneumokokken im Fluor und Urin! Lungenbefund! Oft Pneumonie vorausgegangen. **Th.:** Bei massiver antibiotischer Therapie und geringen lokalen und allgemeinen Symptomen keine dringliche Operationsindikation. Da die Diagnose oft dubiös und Abgrenzung gegen Appendixperitonitis meist sehr schwer, besser frühzeitige Laparotomie mit Säuberung der Bauchhöhle.

Selten Streptokokkenperitonitis metastatisch nach Angina, Otitis media, Grippe u. a. Prognose fraglich; hier besonders hohe Dosen von Antibioticis erforderlich.

d) Progredient fortschreitende Peritonitis. Früher eine Hauptgefahr des Bauchraumes. Sulfonamide (Solu-Supronal, Trisulfan) und Antibiotika (Nebacetin, Terramycin, Strepto-Kemicetin, Reverin u.a.) haben im Zusammenwirken mit Blutbank und schonender Anästhesie die Prognose wesentlich gebessert. Die Letalität der diffusen Peritonitis hat sich bei Versorgung des Herdes von 10% auf weniger als 2% verringert.

Wichtigste Formen:

α) Durchwanderungsperitonitis bei Darmwandschädigung verschiedenster Ursache, gekennzeichnet durch subakuten Verlauf

β) **Fortschreitende fibrinös-eitrige Peritonitis**, z. B. bei Appendizitis, Gallenblasenempyem, Puerperalsepsis u. a.

e) **Chronische Peritonitis**
Wichtigste Form: die Tuberkulose (siehe Dünn-Dickdarm).
Die Differentialdiagnose der Peritonitis hat die übrigen Formen von *paralytischem Ileus*, also toxisch und reflektorisch bedingte *Peritonismen*, abzugrenzen (vgl. S. 164).

8. Gemischter Ileus

Eine lokalisierte Entzündung im Bauchraum führt zur Lähmung der angrenzenden Dünndarmschlingen.

Diese gelähmten Schlingen wirken für den übrigen Darm, der ungeschädigt ist, als mechanische Behinderung, so daß an diesem ähnliche Zeichen wie bei mechanischem Ileus (Hyperperistaltik, Kolikschmerz, Darmsteifungen usw.) auftreten. Häufiges Vorkommen bei subakuter Appendizitis, Adnexitis, Cholelithiasis, Douglasabszeß u. v. a.

Zur **Diagnose** gehört also der Nachweis des mechanischen Ileus und an umschriebener Stelle des Darmes der Nachweis einer lokalisierten Entzündung mit entsprechenden Symptomen.

Th.: Entlastungsfistel oberhalb des Hindernisses, da beim Eingehen am Entzündungsherd die Gefahr der Generalisierung einer Peritonitis bestünde, also in der Regel *Ileostomie* (vgl. ORATOR-KÖLE: Kurze chirurg. Operationslehre).

9. Siehe Tabelle auf Seite 169

10. Behandlungsrichtlinien von Peritonitis und Ileus

Sie gliedern sich in zwei Teile:
I. ätiologische und
II. symptomatische Behandlung.

I. Ätiologische Behandlung

Sie ist verschieden nach den vorliegenden Krankheitsformen und kann für *Okklusionsileus, Strangulationsileus und Peritonitis getrennt gegeben werden.*

a) **Okklusionsileus.** Hier besteht die dringliche Aufgabe in der *Verhütung der Sterkorämie* und einer Darmüberdehnung. Bei schlechtem Allgemeinzustand kann schon die Anbringung einer Darmabsaugung (MILLER-ABBOT-Sonde) oder einer Darmfistel oberhalb des Hindernisses

9. Synopsis der Hauptformen von Ileus und Peritonitis
(bezüglich der Symptomenreihe vgl. das Untersuchungsschema. S. 161!)

Okklusionsileus	Strangulationsileus	Symptome	Peritonitis	Gefäßstörungen
		A. Lokale		
Kolikschmerz, Patient bewegt sich ungehemmt	Kolikschmerz mit Schock, lokalisiert, von außen nicht beeinflußbar	1. Schmerz	Spontan-, Druck-, Klopf- und Loslaßschmerz. Patient vermeidet jede Bewegung	meist sehr heftig und fixiert
fehlt	anfangs fehlend	2. Bauchdeckenspg.	Hauptsymptom!!	entsteht rasch
Hindernis: Neoplasma?	Bruchpforten?	3. Tumor	—	weiche Resistenz
fehlt	vorhanden	4. Erguß	Früh- und Spätexsudat!	bald vorhanden
Stauungsmeteorismus	zuerst lokal	5. Meteorismus	hochgradig und diffus	anfangs nicht
Hyperperistaltik Darmsteifungen!!	fixierte Schlinge + Darmsteifungen	6. Peristaltik	Totenstille im Leib	manchmal „SCHLANGE"
		E. Allgemeine		
fehlt	ausgesprochen	I. Schock, Kollaps	bei allen akuten Formen +, Unruhe, Angst	—
lange gut	bald schlecht	II. Puls	Verschlechterung Frühsymptom!!	meist schlecht
fehlt	fehlt	III. Temperatur	rektal Fieber!	oft subfebril
Stauungserbrechen	initial — Pause, dann Stauungserbrechen	IV. Erbrechen	Frühsymptom, andauernd	selten blutig
—	Blut bei Invagination	V. Stuhl	∅ ∅	blutiger Stuhl
je nach Sitz: Dünndarm +, Dickdarm —	je nach Sitz ±	VI. Indikan	stets positiv + +	—
kaum erhöht	mäßige Hyperleukozytose	VII. Leukozytenzahl	starke Hyperleukozytose!!!	mäßig erhöht

dieser dringlichen Aufgabe Genüge leisten, z. B. beim Dickdarmileus Zökostomie (über Fisteln siehe ORATOR-KÖLE: Kurze chirurg. Operationslehre).

b) Strangulationsileus. Da hierbei nicht bloß die Gefahr der Unwegsamkeit, sondern die Gefahr der Perforationsperitonitis wegen Darmgangrän von seiten der strangulierten Schlinge droht, ist hier die Aufgabe schwieriger, die Darmabsaugung nur eine vorläufige Maßnahme. Das Ziel ist ein doppeltes:

1. Die Beseitigung der Passagebehinderung. Operationsorientierung: α. Zustand des Zökums — bei jeder Dickdarmstenose gebläht!, bei Dünndarmileus kollabiert. — β. Aufsuchen einer kollabierten Darmschlinge, von der aus das Auffinden des Hindernisses am besten gelingt.

2. Die Versorgung des strangulierten Darmes. Diese letztere wird zu vergleichen sein mit der Ausschaltung des Herdes einer Perforationsperitonitis. Falls der Darmteil nicht erholungsfähig, je nach Allgemeinlage: Resektion oder Vorlagerung.

c) Die Behandlung der Peritonitis:
1. Versorgung des Herdes
2. Behandlung des Exsudates
3. Dränage und Abdichtung
4. Intraperitoneale Sulfonamid- und Antibiotika-Anwendung
5. Bauchdeckenverschluß

ad 1) Wenn es die allgemeine Krankheitslage zuläßt, wird die radikale Entfernung des erkrankten Organteiles die beste Versorgung bedeuten (z. B. Abtragung der perforierten Appendix, Magenresektion bei perforiertem Ulkus, Cholezystektomie der perforierten Gallenblase). Erscheint diese *radikale Versorgung des Herdes* als zu eingreifende Operation, wird durch Übernähung oder Dränage die *Abgrenzung des Herdes vom Bauchfellraum* zu erzielen gesucht (Übernähen des perforierten Ulkus, Dränage eines appendizitischen Abszesses oder Cholezystostomie im Spätstadium als Notoperation).

ad 2) Das eitrige Exsudat wird möglichst schonend entfernt. Bei diffuser Peritonitis Absaugen mit dem flexiblen Sauger nach BRÜCKE und Spülung mit mehreren Litern physiolog. NaCl-Lösung unter Zusatz von Antibioticis, zartes Austupfen des DOUGLAS mit feuchten Stieltupfern. Bei lokaler Peritonitis keine Spülung.

ad 3) Nach klinischen und experimentellen Erfahrungen wird jedes Dränrohr (gleich aus welchem Material: Gummi, Glas, Silber, Kunststoff, Doppelrohr, Sumpfdrän u. v. a.), das in die freie Bauchhöhle eingelegt wird, nach kurzer Zeit durch fibrinöse Ausschwitzungen verstopft und das Lager des Dränrohres gegenüber der freien Bauchhöhle durch einen Fibrinmantel abgegrenzt. Es gelingt also bei der diffusen Peritonitis nicht, eine Dränage des Bauchraumes zu erzielen; umgekehrt scheint die Dränage, insbesonders die früher übliche MIKULICZ-Dränage, bei diffuser Peritonitis in verschiedener Weise Schaden stiften zu können: Unterstützung der Darmparalyse, Schädigung des Kreislaufes, Verhinderung der Wiederherstellung des intraabdominalen Druckes. Deshalb wird bei der freien diffusen Peritonitis nach Entfernung des Exsudates von einer Dränage abgesehen, *sofern der Peritonitisausgangspunkt verläßlich (!) versorgt ist* (vgl. unten).

Dagegen erfordert *jede lokale Peritonitis eine Dränage*, da aus der pyogenen Membran des Abszesses noch längere Zeit nach der Operation eine eitrige Sekretion besteht; bei Appendicitis perforativa oder Pyosalpinx besonders günstig das Dränrohr von DREESMANN (aus Glas, mehrfach durchlöchert), in welches Gazestreifen zum Absaugen locker eingelegt werden; letztere werden öfters gewechselt und dabei mit Antibiotika-Lösung durchtränkt.

ad 4) Zur Bekämpfung der peritonealen Infektion haben sich die Sulfonamide (Solu-Supronal, Trisulfan) und Antibiotika (Terramycin, Streptomycin, Penicillin, Nebacetin, Baneocin, Reverin, Strepto-Kemicetin u. a.) besonders bewährt! Lokal und allgemein! Bei schwerer Infektion empfahl LEZIUS aus der im übrigen primär geschlossenen Laparotomiewunde ein 4—5 mm dickes Gummidrän herauszuleiten, dessen inneres Ende möglichst an den Ausgangsherd der Peritonitis gelegt ist; in 6—8stündlichen Intervallen wird das entsprechende Antibiotikum durch das zeitweise abgeklemmte Gummirohr instilliert; das Drän wird nach Abklingen der Peritonitis entfernt. Auch in Form von Klysmen kann Sulfonamid gegeben werden.

Durch die Sulfonamide und Antibiotika ist die Letalität der Peritonitis von 10% auf 1—2% gesenkt worden, die Appendixletalität von 11 auf 2 Promille.

ad 5) ergibt sich aus dem Bisherigen: Bei lokalem Abszeß und bei nicht radikaler Versorgung des Peritonitisausgangspunktes muß dräniert werden, meist mit Gummidrän, manchmal zusätzlich mit Streifen zur Abdichtung gegen die Umgebung. Im übrigen aber wird die Wunde primär entweder völlig oder bis auf die Dränstelle schichtweise verschlossen. An der Haut, wegen der Neigung zu subkutanen Abszessen, nur wenig Situationsnähte sowie Einlegen eines subkutanen zarten Dränrohres. Primärheilung nach Einstreuen von Sulfonamid- oder Antibiotika-Puder möglich.

II. Symptomatische Behandlung

Sie ist für Ileus- und Peritonitisformen in weitem Maße gleich. Sie stützt sich auf die Erkenntnisse der Hauptschäden:

a) **Toxische Schäden:**
Chemische Autointoxikation (Histamin, Adenosin und andere Zellzerfallstoffe; Störungen des Kaliumstoffwechsels)
Bakterientoxinresorption

b) **Veränderungen des Blutchemismus:**
Hypochlorämie: Abnahme des NaCl-Spiegels durch Verlust von Chlorionen mit dem Magensaft (Erbrechen), Verlust von Natrium- und Kaliumionen, in schweren Fällen *Hypokaliämie* und *Azidose;* parallel damit *Hypoproteinämie* und *Polyglobulie* durch Eindickung und Verminderung der zirkulierenden Blutmenge infolge Flüssigkeitsverlustes (Exsudat, Flüssigkeit im Dünndarm), Zunahme des Reststickstoffes.

c) Von WANGENSTEEN und anderen wird die Hauptbedeutung der **Darmüberdehnung**, d. h. der mechanischen Erweiterung des Darmvolumens, zugemessen. Die venöse Stauung und seröse Durchtränkung der betroffenen Darmteile spielen dabei die Hauptrolle.

d) Die **Reizübertragung des autonomen Nervensystems** ist ebenfalls von grundlegender Bedeutung.

Unter Berücksichtigung dieser Gesichtspunkte hat sich die symptomatische Behandlung weitgehend individualisierend um folgende Punkte zu kümmern:

1. Peristaltik

a) **Anregung:** Wärme und Alkoholkompressen auf den Leib, rektale Reizmittel (Glyzerinsupp., Glyzerinspritze, **Galletropfklysma** 100 bis 150 g Rindergalle oder **Peribilansupp.** nach BRÜCKE, **Sphinkterdehnung**) und Peristaltika (Peristaltin, Physostigmin, Hypophysin, Prostigmin, Bepanthen; 10% NaCl i. v.); allenfalls Lumbalanästhesie, besser Periduralanästhesie.

b) **Entlastung:** Möglichste Entleerung des Dickdarmes vor der Operation. *Magen- bzw. Darmdauerabsaugung:* eine Duodenalsonde — durch die Nase eingeführt, als Dauersonde im Magen, allenfalls tiefergleitend im Dünndarm liegend — an eine Unterwasser-Saugdränage (vgl. Abb. 20a) angeschlossen (WESTERMANN, WANGENSTEEN, ,,MILLER-ABBOT-Sonde" mit Ballonkopf). Allenfalls Entlastungsfistel (Ileostomie oder Zökostomie nach dem Prinzip des WITZEL-Kanales — siehe ORATOR-KÖLE: Kurze chirurg. Operationslehre)

2. *Kreislauf:* Unterstützung des peripheren Kreislaufes durch Coramin, Cardiazol, Noradrenalin, Novadral und andere adrenalinartige Körper (Ephedrin, Veritol, Sympatol, Effortil), jedoch nicht kritiklose und schematische Anwendung dieser Kreislaufmittel! Daneben eigentliche Herzmittel (Strophantin, Digitalis, Kampfer, Destrydon).

3. *Atmung* (zugleich Anregung der *Peristaltik!*) zwecks Verhinderung von Bronchopneumonien: Atemübungen, O_2-Zufuhr, zeitweise CO_2, feuchtes Zelt, oftmalige Inhalationen und Aerosol, Expektorantien, im Notfall Lobelin.

4. *Lagerung:* schräg halbsitzend (FOWLER), soll das Absinken zum DOUGLAS begünstigen. — Digitale Kontrolle! Allfällige Eröffnung eines Douglasabszesses (s. S. 148 und ORATOR-KÖLE: Kurze chirurg. Operationslehre).

5. *Flüssigkeitszufuhr und Diurese:* Mangels genügender Flüssigkeitsaufnahme per os muß der enormen Austrocknung (bemerkbar am hochgestellten Urin, einer trockenen Zunge, der *Hypochlorämie* sowie der mangelnden NaCl-Ausscheidung im Harn!) entgegengewirkt werden. *Ausreichender Flüssigkeitsersatz* in Form von physiologischer NaCl-Lösung und 5% Glukose bzw. Lävosan und vor allem Elektrolytersatz (Kontrolle des Elektrolythaushaltes!) und Kolloidersatz (Periston). Plasma- und Bluttransfusion. Für die Regulierung des Stoffwechsels (NaCl) ist die Anwendung von Nebennierenrindenhormon (Cortison) angezeigt!

Durch die Zufuhr größerer Flüssigkeitsmengen, allenfalls unterstützt durch ein Diuretikum (Diuretinklysma, Euphyllin, Salyrgan, Diamox, Lasix) wird gleichzeitig die Diurese angeregt, die wegen der Toxinausschwemmung von grundsätzlicher Bedeutung ist. *Harnmenge von mindestens 1000 ccm erwünscht!*

6. *Kalorienzufuhr:* Um die Glykogenbestände des Körpers wieder aufzufüllen, wird Lävulose- oder Glukose sowie Aminosäuren und Eiweiß (Aminomel, Aminosol, Humanalbumin u. ä.) als Dauertropfinfusion angewandt, da die Resorption durch Rektalklysmen bei Ileus und Peritonitis unzureichend ist.

7. *Bekämpfung der Intoxikation* durch Peritonitisserum (Koli- und Anärobierserum): Hat seit den Antibiotika an Bedeutung verloren. Vitamin C (hohe Dosen bis 2000 mg pro die) und Vitamin B-Komplex sehr wertvoll. Über die Infektbekämpfung mit Sulfonamiden und Antibioticis vgl. unter ätiologische Behandlung der Peritonitis.

8. *Mundpflege:* Parotitisgefahr!

9. *Schmerzbekämpfung* mit Analgetika und Sedativa: Heptadon, Vilan, Alodan, Dolantin, Cibalgin, Inalgon; neurovegetative Dämpfung mit Hydergin-Panthesininfusionen oder Phenergan-Alodan-Largactilinjektionen.

NB.: Quarzlampenbestrahlung (HAVLICEK) und Röntgenreizbestrahlung nur noch von historischem Interesse.

C. Rektum

Die bedeutungsvollste Erkrankung des Rektums ist

1. Das Rektumkarzinom

Die Symptome setzen sich zusammen aus den Zeichen der Proktitis und dem eigentlichen Tumornachweis.

Proktitissymptome:
1. Tenesmen, evtl. Inkontinenz — dabei oft Stuhlverhaltung!
2. Abgang von Blut, Schleim, allenfalls Jauche
3. Schmerzen, evtl. bloß Druck am Steißbein (während und nach dem Stuhl).

Diese Symptome finden sich außer beim Karzinom auch bei einer Reihe von anderen Rektumerkrankungen. Erst der Tumornachweis stellt die

I. Diagnose des Rektumkarzinoms

a) Digitaluntersuchung. Es gibt zwei Hauptformen des Rektumkarzinoms (Abb. 47):

1. Schüsselförmiges Adenokarzinom der Ampulle, meist nahe oberhalb der Prostata gelegen, also *digital leicht feststellbar* (Geschwürkrater oder nur ein Zapfenrand des höher hinaufreichenden geschwürigen Tumors).

Zu untersuchen sind: Lage, Größe, Gestalt, Ausdehnung nach oben, *Verschieblichkeit* gegenüber der

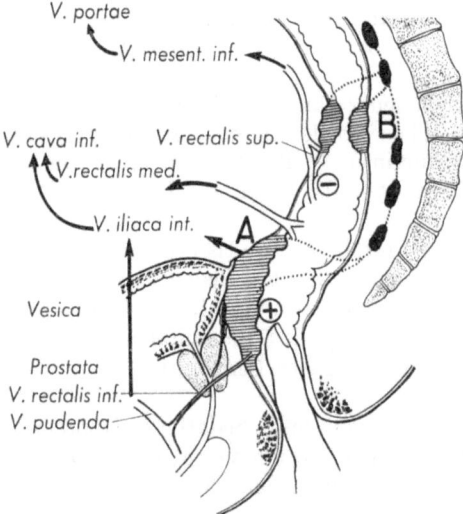

Abb. 47. Rektumkarzinom-Digitalbefund: Typ A tastbar, Typ B nicht. Angedeutet ist die Metastasierung auf dem Blutweg (einerseits zur V. cava inf., anderseits zur V. portae — Leber) und auf dem Lymphweg in die Kreuzbeinhöhlung

Beckenwand, gegenüber der Prostata, bei voller und leerer Blase, Verschieblichkeit des Tumors bei Husten und Pressen.

2. Der hochgelegene Szirrhus (schlecht oder gar nicht tastbar!) zeigt bei der Digitaluntersuchung eine leere, gasgefüllte Ampulle (HOCHENEGG). Frühe Ileussymptome!!

Die Lymphknotenmetastasen sind selten zu tasten, nur ausnahmsweise werden bei ganz an den Anus heranreichenden Karzinomen die *Inguinallymphknoten* affiziert, die regionalen Lymphknoten liegen in der Kreuzbeinhöhlung und tief retroperitoneal-paraaortal.

Hämatogene Metastasen in der *Leber* sind häufig.

b) Rektoskopie. Im Zweifelsfall Probeexzision mit der Kneifzange.

c) Chromozystoskopie zur Festellung, ob der Tumor auf die Blase übergreift und die Ureteren intakt sind.

d) Irrigoskopie, vor allem wichtig für höher gelegene Karzinome.

e) Probelaparotomie.

Komplikationen des Rektumkarzinoms (fast dieselben wie beim Magengeschwür):

Blutung.

Ileus. Meist durch Stenose infolge zirkulären Wachstums des Tumors (häufig beim hohen Rektumkarzinom), seltener durch Verstopfung (Kotballen) oder Fremdkörper. Bei weniger auf sich achtenden Patienten oft keine Anamnese zu erhalten.

Perforation, meist gefolgt von kotiger Perforationsperitonitis.

II. Differentialdiagnose des Rektumkarzinoms

a) Ohne daß ein Tumor vorliegt, kann der Verdacht Rektumkarzinom auftauchen bei Obstipation, Proktitis, Lues — Gonorrhoe des Rektums (siehe Strictura recti), Lymphogranuloma inguinale, Hämorrhoiden (gefährlicher das Gegenteil: *über den vorhandenen, oft nur symptomatischen Hämorrhoiden ein Karzinom zu übersehen!!). Digitaluntersuchung und Rektoskopie bei Hämorrhoiden nie vergessen!!* Selten ist das nicht krebsige kallöse Ulcus recti.

b) Proktitische Beschwerden können außer dem Rektumkarzinom auch andere Tumoren begleiten: Rektumpolyp, Analkarzinom, Prostatakarzinom, Uteruskarzinom, beide können sekundär in die Ampulle durchbrechen. Douglasmetastasen *(in der Regel ebenso wie das Prostatakarzinom an der über ihnen meist gut verschieblichen Rektalschleimhaut als solche zu erkennen).* Beim Rektumkarzinom *grundsätzlich auch vaginale Untersuchung!*

Vom Unerfahrenen kann die Portio oder eine Retroflexio uteri irrtümlich als Tumor gewertet werden.

III. Therapie des Rektumkarzinoms

a) **Palliative Operation**: Anus praeter (Kotfistel) im vorgelagerten Sigma (Sigmoideostomie). Allenfalls Elektrokoagulation des freigelegten Tumors oder mittels Spezialrektoskopes. — Strahlenbehandlung entsprechend der Lokalisation und Ausdehnung des Prozesses (Tiefentherapie, Bewegungsbestrahlung, Nahbestrahlung oder Radium, die beiden letzteren besonders beim Analkarzinom).

b) **Radikale Operation**: 1. Bei großen, auf die Umgebung übergreifenden Tumoren Exstirpation des tumortragenden Rektumanteils einschließlich der regionären Lymphknoten nach Wegnahme des Steißbeins und untersten Teiles des Kreuzbeins (KRASKEsche Operation, sakrale Methode mit Anus sacralis). 2. Exstirpation des ganzen Rektums und untersten Sigma, das als Anus iliacus in den li. Unterbauch eingenäht wird, mit gleichzeitiger Wegnahme des Steißbeins und untersten Kreuzbeinanteiles (QUENU, MILES, abdominosakrale Methode mit Anus iliacus). 3. Zur Vermeidung der langdauernden, großen sakralen Wundhöhle wird die kombinierte abdomino-perineale Amputation mit Anus iliacus und rasch heilender perinealer Wunde empfohlen (KÖLE). 4. Bei mehr als etwa 10—12 cm (unterhalb Rezidivgefahr an der Anastomose) oberhalb des Schließmuskels gelegenen Karzinomen Resektion entweder rein abdominell oder mit dem sog. Durchzugsverfahren (HOCHENEGG, BABCOCK, BACON, abdomino-transanal nach OPPOLZER u. a.).

Wir unterscheiden also: 1. Die Amputation bzw. Exstirpation des Rektums unter Mitnahme des Sphinkters (Anus iliacus) und 2. Die Resektion unter Erhaltung des Sphinkters und Anastomose, welche entsprechend gelagerten Fällen (Lokalisation des Tumors, Ausdehnung, Mitbeteiligung der Lymphknoten, Allgemeinzustand, Adipositas, Alter usw.) vorbehalten bleibt. Durch Sanierung des Darmes mit Sulfonamiden und Antibioticis Fisteln viel seltener.

2. Übrige Erkrankungen des Rektums

I. Angeborene Atresien

Atresia ani
Atresia recti
Kombination von beiden
Atresien mit abnormen Mündungen

Th_1: Vereinigung der Darmschleimhaut mit der Haut nach Herunterholen des Darmendes entweder auf perinealem oder abdomino-perinealem Weg, Kolostomie nur als kurzdauernde Notmaßnahme bis zur endgültigen Versorgung der Atresie bei desolatem Allgemeinzustand. Bei

Atresia ani einfache Eröffnung. Liegt gleichzeitig eine abnorme Mündung, z. B. ein Anus vestibularis oder ein Anus vaginalis vor, wird auf abdominoperinealem Wege eine Rekonstruktion des Anus mit Durchzug des Rektums und Sigma und Verschluß der Vaginalhinterwand ausgeführt. Bei Sphinkterinsuffizienz einige Monate später Sphinkterplastik nach WREDEN-STONE (NAVRATIL-KÖLE).

II. Traumen

a) Pfählungsverletzungen, entstanden durch Aufspießung auf Heugabel, Zäune u. dgl. Wegen der Gefahr der Verletzung des Rektums, der Blase und des Peritoneums sowie tiefgelegener Gefäße, wegen der Unübersichtlichkeit der entlang der Wand des kleinen Beckens aufwärts führenden Röhrenwunden besonders gefährliche Verletzung. Krankenhausaufnahme in jedem Falle notwendig. Th.: Exakte Wundrevision, bei Verdacht auf intraabdominelle Verletzung Laparotomie.

b) Fremdkörper. Sie können sowohl per anum dahin gelangen (Masturbation), es kann aber auch ein verschluckter Fremdkörper sich erst in der Ampulle verhaken Th.: Instrumentelle Entfernung nach vorsichtiger Sphinkterdehnung.

III. Der Hämorrhoidalkomplex

a) Hämorrhoiden, zu trennen in äußere und innere. Ursachen:
1. Hereditäre Veranlagung
2. Sitzende Lebensweise
3. Lokale Stauung (Koprostase, Obstipation, Rektumkarzinom!!, Schwangerschaft und Wochenbett)
4. Allgemeine Stauungen bei Herz-, Nieren- und Lebererkrankungen.

Demgemäß trennen wir die rein *symptomatisch* bei lokalen und allgemeinen Stauungszuständen vorkommenden Hämorrhoiden von dem *genuinen* Leiden, das auf hereditärer Grundlage und durch unpassende Lebensweise zustande kommt.

Komplikationen

Blutung. Sie kann lebensbedrohlich sein. Oft führen aber auch die wenig bemerkten ständigen kleinen Blutungen beim Stuhlabsetzen zu schwersten Anämien.

Entzündung (Thrombophlebitis im Knoten, die mit heftigen Schmerzen einhergeht).

Inkarzeration von prolabierten inneren Hämorrhoiden (sehr schmerzhaft, führt zu einer Gangrän der gestauten entzündeten Knoten).

Vorfallende innere Hämorrhoidalknoten können zu einem Prolapsus ani führen = Hämorrhoidalprolaps.

Th.: 1. Konservativ: Sitzbäder (Kamille, Eichenrinde), Stuhlregelung, adstringierende Zäpfchen (Anusol) oder Salben (Hamamelis-, Hädensa-, Scheriproct- oder Hirudoidsalbe).

2. Operativ: Op. nach LANGENBECK: Abbrennen der gequetschten Knoten mit dem Paquelin nach vorausgehender ausgiebiger, jedoch zarter Sphinkterdehnung. Nachher Einlegen eines mit Anästhesin-Hirudoidsalbe bestrichenen Gazestreifens, der am 2. bis 3. Tag entfernt wird, anschließend Sorge für weichen Stuhl. Bei ausgedehnten Hämorrhoiden Exzision des ganzen Hämorrhoidalringes und zirkuläre Schleimhautnaht nach WHITEHEAD. Selten Injektionsbehandlung (vgl. Varizen).

b) **Prolapsus ani, Prolapsus recti, Prolapsus ani et recti.**
Die Ursachen können in drei Richtungen gesucht werden:

1. Muskelinsuffizienz des Sphinkters und Beckenbodens nach Verletzungen, bei nervösen Störungen (auch angeboren, z. B. Meningozelen, oder erworben: HEINE-MEDIN), bei Alterskachexie, plötzlicher Abmagerung, Päderastie, Zustand nach operierter Atresia ani bzw. recti, bei hochgradigem Aszites.

2. Übermäßige Benutzung der Bauchpresse beim Defäkationsakt: Verstopfungen, Durchfälle; bei Harnschwierigkeiten: Phimose, Blasenstein; bei langdauerndem Husten: Keuchhusten, Tuberkulose u. v. a.

3. Abnormitäten der Mastdarmschleimhaut: Hämorrhoiden, Rektalpolypen (analog den Ursachen der Invagination!!), Proktitis.

Th.: α) Möglichste Ausschaltung des ursächlichen Leidens.

β) Einlegen eines rostfreien Drahtes um den Anus (THIERSCH) oder Einpflanzung eines Faszienstreifens um den Sphinkter (PAYR), seltene Methoden. Umschneidung des Anus und Sphinkters mit Einlegen eines Jodoformgazestreifens mit anschließender ringförmiger Narbe (SARAFOFF), Gefahr der Analstriktur.

γ) Verstärkung des Beckenbodens mit hinterer Dammplastik.

δ) Anheftung des Mastdarmes am Kreuzbein (Rektopexie nach EKEHORN), nur bei Kindern geeignet: Mittels eines Fadenführungsinstrumentes wird links vom Kreuzbeinende auf den in der Ampulla recti liegenden Finger eingestochen und der Faden beim After herausgeleitet; mittels eines zweiten auf der rechten Seite eingeführten Fadenführungsinstrumentes, das beim After herausgeführt und in das der Faden eingefädelt wird, wird der Faden nun rechts herausgezogen. Die Fadenenden werden über einem Gazebausch auf dem Kreuzbein geknotet. Die entlang des

Fadenkanals zustandekommende Entzündung bewirkt eine ausreichende Verklebung und Fixierung der Rektumwand mit dem Kreuzbeinperiost.

ε) Radikale Prolapsoperationen:
Abtragung sämtlicher Schichten des vorgefallenen Darmes (v. MIKULICZ)
Wegnahme der Schleimhaut des vorgefallenen Darmes und Raffung der Darmwand (REHN-DELORME).

Eingriffe bei Lähmung des Afterschließmuskels:
1. Sphinkterplastik aus den Mm.glutaei maximi nach CHETWOOD und SHOEMAKER.
2. Schließmuskelplastik nach WREDEN-STONE unter Zuhilfenahme von 2 Faszienzügen, welche subkutan in 8-Form beidseits um den Sphinkter geführt und mit den Mm.glutaei max. verknotet und vernäht werden. Nach eigenen Erfahrungen sehr gute Ergebnisse!

c) Fissura ani.
Oft kleinster Schleimhautriß im Sphinkterbereich nach Verletzung durch Fremdkörper oder beim Klysma, durch Koprostase u. a.
Charakteristisch: langer *Nachschmerz* nach dem Stuhlgang, bedingt durch den enormen Nervenreichtum der freiliegenden Submukosa, und *Spasmen* wegen der gesteigerten Reflexbereitschaft des Sphinkters.
Th.: Sphinkterdehnung in Evipan- bzw. Pentothalnarkose. Die Fissur selbst wird bloß mit dem Thermokauter (PAQUELIN) oberflächlich verschorft. Sie heilt, wenn der Sphinkter einige Tage ausgeschaltet ist, von selbst. Einlegen eines Gazestreifens mit Anästhesinsalbe.

IV. Entzündungen
a) Unspezifisch-eitrige Entzündungen führen zu *periproktitischen Abszessen*.
Ihre typische Lage (Abb. 48): Am häufigsten sind die submukös-subkutanen, die unmittelbar neben der Afteröffnung als Infiltrat beginnen, rasch erweichen — insbesondere bei zweckmäßiger Ruhe und Anwendung von feuchter Wärme — und entweder spontan durchbrechen oder durch eine oberflächliche Inzision

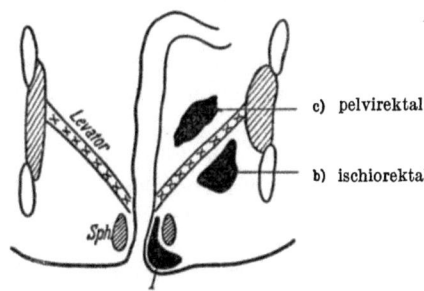

a) submukös-subkutan
b) ischiorektal
c) pelvirektal

Abb. 48. Periproktitische Abszesse

entleert werden. Sorgfältige Nachbehandlung mit Sitzbädern (Unterscheide: BARTHOLINitischer Abszeß des Labium minus. Perianaler Abszeß einer Prostatitis oder vom Knochen!).

Seltener sind die in die Tiefe zwischen Beckenwand und Levator ani reichenden ischiorektalen, am seltensten die oberhalb des Levator gelegenen, viel gefährlicheren pelvirektalen Abszesse (vgl. ORATOR-KÖLE: Kurze chirurg. Operationslehre).

b) Häufig kommt es durch nicht vollkommene Ausheilung solcher periproktitischer Abszesse zur Entwicklung der *Analfistel.*

Sy.: Nässen, Jucken, Schmerzen, evtl. Tenesmen, also der „proktitische Symptomenkomplex".

Die Formen der Analfistel (Abb. 49) leiten sich aus den besprochenen drei Arten periproktitischer Abszesse zwanglos ab, wobei jede dieser Abszeßformen die Ausbildung einer Fistelöffnung zur perianalen Haut *(äußere Analfistel)* oder zur rektalen Schleimhaut *(innere Analfistel)* zur Folge haben kann. Besteht vom alten Abszeßbett aus nur eine einzige Fistelöffnung, *entweder* zur äußeren Haut *oder* zur Schleimhaut, sprechen wir von einer *inkompletten* Fistel. Es gibt also inkomplette äußere und inkomplette innere Fisteln. Besteht von dem Abszeßbett eine Fistelöffnung *sowohl* zur Rektalschleimhaut *wie auch* zur äußeren Haut, besteht also ein durchgehender Fistelgang, so nennen wir diese Fistel eine *komplette Analfistel.* Bei rein subkutan-submukoser Lagerung des Fistelganges (entsprechend dem submukös-subkutanen periproktitischen Abszeß) liegt diese innerhalb des Analsphinkters („intrasphinkter"). Bei Fistel nach ischio- oder pelvirektalen Abszessen verläuft der Fistelgang außerhalb des Sphinkters („extrasphinkter").

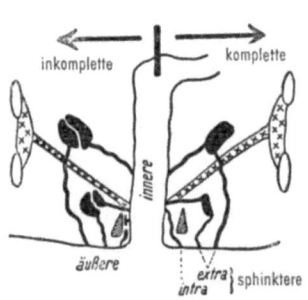

Abb. 49. Analfisteln (submukös, ischio- und pelvirektal entsprechend der Abb. 48)

Untersuchung: Die Feststellung des Fistelganges erfolgt durch vorsichtige Sondierung und gleichzeitige Digitaluntersuchung vom Rektum aus, wobei die Lage der Sonde zum Sphinkter erkannt werden kann. Bei tief reichenden Fisteln ist die Einspritzung eines Farbstoffes in den Fistelgang möglich, dessen Erscheinen in der Ampulle die komplette Fistel beweist. Sollte bei der äußeren Fistelöffnung Stuhl oder Wind abgehen, ist die Farbprobe unnötig. Bei gewundenen und tiefreichenden

III. Chirurgie des Darmes

Fisteln kann die Röntgenaufnahme nach Füllung der Fistel mit einem Röntgenkontrastmittel durchgeführt werden.

Th.: α) Bei allen Fisteln, die innerhalb des Sphinkters liegen, nach Sphinkterdehnung *Spaltung* des ganzen Fistelganges, von der Schleimhautseite her, und oberflächliche Verschorfung.

β) Bei kompletten extrasphinkteren Fisteln die schon von HIPPOKRATES geübte „*mehrzeitige Sphinkterligatur*" (nach Sondierung mit Hohlsonde werden dicke Seidenfäden durch die Fistel durchgezogen, beim Anus herausgeleitet und einer mit mäßiger Spannung geknotet; dies wird solange wiederholt, bis der Fistelgang in das Mastdarmlumen durchgeschnitten hat). — Bei dieser langsamen Sphinkterdurchtrennung infolge des sukzessiven Ligaturdruckes kommt es zur gleichzeitigen Verankerung der Muskelfasern des Sphinkters an der Narbe, so daß die Schließkraft erhalten bleibt (DEMMER, KUNZ).

Zusatz: *Ein Teil der Analfisteln ist spezifisch (tuberkulös).* Erkennbar meist an der Art der Fistelöffnung. Probeexzision! Stets auf Darm- und Lungentuberkulose untersuchen! Die Behandlung besteht *lokal* in Injektion von Streptomycin, INH u. ä. in und um die Fistel, nach Besserung „HIPPOKRATES" anwendbar, und *allgemein* in der Anwendung von Tuberculostaticis und roborierenden Maßnahmen. Bei Rezidiven auch Rö.-Therapie.

Endlich gibt es die **Dermoid-Kreuzbeinfistel** bei jungen Leuten; an der Abstoßung krümeliger Massen, allenfalls einzelner Haare, erkenntlich. Heilung nur nach Totalexstirpation des Dermoids.

c) **Die spezifische Proktitis**. Lues — Gonorrhoe und das tumorbildende **Lymphogranuloma inguinale** (gekennzeichnet durch inguinale Lymphknotenschwellungen und -entzündungen. FREIsche Probe). Wegen der leichteren Infektionsmöglichkeit (durch Übergreifen von Vagina zum Anus oder bei perversem Verkehr), überwiegend bei Frauen. Führt zu hartnäckigen schmerzhaften *Strikturen des Rektums*. Wir trennen wieder Strictura ani, Strictura recti und die Kombination beider.

Diagnose: Digitalbefund, Röntgenuntersuchung, zur Ausschließung des Karzinoms oder seltenen Sarkoms Probeexzision nötig.

Ätiologische Hinweise: Bakteriologische (oft Mischinfektionen!) und serologische Befunde.

Th.: Sulfonamide und Antibiotika! Nach Abklingen des Reizstadiums Bougierung. Sehr mühsam; noch nach langer Zeit Rezidive möglich. In schwereren Fällen Ausschaltung durch Anus praeter oder sogar radikale Wegnahme des befallenen Rektumanteiles.

Urologie

Sie gliedert sich in drei Hauptabschnitte:
I. Niere, Ureter, II. Blase, Prostata, III. Äußeres Urogenitale

I. Niere, Ureter

Untersuchungsmethoden:

Vorgeschichte

1. Schmerzen:
   a) Unbestimmtes lumbales Druckgefühl bei den verschiedensten Nierenaffektionen.
   b) Typische Nierenkolik (Abb. 41): aus der Lumbalgegend schräg nach innen unten in die Schamgegend ausstrahlende Ureterkolik analog der Darmhyperperistaltik; auch durch Spannung im Pyelon verursacht.
2. Harnbeschwerden (siehe bei Blase!): sind auch bei jedem Nierenfall zu erheben!
3. Hämaturie? Pyurie? Abgang von Grieß?

Untersuchung

1. Palpation: lumbaler Druckpunkt und bimanuelle Untersuchung, rechts und links vergleichen
2. Harnbefund: Sediment!, bakteriologisch, Tierversuch
3. Röntgen:

a) Leeraufnahme zur Feststellung der *Nierengröße* (röntgenologisch möglich wegen der für die Strahlen besser als das Nierenparenchym durchgängigen Fettkapsel) und von *Konkrementen* (von den Nieren- und Uretersteinen der größere Teil sehr kalkhaltig, somit röntgendarstellbar [Rö.A. 21]; bei den Blasensteinen das umgekehrte Verhältnis!).

Zwecks Lokalisation: seitliche Röntgenaufnahme (projiziert das Nierenbecken auf die Körper von L.I und L.II; verkalkte Mesenteriallymphknoten liegen viel weiter vorn, desgleichen Gallensteine) oder Aufnahme mit liegender Uretersonde und anschließender retrograder Pyelographie.

b **Ausscheidungs-Urographie** (mittels intravenös verabreichtem Joduron 30%, Triurol 50% u. a.). Normalerweise nach 5—15 Minuten gute Darstellung von Nierenbecken und Ureter: Abnorme Lagerung, Stauungen, strukturelle Wandveränderungen, mangelhafte Nierenleistung weitgehend erkennbar.

c) Gezielte **Angiographie** der Nierengefäße mittels Katheter von der A.fem. aus (Vas aberrans, Tumorgefäße bei Hypernephrom).

d) In Ausnahmefällen **Pneumoretroperitoneum**.

4. **Blasenspiegelung** (Zystoskopie). Voraussetzungen: 1. Harnröhre für das Zystoskop durchgängig. 2. Ausreichendes Fassungsvermögen der Harnblase 3. Die Möglichkeit, die Blase klar zu spülen:

a) **Blasenbild** (siehe Blase) und Mündung der Ostien (trüber Harn, Blut, Eiter, Koagula).

b) **Blauausscheidung**: nach intravenöser Indigokarmingabe (Cystochrom) normal nach 3—5 Minuten Ausscheidung im dunkelblauen Strahl aus den Ostien; bei Steinverschluß oder funktionsloser Niere fehlende Blauausscheidung auf der betroffenen Seite.

c) **Uretersondierung** zeigt die Durchgängigkeit und ermöglicht die getrennte Untersuchung beider Nierenharne, dann die retrograde Pyelographie (Rö.A. 22) bzw. Pyeloskopie und Steinextraktion mit der Zeissschen Schlinge, sowie therapeutische Nierenbeckenspülungen.

5. **Prüfung auf Gesamtnierenleistung**

a) **Ausfall des i. v.-Pyelogramms**

b) Volhards **Wasserstoß**: 1½ l Flüssigkeit morgens innerhalb ½ Stunde, dann halbstündlich urinieren, den Tag über reine Trockenkost. Bestimmt werden halbstündlich bis zur 4. Stunde, dann stdl. die ausgeschiedenen Flüssigkeitsquanten und deren spez. Gewicht. Sehr günstig, wenn größte Einzelportion und niedrigstes spez. Gewicht in der 2. Stunde und die gesamte Trinkmenge innerhalb von 4 Stunden ausgeschieden.

c) **Reststickstoff** im Blut, normal etwa 30—40 mg-%, mehr wie 45 mg-% mahnt zur Vorsicht.

d) **Bestimmung der Alkalireserve** in Vol. % CO_2, normal um 55 Vol.% (Bestimmung auch in Milli-Äquivalenten möglich).

e) **Elektrolyte** (Na, K, Ca, Cl).

f) **Erhöhter Blutdruck**.

184 Urologie

g) **Nierenclearance:** Mit ihr können Teilfunktionen der Niere getrennt erfaßt werden. Sie ist definiert durch die Ausscheidungsgeschwindigkeit verschiedener Stoffe, z. B. Kreatinin, Thiosulfat, Inulin u. a., d. h. jene Blutplasmamenge, welche durch die Nierentätigkeit von dem betreffenden Stoff in einer bestimmten Zeiteinheit gereinigt wird.

Die vielfältigen chirurgischen Nierenerkrankungen erfordern eine gewisse logisch-schematische Gliederung. Wir können drei Gruppen aufstellen:

A. Die „einfachen" (angeborenen, traumatischen, entzündlichen) Erkrankungen:

1. *Hufeisen-Beckenniere und andere Anomalien*
2. *Nierenquetschungen*
3. *Paranephritischer Abszeß, „Nierenkarbunkel"*

B. *Der „Ptosekomplex":*

1. *Senkung*
2. *Stauung (Hydronephrose)*
3. *Infektion (Pyelitis mit den sekundär entzündlichen Steinbildungen)*

C. *Die drei „großen" chirurgischen Nierenleiden:*

1. *Steinkrankheit*
2. *Tuberkulose*
3. *Hypernephrom*

A. Die „einfachen" Krankheiten der Niere

(angeborene, traumatische und entzündliche)

1. Angeborene

Hypo- und *Aplasie* der Niere, Verschmelzung durch „Isthmus" am unteren Pol zur *Hufeisenniere*, die Längsachsen der Nieren kreuzen sich kaudal (normal im Thoraxraum), *Beckenniere*, meist links (Druck auf das Rektum, Geburtshindernis), *gekreuzte Dystopie:* Verlagerung einer Niere auf die andere Seite, Harnleiter überschneiden einander. *Harnleiter:* Hoher oder spitzwinkeliger Abgang, Verengerung oder Aplasie, Verdoppelung oder Kreuzung derselben. Am schnellsten unterrichtet bei Verdacht die Ausscheidungs- oder retrograde Pyelographie und die Angiographie (Gefäßanomalie).

2. Nierentrauma

Vor allem stumpfe Verletzungen. Hämaturie und perirenales retroperitoneales Hämatom mit *peritonealem* Reizzustand (Abgrenzung in-

I. Niere, Ureter 185

traperitonealer Verletzung oft schwierig, manchmal gleichzeitig Leber- oder Milzruptur). Seltene Folge eines manchmal geringfügigen Traumas ist die bedrohliche „Massenblutung ins Nierenlager" aus Gefäßen der Nierenkapsel oder der Nebenniere.

Gefahren: Urininfiltration (chemische Schädigung, Intoxikation und Infektion = *Urinphlegmone*; breite Eröffnung und Dränage ist notwendig). Schmerzhafte Ureterkoliken bei Durchtritt von Blutgerinnsel.

Spätkomplikationen: Steinbildung auf Grund solcher Fibringerinnsel; seltener Bestehenbleiben einer Urinfistel, allenfalls traumatische Hydronephrose infolge Narbenschwielen am Ureter.

Th.: Wenn möglich konservativ; Chromozystoskopie zur Prüfung der Ureterkontinuität, Ausscheidungspyelographie (Zerreißungen bis in die Rinden- oder Markzone möglich). Bei Massenblutung mit Parenchymeinrissen (Kreislauf, Blutbefund, Harnbefund). Freilegung: Nierenteilresektion oder bei ausgedehnten Zerreißungen Nephrektomie, um Spätkomplikationen (Steinbildung, Hydronephrose, Hypertonie) zu vermeiden. Cave: nicht so selten zweizeitige Ruptur, ähnlich wie bei Milz!

3. Paranephritischer Abszeß

Entstanden nach Rindenabszeß, hämatogen nach Furunkel, Angina u. a. Infektionskrankheiten oder auf dem Lymphweg. Wir sprechen auch von metastatischem „Nierenkarbunkel".

Sy.: Beginn oft nicht leicht erkennbar; Fieber, dumpfer lumbaler Schmerz, *Druckschmerz*, später kollaterales Ödem und Rötung der Lendengegend. Harnbefund oft negativ. „Veratmungspyelogramm" (HILGENFELDT) fehlt bei entzündlich fixierter Niere.

Abzugrenzen: Andere Nierenaffektionen, lumbaler Appendixabszeß (siehe S. 148), Senkung eines Pleuraempyems, einer Rippenosteomyelitis; sekundär infizierter kalter Abszeß.

Th.: Eröffnung durch Lumbalschnitt. Allenfalls Probepunktion.

B. „Ptosekomplex"

Nephroptose, Hydronephrose, Pyelitis, sekundär entzündliche Steinbildung und Pyonephrose

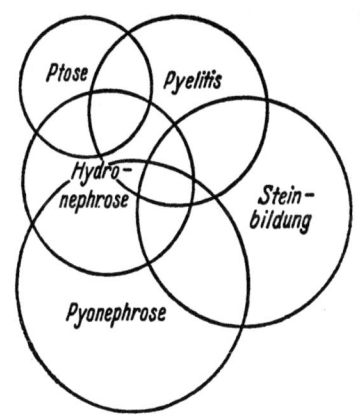

Abb. 50. Ptosekomplex

hängen nach Art einer Entwicklungsreihe, freilich nicht einer einfach geraden Linie, sondern wie einander überschneidende Kreise, aneinander (Abb. 50).

1. Nephroptose

Beginnt meist mit der Lockerung der rechten Niere, die bei der Größe des rechten Leberlappens schon physiologischerweise tiefer steht; im Einklang damit auch Hydronephrose, Schwangerschaftspyelitis u. dgl., häufiger rechts. Vorwiegend beim weiblichen Geschlecht.

Virginelle Ptose: bei asthenischem Habitus junger Mädchen, oft allgemeine Enteroptose.

Materne Ptose: bei Älteren, vor allem nach wiederholten Geburten, stärkerer Abmagerung u. a.

Sy.: Ziehende Bauchschmerzen, gebessert durch Horizontallage, Übelkeit, Brechreiz, allenfalls intermittierende Hydronephrose.

Diagnose: *Erkennung des Tumors als Niere!* Im Anfangsstadium gegen andere Bauchaffektionen und reine neurasthenische Beschwerden oft nicht leicht. Ausscheidungspyelographie mit Bildern im Liegen und Stehen.

Th.: Ruhe und Mastkur, Bauchbandage. Sofern diese symptomatische Behandlung erfolglos und durch Ureterknickung eine Funktionsschädigung der Niere eingetreten oder zu gewärtigen ist, ist die *Nephropexie* (Anheftung an die XII. Rippe) angezeigt. *Strengste Indikation:* Nur bei Kippung der Niere nach außen, sonst ausgesprochen schlechte Ergebnisse.

2. Hydronephrose

Angeboren oder erworben, in der Regel infolge Abflußbehinderung (Rö.A. 22): Ureterknickung, abnormer Ureteransatz, überzählige Nierenarterie, Ureterstein; traumatische, entzündliche, neoplastische Ureterstrikturen; tiefer gelegene durch Tumorkompression, beispielsweise Ca. uteri, dann auf beide Seiten wirkende Abflußbehinderung. Physiologisch ist eine gewisse Erweiterung in der Schwangerschaft.

Es wird unterschieden:
1. offene: wenn Urin in die Blase gelangt
2. geschlossene: angeborener Verschluß oder erworbene Striktur des Harnleiters; kein Harn dieser Seite gelangt in die Blase
3. intermittierende: vorübergehender Verschluß (z. B. Stein)

Symptome:

a) Anfallsweise, schwere, mit Schock und allenfalls auch peritonealen Reizsymptomen einhergehende Kolikanfälle: *intermittierende Hydronephrose.*

I. Niere, Ureter   187

b) In der Zwischenzeit: Druckgefühl, palpable rundliche, allenfalls fluktuierende Geschwulst, welche durch eine Pyelographie (intravenös und retrograd) abgeklärt wird.

Differentialdiagnose: *Zystische Fehlbildungen* der Niere als große *Solitärzysten* (meist einseitig) oder *Zystennieren* (fast immer doppelseitig), bei denen die Niere mit zahllosen kleinen und großen Zysten durchsetzt ist. Unklare Beschwerden, später Hämaturie mit Erscheinungen der Schrumpfniere. Im Röntgenbild eigenartig ausgezogene Nierenkelche! Tastbare Resistenz. Sekundärinfektion.

Gefahren: Nierenschädigung, Infektion, Pyonephrose, Steinbildung, bei verschleppten Fällen Urämie, ausnahmsweise auch Reflexschädigung der zweiten Niere.

Th.: Wenn möglich kausal, allenfalls Nierenbecken-Ureterplastik (FENGER); in verschleppten Fällen bleibt nur die Nephrektomie.

3. Pyelitis

Meist Pyelonephritis. Ursachen z. B. Gravidität, Prostatahypertrophie, Phimose.

a) hämatogen (Typhus, Paratyphus, Scharlach, Sepsis)
b) lymphogen bei Stauungen im Dickdarm oder von einem Ulkus, einer Cholezystitis fortgeleitet (meist Koli)
c) aszendierend (von einer Zystitis: Koli oder Go.) bei vesikoureteralem Reflux (z. B. bei Ureterimplantation in die Blase, bei Prostatahypertrophie)

Symptome: Typische Schmerzen, Druckschmerz, Brechreiz, Erbrechen; charakteristischer Urinbefund: Alb. pos., Zylinder, Leukozyten überwiegen Erythrozyten, meist Keime. Fieber und Schüttelfrost.

Th.: Medikamentös mit rasch zur Ausscheidung kommenden Sulfonamiden: Albucid, Gantrisin Tabl. u. Inj., Urolucosil Tabl., Pyridazil Tabl.; dann Furadantin Tabl., bei chronischen Fällen Urotropin per os (Hexamethylentetramin), Cylotropin, Amphotropin i. v., Antibiotika z. B. Streptomycin, Terramycin, Achromycin, Nebacetin, Baneocin, Chloromycetin. Diätetisch: „Schaukeldiät" 3 Tage *säuernde Kost* (Fleisch, Eier, Spargel), dazu Urotropin, Gelamon, Mg.-Mandelat oder Ammon. chlor. 3,0 gr. pro die; 3 Tage *alkalisierende Maßnahmen* wie reichlich Na. bicarb., alkalische Wasser und vegetabilische Kost (Gemüse, Obst, Kartoffeln und Milch).

Nierenbeckenspülungen mit 1—$2^0/_{00}$ Arg. nitr.-Lösung, abwechselnd mit Instillation von entsprechenden Antibioticis.

Gefahren: Sekundär Steinbildung, pyelitische Schrumpfniere und Pyonephrose, welche die Nephrektomie erfordert.

C. Die „großen" chirurgischen Nierenkrankheiten

1. Steinkrankheiten

Große geographische Unterschiede des Vorkommens. Häufig in Holland, England, der Türkei, Dalmatien, relativ häufig im Rheinland (Ureterstein und Kropf z. T. in gegensätzlicher Häufigkeit: *Wo viel Kropf, dort wenig Uretersteine*), sog. „Steinwellen" = spontane Zunahme der Steinerkrankungen in verschiedenen Ländern.

Entstehung: im Nierenbecken, oft doppelseitig (10%), in der Hälfte der Fälle mehrere Steine.

Ursachen:

1. Prärenale: Stoffwechselstörungen, Diathese mit Veränderungen im Tonus des vegetativen Nervensystems, Hyperparathyreoidismus, Hypovitaminose (Vit. A).

2. Renale: Störung der kristalloid-kolloiden Zusammensetzung des Harns („Schutzkolloide"), Papillitis necroticans, Schleimhautläsionen, posttraumatisch.

3. Postrenale: Stauungen im abführenden Harnsystem mit und ohne Infektion, Harnleiterstein, Blasenstein, Prostatahypertrophie, Prostatakarzinom, Urethrastriktur, Phimose.

Zusammensetzung (Sediment-Kontrolle!)

I. Röntgendarstellbar:
 1. die entzündlichen Phosphat-Kalziumsteine; Urin alkalisch!
 2. Oxalatsteine, Maulbeersteine.

II. Röntgennegativ:
 3. Uratsteine; Urin sauer, Ziegelmehlsediment
 4. Zystinsteine u. a.

Sy.: Schmerzen (Ureterkolik!), die gegen die Blase, Skrotum bzw. Labien ausstrahlen, Übelkeit, Erbrechen, oft aufgetriebener Leib (paralytischer Ileus!); Blutung, Grießabgang; Erythrozyten im Harnsediment!

Röntgenbild (Rö.A. 21), Pyelographie i. v. und wenn möglich retrograd; gestörte Blauausscheidung.

Gefahren: Steineinklemmung, Anurie, Blutungen.
Pyonephrose infolge Sekundärinfektion.

Differentialdiagnose: siehe Appendizitis, ferner Angina pectoris, Ileus Kolikschmerz wird bei Hautquaddeln mit 0,1 ccm Impletol o. ä. intrakutan im Verlauf der HEADschen Zone sofort beseitigt, bei Appendizitis nicht.

Th.: (bei beidseitigem Steinleiden an Hyperparathyreoidismus denken!):

a) Konservativ: Im *Anfall* Analgetika und Spasmolytika (Spasmoinalgon, Buskopan comp., Novalgin, Baralgin, Palerol, Heptadon, Dolantin, Atropin, Eupaverin), lokal Wärme, reichlich Flüssigkeitszufuhr, Stuhlentleerung. Anregung des Steinabganges: Reichlich Flüssigkeitszufuhr, Mineralwasser, keine Bettruhe, Stiegensteigen, Schüttelsessel; weiters abwechselnd Spasmolytika und Peristaltika:

1. Tag: 1500 ccm Tee morgens, anschließend je 1 Amp. Dolantin und Papaverin.
2. Tag: 1500 ccm Tee morgens, 1 Amp. Prostigmin, 100 ccm Galleklysma.
3. Tag: nur 1500 ccm Tee, reichlich Bewegung, kann 2- bis 3mal wiederholt werden.

Hohe Einläufe (subaquales Darmbad), paravertebrale Leitungsanästhesie.

Bei Steinträgern Trinkkuren und Diät (bei Phosphaturie Ansäuern; bei Uraturie vegetabilisch und Alkali. Bei Oxalurie kein Gemüse, vor allem Spinat, Tomaten, Weintrauben meiden).

b) Maßnahmen vor der Operation: Uretersondierung, Glyzerineinspritzung, ZEIsssche Schlinge, wenn Vorbeischieben der Uretersonde am Stein möglich (Vorbeischieben der Schlinge ins Nierenbecken, Krümmung der Schlinge, Steinextraktion aus dem Ureter).

c) Operation: 1. absolute Indikation bei Anurie und beidseitigem Stein, 2. bei Versagen konservativer Behandlung, 3. bei unregelmäßigem, sehr großem Stein und 4. bei Infektion. Ureterotomie, Pyelotomie, Nephrotomie, möglichste Vermeidung der Nephrektomie.

2. Nierentuberkulose

Sy.: Chronische Reizblase: „Nicht heilende Zystitis", ungünstiger Effekt von Lapisspülungen. Häufig Tbc.-Epididymitis! Albuminurie als Frühsymptom, Pyurie mit bakteriologisch negativem Befund (keine Eitererreger!), Harn sauer, Nierenschmerzen; *Allgemeinsymptome:* Gewichtsabnahme, Appetitlosigkeit, Kopfschmerz, Schwäche, meist Pleuritis in der Anamnese.

Diagnose:
1. Feststellung, daß der Reizblase ein Nierenleiden zugrunde liegt.
2. Abgrenzung gegen andere Nierenleiden: Pyelonephritis, Nephrolithiasis, Nierentumor. Charakteristisch: frühzeitige Funktionsstörungen

der affizierten Niere. Im Pyelogramm charakteristische Veränderungen (Papillendestruktion, Kavernen u. ä.). *Feststellung charakteristischer tuberkulöser Geschwüre in der Blase*, meist in der Umgebung des eitersezernierenden Ureters. *Ausschlaggebend: Bazillennachweis*, allenfalls Kultur und Tierversuch.

3. Besondere Schwierigkeit bzw. Unmöglichkeit der Diagnose bei sog. „geschlossener" Nierentuberkulose; dann nur aus dem Allgemeinzustand, der Nierenfunktionsstörung und dem Nierenangiogramm zu erschließen.

Pathogenese: Vorwiegend hämatogene Infektion. Erkrankungsbeginn meist in den Papillenspitzen (selten in der Tiefe der Niere: geschlossene Tbc.). Meist beidseitig, von da in die Blase deszendierend. Oft mit Tbc.-Epididymitis und Prostatitis vergesellschaftet.

Th.: Nach Möglichkeit konservativ: Medikamentös, Heilstättenbehandlung. Ist ein Eingriff erforderlich, dann — wenn möglich — organerhaltende Operation (Polresektion), nur bei einseitig schwer erkrankter und therapieresistenter Niere Nephro-Ureterektomie. Im Falle beidseitiger Affektion oder falls die zweite Niere funktionell nicht mehr ausreicht (Gefahr auch toxischer Schädigung), bleibt nur konservative und Allgemeinbehandlung. *Wertvolle Mithilfe der Tuberkulostatika:* Streptomycin, PAS, INH, Neoteben prä- und postoperativ. Anwendung nach dem Schema von H. U. GLOOR: Pro Kur in 14 Monaten insgesamt 10 g TB I, etwa 45 g INH, etwa 18 g Streptomycin, 900 g PAS.

3. Hypernephrom

Charakteristisch für Hypernephrom die Neigung zu Gefäßeinbrüchen und zu Knochenmetastasen. Häufig sitzt der Tumor — ungünstig für den Tastbefund! — im oberen Nierenpol. Die Hämaturie ist nur ein Zeichen des Tumoreinbruches in das Nierenbecken, daher kein Frühsymptom!

Sy : Meist höheres Alter. Blutungen schmerzlos und reichlich, oft intermittierend, wurmförmige Koagula, *Fieber*, hohe BSG.

Nierendruck, manchmal neuralgische Schmerzen; tastbarer Tumor. Bei linksseitigem Sitz beim Manne symptomatische Varikozele (anatomisch begründet: Mündung der Vena spermatica li. in die V. renalis).

Diagnose: Bei unsicherem Tumorbefund in der Regel durch *Pyelogramm*, oft jedoch erst durch *Nierenangiographie* festzustellen. Manchmal Geschwulstzellen im Harnsediment. Nierenfunktion häufig auch in der Tumorniere relativ gut, daher Chromozystoskopie unverläßlich. Manchmal frühzeitige Metastasierung (Lunge, Knochen: Oberarm, Oberschenkelkopf, Schädeldach, Rippen, Wirbelsäule).

I. Niere, Ureter

Th.: Rechtzeitige Nephrektomie unter Mitnahme der Capsula adiposa. Differentialdiagnose gegen seltene andere Tumoren (Papillome, Nierenbeckenkrebs, Echinokokkus).

Sog. **kryptogene Blutungen** — oft schwer als solche zu erkennen — kommen auch bei *Arteriosklerose, Nephritis, Niereninfarkt, Kelchnischenblutung bei Hydronephrose und Allergosen* vor. Dann manchmal Probefreilegung der Niere notwendig.

Das *embryonale Adenosarkom* (WILMS Tumor) ist die typische bösartige Geschwulst des frühen Kindesalters; oft riesiger Tumor. **Th.**: Nephrektomie bzw. Röntgentherapie. Prognose infaust, da ein Tumorrezidiv oder Metastasen meist innerhalb eines Jahres auftreten. **Andere Geschwülste**: Adenosarkom, Geschwülste aus embryonalen Resten, peri- und pararenale Tumoren.

Übersicht der Nieren„leit"symptome

I. **Tumor**: Ptose (beweglicher, anatomisch als Niere erkennbarer Tumor)

Hydronephrose (prall elastischer Tumor)

Pyonephrose und Steinniere (schmerzhafter Tumor)

Hypernephrom (unregelmäßiger, allenfalls verwachsener Tumor, meist schmerzfrei)

II. **Kolikschmerz** („von der Lende zur Schamgegend ausstrahlend") kennzeichnet das *Hindernis* im Ureter.

Lumbales Druckgefühl ist vieldeutig.

III. **Pyurie**, sofern dabei
  A. Eitererreger vorhanden, beweist dies bloß die *entzündliche Komponente* des Leidens;
  B. Eitererreger fehlen: Größter Verdacht auf *Tuberkulose!*

IV. **Hämaturie** (Abb. 51)
  A. Bei gleichzeitigem Leukozytenbefund: beweist *nichts* (entzündliche Reizung)
  B. Reine Hämaturie ohne Eiter:
    1. Blutung mit Kolik — Verdacht auf: *Steinleiden*
    2. Blutung ohne Kolik — Verdacht auf: *Hypernephrom*
    3. Mikrohämaturie — Verdacht auf: *Tuberkulose.*

Jede Hämaturie mit oder ohne Schmerzen muß untersucht und geklärt werden!

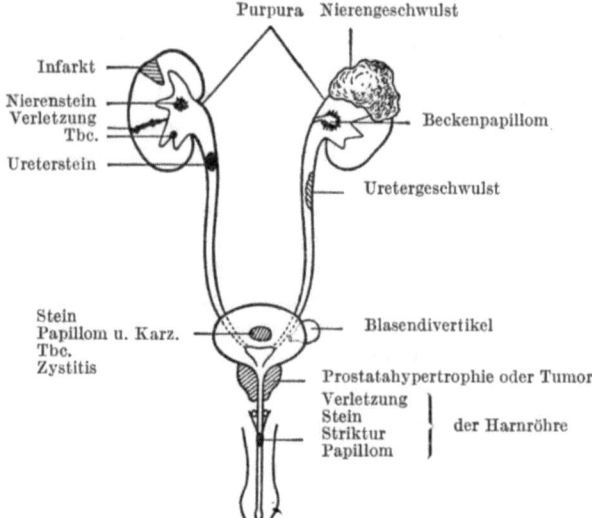

Abb. 51. Häufigste Ursachen des Blutharns
(nach BAILEY-LOVE)

II. Blase, Prostata

Mißbildungen: 1. angeborene Blasenspalte: Ektopia vesicae, Spaltbildung der Symphyse, des unteren Teiles der vorderen Bauchwand, der Harnblase und der Urethra. Schwere Infektionsgefahr! Th.: Bildung einer künstlichen Harnblase aus einem ausgeschalteten Darmteil (z. B. Zökum nach MAYDL) oder Einpflanzen der Ureteren nach Art des WITZEL-Kanals in das Sigma nach COFFEY. 2. Megazystis (meist mit Megakolon und Megaösophagus vergesellschaftet), 3. Vesica bipartita, 4. Vesikoumbilikalfistel.

Verletzungen: 1. offene: Stich, Schuß, Knochenspießung.
2. geschlossene: Hufschlag, Ruptur, Knochensplitter bei Beckenfraktur.

Sie können intraperitoneal (Schock, Zeichen der Peritonitis, Abwehrspannung) und extraperitoneal (Infektionsgefahr mit Urinphlegmone) liegen. Weitere Symptome: Harndrang, blutiger Harn Th.: Operative Revision, Sectio alta, Blasennaht.

II. Blase, Prostata

Miktionsbeschwerden:
I. Pollakisurie: Oftmalige Miktion, Menge belanglos.
II. Polyurie: Reichliche Harnausscheidung, z. B. Diabetes insipidus, chron. Nephritis.
III. Ischuria paradoxa: Harnträufeln bei überfüllter, wegen Entleerungsbehinderung nicht entleerter Blase.
IV. Inkontinenz a) absolute: Unvermögen, den Harn zu halten,
b) relative: bei Anstrengungen, Husten, Niesen usw. Unvermögen, den Harn zu halten (vorwiegend bei Multipara).
V. Dysurie: Erschwertes Harnlassen, Beeinträchtigung der Dicke des Harnstrahls, der Form des Harnstrahls (trotz starkem Pressen nur langsames Abträufeln).
VI. Strangurie: Harnzwang, Schmerzen bei oder nach dem Urinieren.

Wenn spontane Miktion nicht möglich, Entscheidung durch Katheterismus, ob Anurie (Sekretionsstörung) oder Retentio (Harnverhaltung) vorliegt!

Bei allem muß festgestellt werden, 1. *seit wann* die Beschwerden bestehen, 2. *ob sie dauernd* oder wechselnd sind, 3. ob sie in der *Stärke* dauernd zunehmen.

Untersuchungsmethoden
a) Harnuntersuchung, evtl. 2- oder 3-Gläserprobe (bei Urethritis 1. Glas, bei Prostatitis letztes Glas trübe)
b) Rektaluntersuchung: Prostatagröße, Form, Konsistenz, Beziehung zur Umgebung usw., Samenblasen
c) Katheterismus: Dickenbezeichnung nach der Skala von CHARRIÈRE. Die Nummer bedeutet den Umfang, $1/3$ davon entspricht also ungefähr dem Durchmesser. Normalkatheter CHARRIÈRE 18—20 (vgl. Abb. 52).

Weicher gerader NÉLATON-Katheter (das „Auge" seitlich, damit es nicht zu leicht verstopft wird): der Normalkatheter des praktischen Arztes.

TIEMANN-Katheter, Gummikatheter mit angesetztem Winkelstück, als Ersatz der MERCIER-Krümmung.

FOLEY-Katheter mit Ballon zur Fixation als Dauerkatheter.

PEZZER- und CASPER-Katheter als Dauerkatheter bei Frauen oder bei suprapubischer Blasenfistel.

Metallkatheter gehören nur in die Hand des Facharztes; verschiedene Krümmungen für die verschiedenen Formen der Prostatahypertrophie.

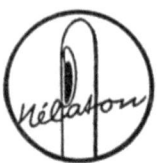 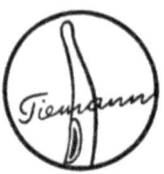 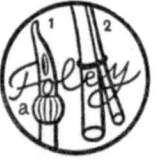 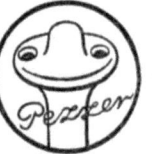 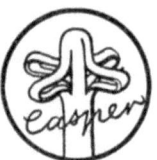

1 Katheterspitze
2 Katheterende
mit dünnem zusätzlichem Gummirohr zum
Aufblasen des Ballons (a) mit Luft

Abb. 52. Die häufigst verwandten Katheterformen (NÉLATON, TIEMANN, FOLEY, PEZZER, CASPER: die letzteren als Dauerkatheter; Einführung mittels eines Spanners)

Ausführung des Katheterismus gelingt leicht, wenn die ganze Urethra in einen gleichmäßigen Bogen verwandelt wird, also die Pars pendulans urethrae nach oben gezogen wird. Es wird also nicht der Katheter in die Urethra geschoben, sondern die Urethra über den Katheter gezogen (vgl. ORATOR-KÖLE: Kurze chir. Operationslehre); dazu Schleimhautanästhesie (2% Procain, Leostesin, Xylocain-Gelee) und Bestreichen des Katheters mit Glyzerin oder Katheterpurin. Strengste Asepsis! Langsame Entleerung!

Haupthindernisse des Katheterismus:

α) Verengerung der Urethra, vor allem in der Pars posterior (vgl. „Striktur")

β) Bei Prostatahypertrophie: Pars prost. urethrae verlängert, gekrümmt und verengt (siehe Prostatahypertrophie)

d) Blasenspiegelung. Blasenbild: Nach Einführen des Zystoskops (nach Benetzen mit Glyzerin) sucht die nach oben gewandte Optik die Luftblase als höchsten Punkt beim liegenden Patienten. Durch Vorziehen des Instrumentes wird der Sphinkterring sichtbar, an dem entlang gleitend das Instrument, um 180° gedreht, nun zum Blasenboden blickt. An den dorsalen Teil des Sphinkterringes schließt sich nach rückwärts kranial das faltenlose Trigonum mit den symmetrisch liegenden spaltförmigen Ostien, die in rhythmischer Bewegung den Harn in die Blase spritzen.

e) Röntgendarstellung der Blase durch Katheter (Rö.A. 23), allenfalls mittels aufgesetzter Spritze mit konischem Ansatz ohne Katheterismus = Zystographie zur Diagnose von Steinen, Prostatahypertrophie und von Divertikeln. Kontrastmittel: Joduron, Triural, Urografin, Perabrodil (Luft und Perabrodil ergeben die „Perabrodilpfütze" nach KNEISE-SCHOBER bei Prostatahypertrophie).

II. Blase, Prostata

Überblick über die chirurgischen Blasen-Prostataerkrankungen nach dem Ileusschema (Abb. 53)

A. Organische Abflußbehinderung:
1. Obturation = Blasenstein
2. Striktur
3. Kompression = Prostatahypertrophie

B. Funktionelle Abflußbehinderung *(umgekehrt wie im Darm):*
1. spastisch: bei entzündlicher Strangurie (Zystitis, Prostatitis usw.)
2. paralytisch: bei Tabes dorsalis, Paralyse und anderen Erkrankungen des Z.N.S.

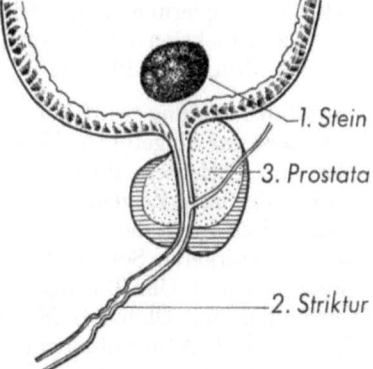
Abb. 53. Blase-Prostata, Ileusschema. Vgl. den Text

(Commotio, Contusio, Meningitis, WS-Verletzung). Bei Querschnittsgelähmten Dauerspüldränage.

A. Blasenstein

Geographisch bevorzugt in Dalmatien, Rußland, Persien, der Türkei, England, Holland. Entstehen meist als Nierensteine.

Sy.: Schmerzen, meist gepaart mit stark wechselnden, durch kleine Veranderungen der Körperlage beeinflußbaren Miktionsstörungen mit Blutungen *(„von Blutungen begleitete Strangurie").*

Diagnose: Zystoskopie, nicht verläßlich die Röntgen-Leeraufnahme, da meist Uratsteine (siehe S. 188), Zystographie.

Differentialdiagnose: gegen Zystitis, Blasentumor und Tbc. Bei alten Männern Sekundärsteine bei Prostatahypertrophie!

Th.: Steinzertrümmerung (Lithotripsie) und Ausspülung oder Sectio alta; bei Prostatahypertrophie gleichzeitig Prostatektomie, sonst bald Rezidiv.

B. Harnröhrenstriktur

Ursache: Trauma, Gonorrhöe, Verätzung.

Symptome: *Dysurische Beschwerden!*

Diagnose: Bougierungsbefund, ätiologische Anamnese, allenfalls röntgenologische oder urethroskopische Darstellung.

Gefahren: Blasenstauung, Infektion, Steinbildung, Nierenschädigung, häufig Paraurethralabszesse und von da ausgehende Urinphlegmone.

Th.: 1. Bougierung (langwierig, konsequent durchzuführen).
2. Resektion der Narbenstelle, nur bei kurzen Strikturen möglich.
3. JOHANSEN-Plastik.

Strikturbougierung wird durch einen Gehilfen erleichtert, der den Penis über das eingeführte Metallbougie gespannt hält. Der Arzt steht links vom Patienten, dirigiert mit der rechten Hand die Steinsonde, während der linke Zeigefinger im Mastdarm liegt und das Eingleiten der Sondenspitze durch die hintere Harnröhre und die Prostata kontrolliert. Stets mit stärkeren Sonden beginnen (vgl. ORATOR-KÖLE: Kurze chir. Operationslehre). Um Blutungen und Falschwegbildungen zu vermeiden: Ölauffüllung (mit Olivenöl). Methode von HACKER: Ausfüllen der Harnröhre bis zur Striktur mit einem Bündel dünner Bougies, von denen dann eines eingeführt werden kann. Bei Komplikationen: Blasenfistel.

C. Prostatahypertrophie

Sy.: Typischer Verlauf in drei Stadien:

Stadium I der Kompensation: *Häufiger Harndrang*, vor allem nachts, langsam zunehmende *dysurische* Beschwerden; durch Hypertrophie des Detrusors (Balkenblase) ist aber die Erschwerung der Harnentleerung kompensiert: *Kein Resturin.* Rektale Palpation!

Stadium II der Retention: Die zunehmende Erschwerung der Harnentleerung führt zur beginnenden Dekompensation. Nach spontaner Blasenentleerung kann mit dem Katheter „Resturin" festgestellt werden: 100—200—500 ccm und mehr.

Stadium III der Insuffizienz: Bei voller Überdehnung der Blase (völlige Insuffizienz des Detrusors), die natürlich mit einer nierenschädigenden Rückstauung einhergeht (urotoxische Allgemeinschädigung!), kommt es zu einem dauernden Harnabträufeln (Insuffizienz des Sphinkters) = *Ischuria paradoxa.*

Früher oder später führen dann die Komplikationen ad exitum.

Komplikationen (*völlig analog der Struma!*, Abb. 54):

I) Plötzliche totale Harnsperre (kann im Stadium II oder III jederzeit erfolgen).

Ursache: Plötzliche Überdehnung der Blase, entweder durch willkürliche, länger als gewöhnlich stattfindende Retention, z. B. anläßlich einer Sitzung, einer Wagenfahrt, einer Festlichkeit u. a., oder wegen

II. Blase, Prostata

übermäßig reichlicher Flüssigkeitszufuhr, z. B. Alkoholexzeß. Ebenso wirken kann eine entzündliche oder Kälteursache (z. B. Sitzen auf kalten Steinen, Eisschießen u. a.).

Th.: Katheterismus, Blase nicht vollkommen entleeren!

II. Blutungen bei der leichten Verletzlichkeit des adenomatösen Gewebes leicht erklärlich.

Zusatz: Solche Blasenblutungen älterer Leute können auch bedingt sein durch einen *Blasentumor* (bei jüngeren Leuten eher gutartiges *Papillom*). Bei normalem Katheterismus und Rektalbefund kann nur die Blasenspiegelung die Diagnose klären. **Th.:** Elektrokaustik; häufig Rezidive; Gefahr späterer maligner Entartung. — Bei älteren Leuten (besonders bei Anilinarbeitern) muß immer an das **Blasenkarzinom** gedacht werden, das im fortgeschrittenen Zustand auch Schmerzen, Pyurie und Kachexiesymptome darbietet **Th.:** In günstigen Fällen Teilresektion, bei ausgedehnten Fällen Totalexstirpation der Harnblase mit Einpflanzung der Ureteren in das Sigma ein- oder zweizeitig (COFFEY, MAYO) oder Anlegen einer Blase nach BRIKKER aus einem ausgeschalteten Ileumstück, in das die beiden Ureteren eingepflanzt werden und das durch eine endständige Ileostomie im re. Unterbauch den Harn nach außen leitet. Ferner Behandlung mit Isotopen, z. B. Radiumkobaltballon (MAYOR) oder radioaktive Phosphorinjektion (Depho) P^{32} als kolloidale Phosphoreisenlösung in den Tumor.

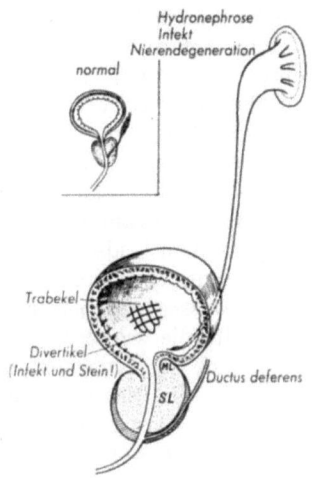

Abb. 54. Prostata (ML = Mittellappen, SL = Seitenlappen)

III. Entzündungen: *Prostatitis* (schwerkrank, strohtrockene Zunge, Erbrechen, „Urosepsis"), allenfalls *Prostataabszeß* (vom Rektum aus meist als gut fluktuierende, schmerzhafte Geschwulst mit der Konsistenz eines Tennisballes zu tasten). Auch spontan bei Grippe, Typhus u. a. Eröffnung vom Rektum aus ähnlich wie beim Douglasabszeß, manchmal perineal unter Verschieben des Rektums.

Prostata-Tbc.: Unregelmäßige, knotige und derbe Veränderungen mit langsamer Zerstörung der Prostata.

IV Maligne Degeneration: Rascheres Wachstum, *Härte* des Tumors (wie Holz) und Verbackensein mit der Umgebung, ausstrahlende Schmerzen, meist kurze Anamnese. — Das Karzinom entsteht überwiegend aus der Prostatakapsel, seltener aus den eigentlichen Adenomen (vgl. unten); es kann deshalb auch nach Prostatektomie auftreten. — Th.: Nur wenige Fälle sind einer Radikaloperation (meist auf perinealem Weg) zugänglich. Bei Einengung der Urethra Elektroresektion. — Im übrigen heterosexuelle *hormonale Therapie* (HIGGINS, Chicago 1941); sei es „aktiv" mit östrogenen Substanzen (Retalon, Honvan gekoppelt mit Phosphor, Stilböstrol, Eticyclin, Cyren B), Dosierung nicht einheitlich, teils 1 mg tgl., teils 50—500 mg pro die wochenlang; dann kleine Erhaltungsdosis, z. B. Eticyclin 3mal tgl. 0,01 mg (Sublinguetten) bis ans Lebensende; oder „passiv" durch Orchidektomie (d. h. intrakapsuläre Hodenausräumung); allenfalls kombiniert: Orchidektomie und Einnähen von beidseits 75 mg Retalonstäbchen in die Tunica albuginea (HRYNTSCHAK). Wenn dadurch auch keine Heilungen zustande kommen, *ist die lebensverlängernde Wirkung der hormonalen Therapie unbestreitbar,* gleichfalls die *schmerzstillende* und gute *Allgemeinwirkung*; sogar das Wachstum der Knochenmetastasen kommt vorübergehend zum Stillstand. Für die Diagnostik und Verlaufskontrolle bei Knochenmetastasen wichtig die Bestimmung der sauren Serumphosphatase (nach RAABE normal bis 0,5 MME [Millimol-Einheiten], darüber suspekt).

Rückwirkung auf die Harnwege (Abb. 54)

Die paraprostatischen Adenome (aus den submukösen Drüsen am Blasenphinkter und der Colliculusgegend: als Mittel- und Seitenlappen sich bildend) verzerren die Pars prostatica urethrae unter Hochdrängen des Blasenbodens und Herunterdrücken des Colliculus seminalis zu einem uregelmäßigen längsgestellten Spalt. Über das Adenom zieht außen hinweg das Vas deferens. Die äußere Adenomkapsel entsteht aus der ursprünglichen Prostatadrüse. Der Mittellappen wächst unter Dehnung des Sphinkters in die Blase hinein. Die Störung der Harnentleerung ist also teils durch die Verziehung der Harnröhre, teils als Ventilklappenmechanismus des Mittellappens am Orificium int. zu erklären.

An der Blase besteht eine mächtige Hypertrophie des Detrusors, die *Balkenblase*, zwischen deren Balken sich multiple Divertikel entwickeln. In diesen Divertikeln Brutstätten für Bakterien, auch Neigung zu sekundärer Steinbildung.

Von der gestauten Blase erfolgt *rückläufig Stauung* in Ureter und Nierenbecken mit Neigung zu Infektionen, sekundärer Steinbildung und Nierenschädigungen.

Behandlungsfehler:
1. Blaseninfektion durch Asepsisfehler

2. falscher Weg beim Katheterismus
3. rasche vollkommene Entleerung einer überdehnten Blase:
   a) ex vacuo Blutungen der Blase, b) reflektorische Anurie

Untersuchung:
1. Harnbefund — zum Nachweis des Grades der Zystitis
2. Rektalbefund — Prostatagröße!
3. Katheterismus zwecks Bestimmung des Restharns und zum Ausschluß einer Urethrastriktur
4. Röntgenaufnahme der Blase (Zystographie) zeigt die Hebung des Blasengrundes
5. Blasenspiegelung bei Verdacht auf Stein, bei reiner Mittellappenhypertrophie zwecks Abgrenzung von Sphinktersklerose

Differentialdiagnose:
1. andere Prostataerkrankungen: Abszeß, Stein, Tuberkulose
2. Harnröhrenstriktur
3. Blasenleiden: z. B. Zystitis, Blasenstein, Sphinktersklerose, Blasenlähmungen bei Lues, Tabes, multipler Sklerose, WS-Verletzung u. a.

Th.: Frühstadium: Regelung des Stuhlganges, abendliche Trockenkost, Genuß von Bier, scharfen Gewürzen und CO_2-haltigen Wässern untersagt, bei Harndrang sofort nachgeben. — Versuch mit Hormonbehandlung (Testoviron, Telipex, Perandren; nicht ohne Gefahr: begünstigt maligne Degeneration, daher besser gemischte Hormone, z. B. Primodian, Femandren).

Ausgebildete Form, bei gutem Allgemeinzustand:
Unter Voraussetzung einer guten Nierengesamtleistung (siehe S. 183) Prostatektomie: früher transvesikal nach FREYER mit Streifen zur Blutstillung und Steigrohr. Jetzt meist transvesikal nach HARRIS-HRYNTSCHAK, quere Verschlußnähte der Prostataloge mit dem Bumerangnadelhalter, primärer Blasenverschluß, Dränage des Cavum RETZII. Für einige Tage Dauerkatheter, vorsichtige Spülung für freien Abfluß. Vielerorts auch Prostatektomie extravesikal retropubisch nach MILLIN, oder selten perineal. Dann transurethrale Elektroresektion mit dem Elektroresektor nach MCCARTHY bei vorwiegend endovesikalen Adenomen, Resektion bis 100 gr möglich. Bei ungenügender Nierenleistung oder sonst schlechtem Allgemeinzustand: Suprapubische Blasenfistel. Nach Monaten oft Besserung, dann Radikaloperation. Sonst Blasen-Dauerkatheter (Ballon); vorher Vasektomie zur Verhinderung von Nebenhodenkomplikationen!

D. Sphinktersklerose

Krankhafte Verhärtung des Sphinkters, Beschwerden wie bei Prostatahypertrophie. Behandlung: Keilexzision von einer Sectio alta aus.

E. Blasendivertikel

a) *Angeboren:* Ausstülpung sämtlicher Blasenschichten.

b) *Erworben:* bei erhöhtem Innendruck durch Prostatahypertrophie; Auseinanderweichen der Muskelbündel und Auftreten zahlreicher kleiner Divertikel.

Sy.: Unmittelbar nach einer Harnentleerung neuerlicher Harndrang mit Entleerung größerer Harnmengen. Restharn-, Zystitis- und Steinbildung, Divertikulitis und Peridivertikulitis, manchmal Tumorbildung.
Th.: Entfernung der prim. Ursache: Prostatektomie und extraperitoneale Divertikelexstirpation.

III. Das äußere Urogenitale (Skrotum und Penis)

A. Angeborene Mißbildungen

a) Gestörter Descensus testis = *Kryptorchismus*, Bauchhoden, Leistenhoden. — Gefahr von Quetschungen, Torsion, maligne Entartung.

Th.: Bei 13—17jährigen Präpitan 2 × wöchentl. 2000 E. und Ephynal 2 × 100 mg i. m. sowie tgl. 1 Dragee, bei Kindern 1—2 × wöchentl. 500 E. und 2 × 50 mg tgl. jeweils durch 1—2 Monate. Bei Auftreten von Reizerscheinungen (nervöse Störungen, Übererregbarkeit) Dosis reduzieren oder Kur abbrechen. Wenn ohne Erfolg, dann Operation: Funikolyse und Orchidopexie.

α) Nach KOCHER-V. BRAMANN, wobei ein Seidenfaden vom Gubernaculum testis durch den tiefsten Punkt des Skrotums durchgehend an einer Hautfalte des Oberschenkels über einem Gazebausch geknüpft wird; wegen Zug nicht sehr günstig, da der Hoden atrophisch werden kann.

β) Nach KATZENSTEIN-TOREK, wobei der Hoden für 3 Wochen in eine Hauttasche am Oberschenkel verlagert wird; auch hier meist starker Zug.

γ) Nach HERBST und PRENTISS mit Lösung sämtlicher bindegewebiger Stränge, dadurch Verlängerung des Samenstranges. Retroperitonale Freilegung des Ductus deferens und der A. und V. spermatica mit Präparation des Peritonealsackes, u. U. Eröffnung und nachfolgender

Verschluß desselben, ev. Unterbindung der epigastrischen Gefäße. Fixierung des spannungslos nach unten verlagerten Hodens zwischen Gubernaculum und Tunica dartos am tiefsten Punkt, semizirkuläre Naht am Eingang in das Skrotum. Naht des M. obliquus int. und der Externusaponeurose an das Lig. inguniale *über* dem Samenstrang.

b) Gestörte Reduktion des Primitivstreifens: Hypospadia (glandis, penis, scrotalis, perinealis , Epispadie seltener. Erschwerung der Harnentleerung, Ekzembildung, Behinderung der Erektion, **Th.**: plastische Operation im 4. bis 7. Lebensjahr. Ektopia vesicae (siehe S. 192).

c) Phimose-Paraphimose. Beim Kleinkind stumpfe Lösung, sonst Zirkumzision, Plastik (vgl. ORATOR-KÖLE: Kurze chirurg. Operationslehre).

B. Skrotaltumoren

Vom Inhalt des Skrotums können die verschiedensten Teile zu geschwulstartigen Bildungen Anlaß geben. Die *genaue anatomische Klarstellung der einzelnen Gebilde* (Hoden, Nebenhoden, Scheidenhaut, Samenstrang, Samenstrangplexus und äußere Hüllen) ist unerläßlich (Abb. 55).

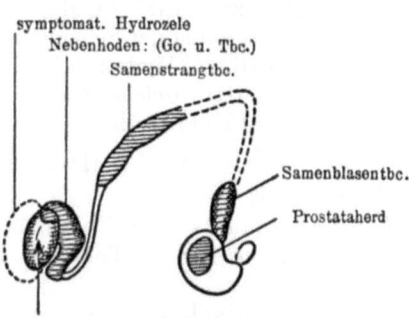

Abb. 55. Hoden-Nebenhoden

a) Nebenhoden: Akute Schwellung als Go.-Komplikation.

Chronische Schwellung: unregelmäßig, derb, bald mit der Haut verklebt, zugleich mit Verdickung des Samenstranges und häufig tastbarer Schwellung der zugehörigen Samenblasen, allenfalls Prostataherd weist auf *Tuberkulose;* bei Weiterbestehen Heranziehung der Haut: Erweichung und Fistelbildung. — Bei Vernachlässigung des Leidens Mitbeteiligung der anderen Seite: charakteristischer Verlauf einer *tuberkulösen Epididymitis*.

Th.: Tuberkulostatika, Epidymektomie, allenfalls Semikastration (samt Ductus def.!). Stets fahnden nach Tbc. renis!

b) Hoden: Tumor, Gumma, Periorchitis.

Am bedeutungsvollsten der maligne Tumor (*Seminom*; Hodenteratom). Rasches Wachstum oft verdeckt durch eine begleitende *symptomatische Hydrozele!* ASCHHEIM-ZONDEK pos.! Frühzeitig inguinale und retroperitoneale Lymphknotenmetastasen.

Th.: Semicastratio mit Samenstrangwegnahme und Lymphknotenausraumung, Röntgennachbestrahlung.

c) **Hydrozele** (Fluktuation, Durchscheinbarkeit [Diaphanoskopie], Umgreifbarkeit am Leistenring), Hämatozele, Spermatozele. Schwierigkeiten der Diagnose machen die kommunizierenden und bilokularen Hydrozelen (vgl. Abb. 56) und die Kombination von Hydrozele und irreponibler Hernie. Größte Bedeutung hat die Erkennung der symptomatischen Hydrozele, ferner die posttraumatische Hämatozele oder bei Blutkrankheit.

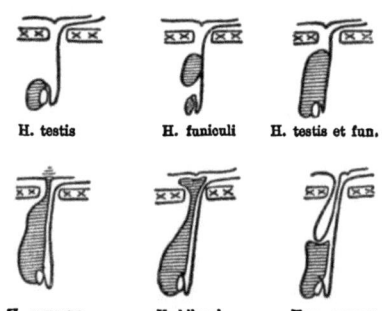

Abb. 56. Hydrozelen

Th.: 1. „WINKELMANN" (Spaltung und Umstülpung der Scheidenhaut), 2. Bei alten Leuten Punktion, cave symptomatische Hydrozele!, 3. Ältere Operationen: „BERGMANN" (Resektion des Hydrozelensackes) und „VOLKMANN" (Teilresektion und Umstülpung mit Katgutnähten).

d) **Varikozele**: Wie bei Hämorrhoiden und Varizen grundsätzliche Unterscheidung der

I. **Symptomatischen Form** (bei Stauungen aller Art, Herz- und Leberleiden; einseitig bei Tumoren, z. B. linkes Hypernephrom!), von dem

II. **Idiopathischen Varikozelenleiden** (meist bei jüngeren Männern). Oft heftigste Schmerzen, Tiefstand, Drehung und Atrophie des Hodens — meist neurasthenisch betont! — deshalb Zurückhaltung in der Operationsanzeige: Suspensorium. — Operation: Bei pos. Zeichen von IVANISSEVICH (analog dem TRENDELENBURG beim Bein) genügt hohe Unterbindung der V. sperm. Sonst subtotale Resektion des Plexus pampiniformis unter sorgfältiger Schonung des D. deferens und der A. sperm. Die peripheren Stümpfe werden nach NARATH an die Faszie des M. obliquus ext. fixiert. Vorher Verlagerung des Samenstranges nach BASSINI.

e) **Schornsteinfegerkrebs**: Chronischer chemischer Hautreiz führt zu papillären, später exulzerierenden Plattenepithelkarzinomen der Skrotalhaut. Relativ gutartiges Karzinom!

Th.: Exstirpation und Röntgentherapie.

III. Das äußere Urogenitale

C. Peniskarzinom

Typisches Krebsgeschwür meist an der Glans oder in der Corona glandis, häufig bei Phimose, insbesondere bei Unreinlichkeit, dabei oft länger verkannt als „Balanitis". Früh Metastasen in den inguinalen und iliakalen Lymphknoten.

Th.: Penisamputation mit Inguinallymphknotenexstirpation, anschließend Röntgennachbestrahlung.

Zusatz: 1. Priapismus

Leukämie, Thrombophlebitis, Nervenleiden, Lyssa, Psychoneurose.

Th.: a) Pudendusblockade: beidseits an der Peniswurzel 10 ccm 4%iges Novocain

b) Paravertebral-Blockade (Novocain) oder Peridural-Anästhesie

c) Je nach Ursache Antibiotika, Antikoagulantien und in hartnäckigen Fällen Inzision mit Thrombenausräumung.

2. Induratio penis plastica

Verhärtungen auf dem Dorsum penis in der Tunica albuginea mit späteren Knorpel- und Knocheneinlagerungen. Entstehung nicht geklärt.

Th.: Röntgen- und Radiumtherapie; Exstirpation der plattenartigen Indurationen; Hydrocortison.

Chirurgie der Extremitäten

Sie gliedert sich in die vier Abschnitte
I. Eiterungen
II. Gelenktuberkulose und ihre Differentialdiagnose
III. Tumoren der Knochen
IV. Beinbelastungsstörungen
(Frakturen und Luxationen siehe ORATOR-KÖLE: Chirurg. Unfallheilkunde)

I. Eiterungen

Hauptsächlich Staphylokokkeneiterungen, die noch überwiegend penicillinempfindlich sind. Bei den penicillinresistenten Stämmen andere Antibiotika und Sulfonamide wirksam. Die Antibiotika haben in Kombination mit der chirurgischen Behandlung den Verlauf abgekürzt und die Heilungsaussichten wesentlich verbessert, sie haben aber an der Richtigkeit der drei chirurgischen Grundsätze *nichts* geändert:
1. *Frühzeitige und ausreichende Eröffnung des Entzündungsherdes*
2. *Sorge für ungehinderten Abfluß des Eiters, Dränage*
3. *Langdauernde Ruhigstellung des erkrankten Gliedabschnittes bis zum Abklingen der akuten Entzündungserscheinungen*

Nur in Frühfällen gelingt manchmal die Unterdrückung des Infekts durch Antibiotika ohne Operation. Einzelheiten der antibiotischen Therapie in ORATOR-KÖLE: Allg. Chirurgie.

A. Finger- und Handeiterungen

1. Panaritium

Jede Eiterung am Finger heißt *Panaritium*[1], in der Nagelumgebung: *Paronychie*.

---

[1] K. KRÖMER: Die verletzte Hand. 2. u. 3. Aufl. Wien, 1945. W. POHL: Das Panaritium einschließlich der Eiterungen der Hand, Wien 1948 (Wr. Beitr. z. Chir., Bd. 2).

Seltener sind am Dorsum der Finger und Hände echte Furunkel (siehe
ORATOR-KÖLE: Allg. Chirurgie). In der Regel entstehen Panaritien durch
Arbeitsverletzungen (oft unbemerkte Schrunden und Stiche) an den
Greifflächen der Finger.

Arten der Panaritien (Abb. 57)

a) **Kutanes Panaritium**: In den tiefen Schichten der Epidermis
gelegene Eiterblase mit entzündlicher Reaktion der Kutis.

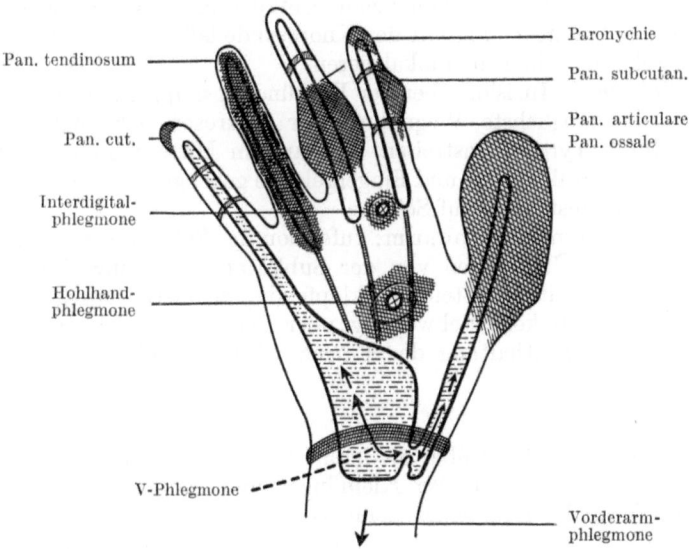

Abb. 57. Finger-Handeiterungen (am Ringfinger die Lage der Inzisionen
für das Pan. tendinosum angedeutet!)

Th.: Abtragen der Blase, Deckverband mit einer antibiotischen Salbe.
Gefahr: Verkennung einer darunter liegenden Eiterung („*Kragenknopf-
panaritium*"): In der Mitte des Blasengrundes eine kleine Öffnung mit
Eiter, zusätzliche Eröffnung nötig.

b) **Paronychie**: Eiterung im Bereiche des Fingernagels allgemein;
Ursache: Kleine Risse, Maniküreverletzungen, chron. Ekzeme. Differentialdiagnose: Paronychia syphilitica.

α)' *Pan. periunguale* (Schwellung, Rötung, Schmerzhaftigkeit des
Nagelwalles) **Th.**: bogenförmige Inzision, Docht.

β) *Pan subunguale* (Ausbreitung und gelbl. Verfärbung unter dem Nagel) **Th.**: Teilentfernung des Nagels oder Nagelextraktion, Streifen mit Antıbiotika- und Anästhesinsalbe oder Silbergaze.

γ) *Pan. paraunguale* (der Prozeß ist nicht mehr auf die nähere Umgebung lokalisiert), **Th.**: Inzision, Nagelextraktion, Antibiotikasalbenstreifen, Ruhigstellung. Im Anfangsstadium der Paronychie evtl. auch Entzündungsbestrahlung.

c **Subkutanes Panaritium**: Mehr oder minder umschriebene, mit eitriger Einschmelzung einhergehende Entzündung des Unterhautzellgewebes. Die Untersuchung mit der Knopfsonde läßt den Prozeß an der größten Schmerzstelle genau lokalisieren.

Th : Schonende Inzision über der Entzündungskuppe, ovaläre Hautrandexzision, möglichste Wegnahme der Nekrosen, Offenhalten der Wunde durch Tyrothricinstreifen, Verband in Mittelstellung der Gelenke: Hand dorsalflektiert und Fingergelenke gebeugt mit Polster in der Hohlhand, Ruhigstellung auf Schiene.

d) **Panaritium tendinosum**: Infektion der Sehnenscheiden durch Anstechen oder Übergreifen von der Subkutanentzündung. Einsetzen mit Fieber, oft mit Schüttelfrost, klopfender Schmerz, langgestreckte Druckschmerzhaftigkeit, Schwellung über der ganzen Sehnenscheide, leicht gebeugte Steifhaltung des Fingers *Jeder Streckversuch äußerst schmerzhaft.*

Gefahren:

α) Rasche Ausbreitung über die ganze Sehnenscheide (vgl. Abb. 57). Besonders gefährdet sind also Kleinfinger und Daumen wegen ihrer häufigen Verbindung zu einer gemeinsamen Hohlhandsehnenscheide! Dann sog. *V-Phlegmone:* Vom Kleinfinger zum Handgelenk, weiter zum Daumen reichend, oder umgekehrt. Leichtes Weiterschreiten zum Vorderarm. Die Fingersehnenscheide 2—4 ist gesondert!

β) Ernährungsschädigung der Sehnen mit Nekrosegefahr („Fingerwurm").

Th : Sie hat den Besonderheiten der Sehnenernährung und Sehnenfunktion Rechnung zu tragen: Die ernährenden Gefäße liegen im Mesotendinon (also in der *Mitte* der Finger!), vor allem in der Gegend der Vincula tend. Die Inzision hat also die Vincula tend. und die *Mittellinie* der Finger zu vermeiden: *kurze Inzision zur Seite der Fingerglieder* und am proximalen Sehnenscheidenende mit Gegeninzision (Finger II, III oder IV) an der Fingerwurzel der Hohlhand (vgl. Abb. 58). Dränage mit Kautschukstreifen oder Gummihalbdrän, Semiflexion = Ruhigstellung bei Mittelstellung der Gelenke (Einzelheiten in ORATOR-KÖLE:

I. Eiterungen 207

Kurze chirurg. Operationslehre). Hohe Antibiotika-Dosen während der Narkose lokal; Supronal, Tyrothricin usw. Im Anfangsstadium genügt manchmal *eine* Inzision und Einlegen eines ganz dünnen Dränrohres in die Sehnenscheide mit mehrmaliger Instillation von Antibioticis.

Als Folge zu spät oder schlecht behandelter Sehnenpanaritien resultieren schwere Narbenkontrakturen der Finger, weshalb bei völliger Gangrän *beider* Beugesehnen nach Abklingen der akuten Entzündungserscheinungen besser primär der Finger amputiert wird.

Zusatz: Spontan entstehende Schrumpfung der Palmaraponeurose = *Dupuytrensche Kontraktur* (häufig beidseitig, beginnt am 4. und 5. Finger) Th.: Frühzeitige Exzision der Aponeurose und — wenn nötig — der geschrumpften Haut; konservativ: Radiumkontakt, Rö.-Nahbestrahlung, Vitamin E, Erfolge unsicher. Ein ähnliches Bild: Krallenstellung des 4. und 5. Fingers bei Ulnarisschaden. — Über *Tendovaginitis* vgl. ORATOR-KÖLE: Chirurg. Unfallheilkunde.

e) **Panaritium ossale**: Durch eitrige Entzündung des Periostes

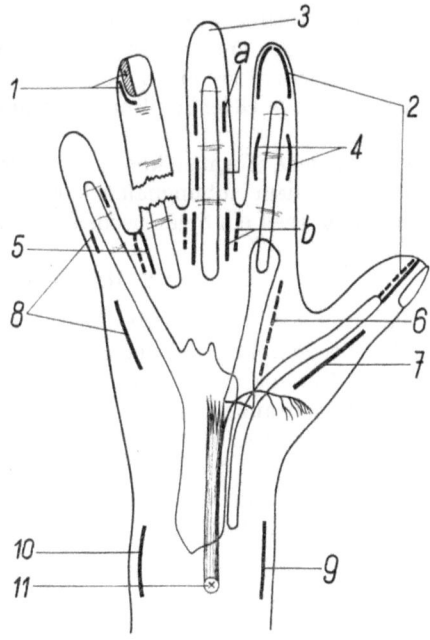

Abb. 58. Panaritienschnitte (die Hand von der Vola gesehen, nur der Ringfinger vom Rücken. Die gestrichelt gezeichneten Schnitte liegen ebenfalls am Handrücken!). 1 Paronychie (Halbmondschnitt, Entfernung des halben Nagels, bei fortgeschrittenem Prozeß des ganzen Nagels (siehe S. 206). 2 Froschmaulschnitt (nahe dem Nagelrand!) bei Endgliedpanaritium. 3 Sehnenscheidenpanaritium: a kurze Seitenschnitte nach KLAPP-KANAVEL, b Vorgehen von ISELIN: Eröffnung des proximalen Endes der Sehnenscheide von kurzen beidseitigen Längsschnitten in der Hohlhand, die durch je einen Gummistreifen zu parallel gelagerten Längsschnitten am Handrücken durchdräniert werden. 4 Seitliche Eröffnung eines Gelenkpanaritiums. 5 Interdigitalschnitt. 6 Thenarschnitt (von dorsal aus, daumenwärts vom 2. Mittelhandknochen). 7 Eröffnung der radialen, 8 der ulnaren Sehnenscheiden. 9 und 10 Vorderarmschnitte. 11 N. medianus mit Ästen zum Daumenballen

(Fortschreiten von der Umgebung oder Stichinfektion) entstehende Osteomyelitis am End- oder Mittel-, seltener Grundglied.

Sy.: Die gesamte Fingerzirkumferenz im Bereich von mindestens einem Fingerglied erfassende Entzündung mit heftigen klopfenden Schmerzen, besonders ausgeprägter Stauchungsschmerz (Abb. 57: Daumen). Veränderungen im Rö.-Bild meist erst nach 2—3 Wochen, (Rö.A. 24).

Th. Breite Freilegung des geschädigten Knochens unter Vermeidung der Sehnenscheiden. Beim Endglied halber *Froschmaulschnitt* oder *Tunnelschnitt* nahe dem Nagelrand, beim Mittel- und Grundglied seitliche Schnitte. Entfernen von Knochennekrosen, Offenhalten der Wunden. Tyrothricin, Penicillin, Supronal, Terramycin, Nebacetin. Ruhigstellung! Vor einer Amputation Versuch einer Rö.-Therapie angezeigt.

Zusatz: *Winddorn* (Spina ventosa). Zu unterscheiden vom mehr chronisch verlaufenden ossalen Panaritium; vorwiegend in der frühen Kindheit. Diese „Spina ventosa" ist eine Tbc. einer Phalanx oder eines Metakarpale (zentraler Resorptionsherd + periostale Knochenapposition).

Th.: Konservativ: Röntgenbestrahlung, Tuberkulostatika, lange Ruhigstellung und Allgemeintherapie.

f) Panaritium articulare: In der Regel Stichinfektion. Entzündungssymptome um ein Gelenk angeordnet. Functio laesa und Stauchungsschmerz dieses einen Gelenkes.

Th.: Seitliche Gelenkeröffnung. Sulfonamide, Antibiotika und Ruhigstellung.

Verschiedene Formen können auf dem Lymphweg ineinander übergehen: Aus dem subungualen kann sich ein Knochenpanaritium, aus dem subkutanen ein Sehnenscheidenpanaritium entwickeln.

2. Handphlegmonen

Sie entstehen teils durch Fortschreiten der Panaritien, teils durch direkte Stichinfekte. Bei der Straffheit der palmaren Faszien und dem lockeren Gewebe am Handrücken sind die kollateralen Entzündungserscheinungen auch bei den in der Regel an der Hohlhand sitzenden Infekten vor allem am Handrücken ausgeprägt (krapfenförmige Handrückenschwellung). Sitz und Ausbreitung des Infektionsherdes wird vor allem durch Feststellen des mit der Knopfsonde geprüften lokalen Druckschmerzes geklärt.

Typen der Handphlegmone (Abb. 57 und 58)

a) Der *Interdigitalabszeß*: Übergreifen eines Grundgliedpanaritiums in das lockere interdigitale Zellgewebe.

I. Eiterungen 209

b) Das subkutane Fortschreiten von Panaritien in der *Hohlhand;* vom 1. und 2. Finger zum Thenarraum (Daumenballenabszeß bzw. -phlegmone); Eröffnung: Dorsale Inzision radial vom 2. Mittelhandknochen; vom 3. und 4. Finger zum tiefen Mittelhohlhandraum. Eröffnung durch Interdigitalschnitte, gegebenenfalls Gegeninzision und Dränage.

c) Die auf dem Wege der Sehnenscheide der Finger V oder I zustande kommenden Sehnensack- und *V-Phlegmonen* (häufige Verbindung der beiden Hohlhandsehnenscheiden, siehe S. 206).

d) Die eigentliche *Hohlhandphlegmone:* Wegen ihres Sitzes unterhalb der Palmarfaszie anfangs nur durch Schmerzen gekennzeichnet, rasche Ausbreitung über die ganze Hohlhand (Schwellung am Dorsum!!). Frühe Funktionsstörung der Beugesehnen II—V. Bei Vernachlässigung Durchbruch zur tiefen Vorderarmphlegmone. Oberflächlicher sitzen die *Schwielenabszesse.*

Th.: α) Konservativ: Abgesehen von gewissen von vornherein foudroyanten Infektionen (Infektion des Chirurgen, Obduktionsverletzungen, vgl. ORATOR-KÖLE; Allg. Chirurgie) ist bei frühzeitigem Erkennen von Panaritien und Handinfekten durch hochdosierte Antibiotika-Anwendung, unterstützt durch intensive Hyperämisierung manchmal Ausheilung möglich (heiße Handbäder, Alkohol, essigsaure Tonerde, Ruhigstellung durch Schiene u. v. a.); ein Hinausschieben *notwendiger* chir. Eingriffe ist jedoch zu vermeiden!

β) Im Falle der Abszedierung ist *rechtzeitige* Entlastung und allfällige Entfernung der Nekrosen notwendig (vgl. Abb. 57 und 58 und ORATOR-KÖLE: Kurze chirurg. Operationslehre). Bleibt die Abszedierung längere Zeit unter Spannung, ergeben sich die Gefahren weiterer Propagation (vgl. ORATOR-KÖLE: Allg. Chirurgie):

1. Zellgewebsentzündung und Phlegmone, auf den Vorderarm fortschreitend (Abb. 59).
2. Lymphangitis („roter Streifen am Arm"!), zur nächsten Lymphknotenstation hinweisend, und Lymphadenitis mit allenfalls sekundärer Abszeßbildung (Ellenbogenbeuge, Axillarlymphknoten, Subpektoralphlegmone).
3. Thrombophlebitis, bei Vereiterung Gefahr der Sepsis und Pyämie (vgl. Allg. Chirurgie).

B. Osteomyelitis

Zu trennen sind die sekundäre Osteomyelitis (durch Übergreifen benachbarter Entzündungsherde wie beim Panaritium ossale [siehe S. 207] oder den Zahn-Kieferkomplikationen [siehe S. 36]) und die posttrauma-

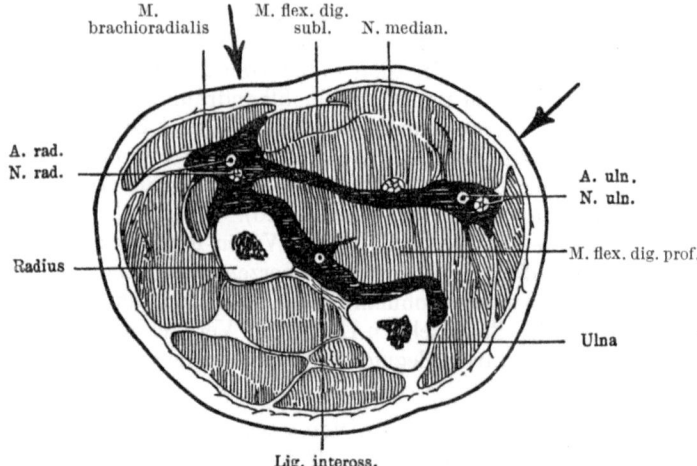

Abb. 59. Typische Lage der vereiterten Bindegewebsräume bei Unterarmphlegmonen. Die schwarzen Stellen zeigen die häufigste Lage der Eiteransammlungen an, die Pfeile den Weg, sie zu eröffnen (nach P. FRIEDRICH)

tische Osteomyelitis (nach offenen Frakturen, Schußverletzungen und nach Knochenoperationen) von der *primären hämatogenen Osteomyelitis*. Sie ist eine Infektionskrankheit des Wachstumsalters, nur ausnahmsweise durch traumatische Einflüsse (Erschütterung, Quetschung) begünstigt; bevorzugt, entsprechend ihrer Wachstumswertigkeit, die metaphysären Abschnitte des unteren Femur- und oberen Tibiaendes, seltener unteres Tibiaende, Schenkelhals, Ulna und Beckenknochen. Über Auftreten und Verschluß der einzelnen Epiphysen vgl. ORATOR-KÖLE: Chirurg. Unfallheilkunde. *Die Wachstumswertigkeit der verschiedenen Epiphysenfugen ist für die Lokalisation der Osteomyelitis, Tuberkulose und Tumoren in gleicher Weise von Wichtigkeit* (vgl. Abb. 64). *Stärkstes und längstes Wachstum der Knorpelfugen an Knie, Schulter und Hand*. Staphyl. aureus überwiegend.

1. Akute Osteomyelitis (Abb. 60 links)

Klinischer Verlauf: Auf hämatogenem Wege kommt es in den reichen Gefäßgeflechten des wachsenden Knochens, vor allem also der Metaphyse („physiologische Hyperämie mit Blutstromverlangsamung"), zu Staphylokokkenablagerung und -embolien, die, bei gegebener Immunitätsstörung, gemäß der Staphylokokkenbiologie (vgl. ORATOR-KÖLE:

I. Eiterungen

Allg. Chirurgie) zu einer raschen leukozytären Durchtränkung der Umgebung führen. Lokale Gefäßthrombosen sind die weitere Folge.
1. Die toxische Schädigung durch die wuchernden Staphylokokken, 2. die leukozytäre Durchtränkung und 3. die Ernährungsstörungen infolge der Gefäßthrombose bedingen eine mehr oder minder weit reichende Knochennekrose, die meist Teile der Kortikalis und der Spongiosa umfaßt.

Als Reaktion wird bei typischem Verlauf der vereiterte nekrobiotische Herd mittels eines Granulationswalles abgeriegelt, der unter gewissem Druck stehende Eiter drängt in den HAVERSschen Kanälen durch die nach der Knochenoberfläche führenden VOLKMANNschen Kanälchen bis an die Knochenoberfläche und bildet unter Abhebung des Periostes den *subperiostalen Abszeß*. Bei Gelenksnähe sind Epiphysenlösung und Gelenksdurchbrüche möglich. Allenfalls nur *sympathischer* Gelenkserguß als Kollateralsymptom.

Den bisher geschilderten Vorgängen entspricht das *klinische Bild der akuten Osteomyelitis:* Meist plötzliches Einsetzen mit hohem Fieber unter den Erscheinungen einer Allgemeininfektion. Darum im *Frühstadium Differentialdiagnose* gegen Typhus, Miliartuberkulose, Meningitis. Es handelt sich um eine akute Allgemeininfektion, wobei allerdings in der Regel sehr bald ein, seltener auch mehrere *pyämische* Knochenherde

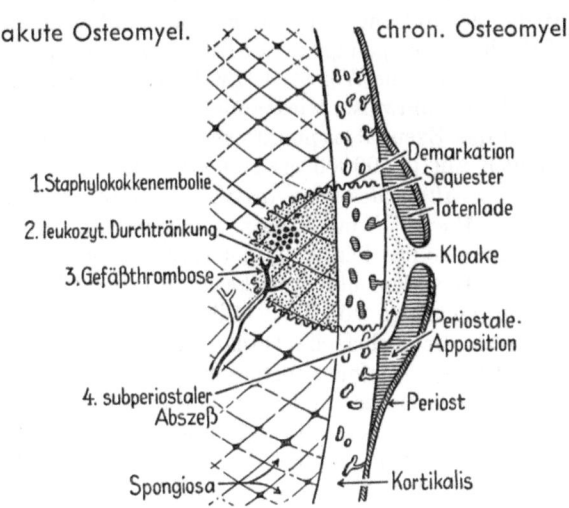

Abb. 60. Osteomyelitisschema, links akut, rechts chronisch

in den Vordergrund treten. Wegen der bald einsetzenden Glieder- und Gelenkschmerzen mehr allgemeiner Natur wird oft auch die Fehldiagnose *Gelenkrheumatismus* gestellt. Erst mit dem Zeitpunkt, da das Periost mitbeteiligt wird, treten die lokalisierten Schmerzen (Druckschmerz, Knochen-Klopfschmerz) in Erscheinung. Sofern sich nun bei voller Ausbildung des subperiostalen Abszesses, der auch in die Weichteile durchbrechen kann, die lokalen Krankheitszeichen in den Vordergrund schieben — kollaterale Entzündungserscheinungen von Weichteilen und Haut —, ergibt sich die *Differentialdiagnose des Lokalbefundes:* Abgrenzung von tiefen Weichteilabszessen, umschriebener Thrombophlebitis, Lymphangitis, Erysipel u. a. Im akuten Stadium wird das Suchen von Knochenschmerz (Stauchungs- und Fernklopfschmerz) den osteogenen Ursprung der entzündlichen Schwellung vermuten lassen. *Der Röntgenbefund ist im Frühstadium negativ* (vgl. unten), denn eine allfällige Nekrose ohne grobe Änderung des Kalkgehaltes läßt das Röntgenbild des Knochens unverändert erscheinen (Rö.A. 25 u. 26).

Für *Osteomyelitis* spricht auch eine anfängliche *Nichtbeteiligung* der regionären Lymphknoten. Schwierig ist die Differentialdiagnose besonders in Grippezeiten und bei akuten tiefsitzenden Thrombophlebitiden. Auch ein Erysipel kann irrtümlich bei bloß kollateraler Hautentzündung angenommen werden.

Th.: Die Wirksamkeit des parenteral verabfolgten Penicillin auf Staphylokokken hat die Behandlung der Osteomyelitis auf neue Grundlagen gestellt. Bei Frühdiagnosen gelingt es, die Infektion ohne operativen Eingriff zu koupieren; sofern eine Weichteilschwellung auf einen beginnenden subperiostalen Abszeß hinweist, wird außer den i. m. — Penicillin — Injektionen lokal das Exsudat abpunktiert und örtlich Penicillin instilliert. Kann täglich mit je 500000 bis 1000000 OE. wiederholt werden. *Meist ist jedoch die Spaltung des subperiostalen Abszesses erforderlich, bzw. die Trepanation der Markhöhle* mit Einlegen einer modifizierten CUSHING-Nadel und Spülung oder lokale Dauertropfinfusion mit Penicillin angezeigt (KÖLE). Die Penicillin-Applikation (6 bis 12 stdl. oder als Depot) mit i.m.-Injektionen von 1—3 Mill. OE. tgl., in schweren septischen Fällen auch die mehrfache Dosis, muß noch etwa 2 Wochen über die volle Entfieberung hinaus fortgesetzt werden, um kein Wiederaufflackern zustande kommen zu lassen. Zusätzlich Sulfonamidstöße, wenn nötig andere Antibiotika, Bluttransfusionen und allgemein roborierende Maßnahmen. Strenge Ruhigstellung im Gipsverband. Ein etwa gespaltener, subperiostaler Abszeß wird gedeckt mit Vaseline (ORR), Lebertransalbe (LÖHR), Penicillin-Sulfonamid-Puder oder mit einem Silbergazestreifen (oligodynamische Wirkung des Silbers).

I. Eiterungen

2. Subakut-chronisches Stadium (Abb. 60 rechts)

Es ist gekennzeichnet durch die reaktive Tätigkeit a) des Granulationswalles und b) des Periostes.

a) Das am Rande des nekrobiotischen Bezirkes aufschießende Granulationsgewebe, das überall im Knochen von dem Gefäßbindegewebe des Markes und der HAVERSschen Systeme gebildet wird, führt nach einiger Zeit zur Loslösung des von der Vereiterung betroffenen Knochenteiles *(Sequesterbildung).* Die herdförmig über den vereiterten Knochenbezirk verstreute Kalkverarmung führt zur Rö.-Darstellbarkeit der Osteomyelitis durch *unregelmäßige fleckförmige Aufhellungen der Knochenstruktur* (Rö.A. 26) zum Unterschied von dem stark kalkhaltigen *osteomyelitischen Sequester;* im Gegensatz dazu ist ein tuberkulöser Sequester, der von dem spez. Granulationsgewebe völlig durchsetzt ist und dadurch weitgehend resorbiert erscheint, wesentlich kalkärmer; *grundsätzlicher röntgenologischer Unterschied von Osteomyelitis und tuberkulösem Sequester.*

b) Die zweite Reaktion geht vom abgehobenen Periost aus. Sobald der Infekt als solcher beherrscht ist, beginnt das Periost — auch in seiner abgehobenen Partie — wieder periostalen Knochen zu bilden, der als eine Knochenschale den osteomyelitischen Herd einhülst und so die *Totenlade* bildet, in der der eiterumspülte *Sequester* liegt (Rö.A. 24 u. 27). Da entweder spontan oder durch die Operation der subperiostale Abszeß nach außen hin Abfluß hat, wird an der Stelle dieses Abflusses die Totenlade eine Lücke aufweisen: *Kloake.*

In solchen Spätstadien werden die Vorgeschichte, der klinische Befund der Knochenauftreibung mit eiternder Fistel und der röntgenologische Nachweis des osteomyelitischen Sequesters mit reichlich peripherer Knochenneubildung die Abgrenzung gegen andere fistelnde Knochenerkrankungen, z. B. Tbc., in der Regel leicht machen. Mikroskopischer Befund einer Probeexzision.

Th.: Die schlecht durchbluteten Weichteil- und Knochenschwielen sind für Penic. weniger zugänglich. Auch mit lokaler Anwendung des Penicillins die Behandlung wenig erfolgreich. Die chron. Osteomyelitis ist daher nach wie vor *radikalchirurgisch* anzugehen: Breite Aufmeißelung, Entfernung der Sequester und des Granulationsgewebes, Bildung einer möglichst flachen Knochenmulde, in die die Weichteile ohne Spannung eingelegt werden können. Dazu Antibiotika, Ruhigstellung, Allgemeintherapie.

3. Atypische Osteomyelitis

So genannt wegen atypischen Verlaufs und atypischer Lokalisation.

I. Atypischer Verlauf:

a) Rapid-septische Form, rasch zum Tode führend, so daß oft die metastatische Knocheneiterung gar nicht erkannt wird.

b) Zentrale chronisch-eitrige Form (BRODIEscher *Abszeß*). Unter unklaren Allgemeinerscheinungen (weil die akute Periostmitbeteiligung fehlt!) bildet sich ein zentraler Knochenabszeß, z. B. im Tibiakopf. Im subchronischen Verlauf kommt es zu deutlicher periostaler Apposition.

Diagnose: Röntgenologisch zu stellen am rundlichen, nahe der Knochenmitte gelegenen Aufhellungsherd und der periostalen Apposition. Abzugrenzen gegen solitäre Knochenzyste, Tumor, Tbc.-Herd.

c) Nicht-eitrige Formen

α) Sklerosierende Osteomyelitis: Chronischer Verlauf, oft schwer von der Lues abzugrenzen. Alle luetischen Knochenprozesse haben als Leitsymptom die Sklerosierung und die dichte, unregelmäßige periostale Apposition. Wenn durch Gummen Defekte entstehen, sind sie von eir sklerosierten Reaktionszone umgeben.

β) Osteoperiostitis albuminosa: Benigne chronische Reizzustände. Bei stärkerer Periostreaktion entsteht der Verdacht auf Sarkom.

Zusatz: *Epikondylitis:* Periost- und Muskelansatzreizung am Epicond. humeri later. (Tennisellenbogen). Th.: Ruhigstellung, Novocaindepot, Rö.-Therapie, subperiostale Injektion von Hydrocortisonpräparaten mit oder ohne Impletol, operative Einkerbung nach HOHMANN.

II. Atypische Lokalisation

a) Wirbelosteomyelitis (akutes, allerschwerstes Krankheitsbild, das in der Regel mit schweren meningitischen Symptomen verläuft und eine hohe Mortalität hat. Selten sind gutartigere, chronisch verlaufende Fälle).

b) Beckenosteomyelitis: kann verschiedene entzündliche Unterbaucherkrankungen vortäuschen, z. B. Appendizitis, da sie vielfach mit Peritonealsymptomen einhergeht.

c) Schenkelhalsosteomyelitis, meist bei kleinen Kindern. Sofern sie unter Fistelbildung ins chronische Stadium übergeht, ist klinisch die Abgrenzung gegen Koxitis möglich durch die Anamnese, den akuten stürmischen Beginn und den Röntgenbefund. Bakterienkultur!

In allen diesen Fällen Antibiotika und Sulfonamide besonders wertvoll!

d) Sternum und Rippen, relativ häufig durch typhöse und paratyphöse Infektionen bedingt.

II. Gelenktuberkulose

A. Lehre vom „Fungus"

Auch hier zuerst Primärkomplex (Lunge), dann Generalisationsstadium (hämatogene Streuung, fast immer exsudative Pleuritis und isolierte Organtuberkulose). *Wichtig* ist, ob es sich um eine Gelenksaffektion im Generalisationsstadium oder um eine Organtuberkulose handelt; je nach Konstitution, Organdisposition und Immunitätslage gestalten sich Erscheinungsbild und Verlauf.

Die alte Einteilung in Hydrops und Fungus (synoviale Form) und käsig-eitrige, auf den Knochen übergreifende Tuberkulose (ossäre Form, Karies) wird wegen der Übersicht beibehalten.

Die synoviale Form ist gekennzeichnet durch den schleichenden Beginn, während die ossale Form häufig mit einem deutlichen Aufflackern, meist nach einem unbestimmten Prodromalstadium, in Erscheinung tritt. Die hämatogene Entstehung, vorwiegend bei Jugendlichen, ist ihnen gemeinsam. Fieber nicht obligat; Linksverschiebung, Blutkörperchensenkung und Komplementreaktion.

Röntgen-Leitsymptom aller Tuberkulosen ist die Knochenatrophie.

Klinische Hauptformen

1. **Hydrops**: Kapselerguß mit meist erkennbarer Kapselverdickung, mäßige Funktionsstörung und Schmerzhaftigkeit, Hautdecke lokal wärmer. *Leitsymptom: Gelenkfluktuation.*

2. **Arthritis sicca**: Schrumpfende Kapseltuberkulose, frühzeitig Usuren der Gelenkknorpel und von ihnen übergreifende Destruktionsherde im subchondralen Knochen. Frühzeitig Bewegungseinschränkung und Schmerzhaftigkeit. *Röntgen: zeigt Knorpelschwund (Verschmälerung des Gelenkspaltes) und Knochenusuren* (Rö.A. 28). *Leitsymptom: trockene Versteifung.*

3. **Fungus** (im engeren Sinne!): Mächtig granulierende Form der Kapseltuberkulose, die den Gelenkraum schwammartig aufbläht; die spindelige Auftreibung des Gelenkes durch die Muskelatrophie noch deutlicher: *Tumor albus.* Häufig Kontrakturstellungen bei geringer Schmerzhaftigkeit. In den Granulationsmassen manchmal Erweichung, dann außerdem Gelenkerguß. Gefahr der Subluxation und Versteifung. *Leitsymptom: Gelenkschwamm.*

4. **Verkäsend-eitrige Formen**: Rasch verkäsende spongiöse Knochenherde, oft keilförmig gegen die Gelenkfläche gerichtet, verursachen beim Gelenkeinbruch den akut einsetzenden Krankheitsbeginn (akuter

Gelenkerguß). Kalte Abszesse, Perforation und Fistelbildung, Epiphysenlösungen, ausgedehnte Knochenzerstörung kennzeichnen sie. Bei lang bestehenden Fisteln Amyloidosegefahr. Eiweiß im Harn! Kongorotprobe positiv, Durchfälle. *Leitsymptom: Knochenzerstörung und kalter Abszeß* (Rö.A. 29).

Röntgendiagnose des Fungus im allgemeinen:
1. Atrophie (Kalkverarmung als toxische Wirkung der Infektion; Rö.A. 30).
2. Kariöse Herde (Knochendefekte; Rö.A. 31)
3. Fehlen einer periostalen Reaktion
4. Fehlen eines Sequesters; wenn ausnahmsweise vorhanden, dann zart und äußerst kalkarm
5. Bedeutung der Tomographie für die genaue Lokalisation des destruierenden Prozesses
6. Ausheilung führt meist zum Bild der sekundär deformierenden Arthrose bzw. zur Ankylose.

Die verschiedenen Fungusformen verteilen sich auf die verschiedenen Gelenke in folgender Weise:

Die Hüftgelenkstuberkulose (Koxitis) ist weit überwiegend eine ossäre Form (Rö.A. 32 u. 33).

Die Schulter-Tbc. ist meist eine Arthritis sicca (Rö.A. 28).

Die Kniegelenks-Tbc. (neben der Koxitis die häufigste Fungusform) ist häufiger eine exsudative Kapseltuberkulose (Hydrops oder Fungus).

Die Tuberkulose des Handgelenkes und Fußgelenkes ist eigentlich keine Gelenks-, sondern eine Knochen-Tbc. (Rö.A. 29). Nur führt die fungös-verkäsende Tbc. der Hand- und Fußwurzelknochen sofort zu einer Mitbeteiligung der Gelenke, weshalb wir sie meist unter den verkäsend-eitrigen Fungusformen anführen (Über Knochen-Tbc. vgl. ORATOR-KÖLE: Allg. Chirurgie).

Typische Fungusbilder und ihre Differentialdiagnose

a) Arthritis sicca bzw. Karies des Schultergelenkes (Rö.A. 28).

Mit wenig Entzündungserscheinungen einhergehende Versteifung (Adduktionskontraktur des Schultergelenkes). Der Bewegungsausfall wird durch den Schultergürtel (= „Mitgehen der Skapula") kompensiert.

Untersuchung: Kleine Bewegungen im Schultergelenk unter gleichzeitiger Fixierung des Schulterblattes.

Differentialdiagnose: Vor allem gegen deformierende Altersarthrose (siehe S. 242), manchmal auch gegen einen Tumor.

Th.: Ruhigstellung in guter Stellung (Abduktion) zwecks Versteifung, Tuberkulostatika, evtl. Resektion, Rö.-Therapie mit Entzündungsdosen.

b) Hydrops genus

Sy.: Grundlos oder nach leichtem Trauma, schleichend sich entwickelnder Erguß, Verstreichen der Konturen des Kniegelenkes, Tanzen der Patella (anfangs nur festzustellen, wenn der Erguß aus dem oberen Rezessus durch die flach aufgelegte Hand verdrängt wird, oder durch vergleichende Umfangsmessung über der Mitte der Patella oder im seitlichen Röntgenbild), Kapsel verdickt (festzustellen am oberen Umschlag des Rezessus und gegen den Tibiakopf zu beiden Seiten des Lig. patellae — stets im Vergleich zur gesunden Seite).

Die Haut pflegt sich bei einem spezifischen Erguß *wärmer anzufühlen*. Funktionsstörungen und Muskelatrophie können fehlen (Umfangsmaße zum Vergleich: Größter Wadenumfang, Oberschenkelumfang 10 cm und 20 cm oberhalb des oberen Patellarrandes). Tierversuch mit dem Punktat, Kultur; Probeexzision.

Differentialdiagnose des Kniegelenkergusses:

I. Unterscheidung gegen **präpatellare Bursitis**, Fluktuieren innerhalb der Gelenkkapsel, d. h. *hinter* der Patella.

II. **Traumatischer Erguß** (auch rezidivierend): Nachweisbares Trauma, Spuren des überstandenen Hämarthros. Keine Kapselverdickung! Keine lokale Erwärmung. Stets nach intraartikulären Verletzungsfolgen suchen, z. B. Meniskus, Gelenkmaus (siehe Arthrosis deformans) u. a.

Weiter ist zur Differentialdiagnose heranzuziehen: Röntgen, Tierversuch, Blutkörperchensenkung und PIRQUET.

III. **Rheumatische Arthritis** (keine Bakterien nachweisbar): Prodromalsymptome: Tonsillitis, katarrhalischer Infekt, Karditis, Hautveränderungen, Fieber.

IV. **Metastatische Arthritis** (Bakterien nachweisbar): Neben den lokalen Symptomen hohes Fieber, Allgemeinerscheinungen.

V. **Symptomatischer Erguß** (kollateral): Bei paraartikulären Herden vor allem der Osteomyelitis, aber auch anderer Ursachen, z. B. Tbc.-Herd, Tumor usw.

VI. **Gonorrhoischer Erguß** (selten): Akuter schmerzhafter, fieberhafter Beginn; viel häufiger die entzündlich-phlegmonöse Form — periartikulär! —, so daß der oft begleitende Gelenkerguß mehr in den Hintergrund tritt (vgl. unten). Manchmal auch als metastatischer Reizzustand nach älterer Prostatitis gonorrhoica.

VII. **Bilateraler Erguß** bei spätsyphilitischen Gelenksprozessen; bevorzugter Sitz: beide Kniegelenke oder beide Ellenbogengelenke. Sowohl Hydrops als auch Arthrosis deformans-ähnliche Prozesse. Schmerzen besonders nachts. WASSERMANN!

Th.: Ruhigstellung, Chemotherapie, Rö.-Entzündungsbestrahlung, Allgemeinbehandlung.

Sammelbegriff „chron. rezidivierender Erguß":
1. Bei Allgemeinerkrankungen (Tonsillitis, Nebenhöhlenerkrankung, Gastritis, chron. Darmerkrankung, chron. Appendizitis, chron. gynäkol. Erkrankung, Prostatitis, Tuberkulose)
2. Posttraumatisch
3. Bei statischen Abnormitäten

Genaue Durchuntersuchung, bei nicht klärbarer Diagnose: Kapselexzision, histolog. Untersuchung und Tierversuch Th. Fokussanierung, bei keiner Besserung evtl. Synovialisfensterung oder Synovektomie (KROH).

c) Fungus genus

Weiche oder derb elastische spindelige Gelenkauftreibung, meist ohne Fluktuation, Druckschmerz am Kapselansatz. Fortschreitende Muskelatrophie, wodurch die von blasser, gespannter Haut überkleidete Gelenkschwellung noch deutlicher in Erscheinung tritt. Frühe muskuläre Fixation zunehmende Beugekontraktur.

Th.: Ruhigstellung, Tuberkulostatika, Röntgentherapie, Allgemeinbehandlung (Heilstätte), allenfalls Resektion.

Differentialdiagnose des Gelenkfungus: *Sie wird in jüngeren und späteren Altersklassen verschieden sein.*

I. **Jüngere Patienten (vorwiegend Frauen)**

α) **Gonorrhoische Arthritis** (heute infolge sofort einsetzender antibiotischer Therapie seltener!)

Bevorzugt das Kniegelenk (Gonarthritis), seltener Hand-, Ellbogen- und Fußgelenk, vorwiegend *monoartikulär*. Akutes Einsetzen mit heftigen Schmerzen, Funktionsstörungen und hohem Fieber, lokale Entzündungserscheinungen ausgesprochen; ätiologischer Hinweis! (Zervixabstrich).

Schwierig ist die Abgrenzung bei weniger typischem Verlauf und im subakut-chronischen Stadium mit ausgesprochener Knochenatrophie und allenfalls Knorpelzerstörungen.

II. Gelenktuberkulose

Th.: Kurzdauernde Ruhigstellung, Sulfonamidstoß, Antibiotika, dann physikalische Nachbehandlung.
Gefahren: Insbesondere bei unzureichender Behandlung Subluxation und Gelenkversteifung.

β) **Blutergelenk**
Bei Hämophilie: Rezidivierender, frühzeitig zur Kontraktur neigender, sehr schmerzhafter Hämarthros, der zu einer chronischen Gelenkschwellung mit deformierender Arthrose und Periarthrose führt.
Diagnose auf Grund der Anamnese meist leicht. Allgemeine Hämophiliebehandlung durch intravenöse oder intrasternale Injektion von frischem Vollblut, antihämophilem Globulin oder antihämophilem Plasma (Fraktion I COHN) und Kontrakturprophylaxe!! Günstig operative Gelenksversteifung unter Schutzmaßnahmen.

γ) **Neoplasma**
Atypisch epiphysär gelegene Sarkome (vgl. osteogenes Sarkom) und die seltenen Kapselchondrome verursachen meist schmerzfreie, langsam wachsende Gelenkschwellungen (sichere Diagnose nur röntgenologisch zu stellen).

II. **Ältere Patienten**
  α) **Arthrosis deformans** (siehe S. 242)
  β) **Tabische Arthropathie** (siehe Arthrosis deformans)
  γ) **Arthropathie bei Syringomyelie**

d) **Verkäsend-eitrige Formen**

Bevorzugter Sitz: Hand- und Fußgelenk (Rö.A. 45), seltener Ellenbogen (im Ellenbogen auch trockene und exsudative Synovial-Tbc.).
Meist bei älteren Leuten oder als Komplikation schwerer Allgemeintuberkulose bei Jugendlichen. Verkäsender Fungus von einem oder mehreren kleinen Wurzelknochen mit früher Ausbildung kalter Abszesse, die sehr bald zu Fisteln durchbrechen; hochgradige Atrophie und Knochenzerstörung im Röntgenbild.
Differentialdiagnose: Gegenüber chronischer atypisch gelegener Osteomyelitis und gegenüber Restzuständen eitriger Gelenkentzündung.
Th.: Ruhigstellung, Tuberkulostatika, Allgemeinbehandlung, Heilstätte, evtl. Röntgentherapie, selten Resektion. Amput. nur in aussichtslosen Fällen. Wichtig Nachbehandlung mit Stützapparaten und fortlaufenden Kontrollen.

B. Koxitis (Rö. A. 32—35)
Häufige und wichtigste Gelenktuberkulose

1. Klinisches Bild — Stadieneinteilung

a) Prodromalstadium

Fieber und Allgemeinsymptome, unbestimmte, häufig ins Knie (Nervus obturatorius!) verlegte Schmerzen bei Überanstrengung und auch ohne Grund, freiwilliges Hinken (auf Ermahnung wieder normaler Gang). Die Untersuchung findet schon charakteristische Schmerzen (Stauchungsschmerz bei Druck auf den Trochanter oder auf das gebeugte Knie und direkter Druckschmerz bei Druck auf das Gelenk von vorn), in der Regel auch beginnende Bewegungseinschränkung. Mitgehen des Beckens bei extremen Bewegungen.

b) Stadium der funktionellen Stellungsanomalien

Langsame Ausbildung der Hüftkontraktur: Schmerz- oder Zwangsstellung, weil durch muskulär fixierte Ruhigstellung des kranken Hüftgelenkes die Schmerzen geringer werden. Bei Bewegung des Oberschenkels „geht das Becken mit". Der Kranke wird bettlägerig. Die Kontrakturstellung tritt in zwei Formen auf:

1. Primärstellung in „Mittelstellung des Gelenkes" (gleichmäßige Entfaltung und Spannung aller Kapselteile): *Halbe Flexion, Abduktion, Außenrotation.* „Scheinbare Verlängerung".
2. Sekundärstellung: *Halbe Flexion, Adduktion, Innenrotation.* „Scheinbare Verkürzung". Erklärung: Tonusüberwiegen der vom Nervus obturatorius versorgten Adduktoren, welcher Nerv sensibel das Hüftgelenk versorgt und bei dessen Erkrankung in einen Reizzustand gerät — Innenrotation infolge der Bettruhe bei Lagerung auf der gesunden Seite.

Röntgenologisch: Verschmälerung des Gelenkspaltes durch teilweise Usurierung des Gelenkknorpels, daneben subchondrale Knochendestruktionsherde und Knochenatrophie (Rö.A. 32).

c) Stadium der groben anatomischen Veränderungen

Jetzt zeigt das Röntgenbild schwere strukturelle Zerstörungen am Knochen (Subluxation des Gelenkes mit einer stärkeren „reellen Verkürzung" des Beines, Knochendestruktion am Schenkelkopf, Schenkelhals, an der Pfanne, allenfalls eine Pfannenwanderung). Dazu kommen Schmerzsymptome sowie das evtl. Vorhandensein eines kalten Abszesses oder einer tuberkulösen Fistel.

II. Gelenktuberkulose

d) Ausheilungsstadium

In der Regel fibröse oder knöcherne Ankylose. Nur bei frühzeitig einsetzender Behandlung gewisser gutartiger Koxitisformen kann eine, wenn auch eingeschränkte, Gelenkbeweglichkeit erhalten bleiben.

2. Untersuchungsmethoden

I. **Frühdiagnose** im Frühstadium: Einschränkung der aktiven Abduktion und Extension, auch Rotation. Schmerzen bei Hüpfen auf einem Bein! Lokaler Druck- und Stauchungsschmerz.

II. Feststellung, ob **Kontraktur** oder **Ankylose**: Gegenüber der anatomischen Bewegungsunmöglichkeit der Ankylose wird bei der Kontraktur (muskuläre Fixation) die zarte Untersuchung kleinste Bewegungen im Gelenk auszuführen erlauben, allenfalls mit Hilfe einer schmerzdämpfenden Injektion. Röntgenbild!

III. **Analyse der Kontrakturstellungen** (Unterscheidung der Primär- und Sekundärstellung):

Die Kontrakturstellung des kranken Hüftgelenkes wird durch kompensierende Haltung des Beckens meist in dem Sinne ausgeglichen, daß die beiden Oberschenkel parallel und in der Körperlängsachse gehalten werden, sei es, daß der Kranke im Bett liegt, sei es, daß es ihm zu stehen möglich ist.

Soll also die wirkliche Stellung des Oberschenkels der kranken Seite festgestellt werden, wird das Becken in regelrechte Stellung gebracht. Die kompensierenden Bewegungen, die das Becken zum Ausgleich der Kontrakturstellung ausführt, werden zweckmäßig in die drei Drehbewegungen zerlegt, die das Becken um seine drei Achsen ausführen kann.

a) Die Drehung des Beckens um die *quer-frontale Achse* wird das Kreuzbein nach vorn oder hinten rollen und vor allem die Lendenlordose beeinflussen. Durch diese Beckenbewegung um die Quer-Frontalachse läßt sich eine *Flexionskontraktur* am Hüftgelenk ausgleichen. Da in allen Stadien der Koxitis eine Flexionskontraktur vorhanden ist, gehört diese die Flexionskontraktur ausgleichende *extreme Lordosierung der Lendenwirbelsäule* zum regelmäßigen Bilde der Koxitis (Abb. 61).

Der Ausgleich der pathologischen Lendenlordose ge-

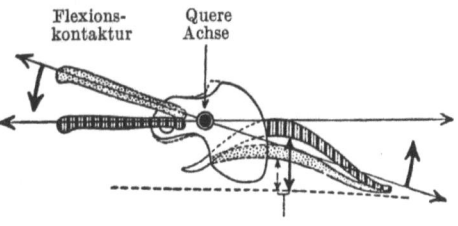

Abb. 61. Koxitis (Quer-Achse)

lingt nur durch Beugung des Oberschenkels der kranken Seite. Sobald das Bein parallel zur Unterlage gelagert wird, entsteht wieder die Lendenlordose, so daß man beim liegenden Patienten mit der Faust darunter Platz hat.

b) Die Drehung des Beckens um die sagittale (Abb. 62) anteriorposteriore Achse führt zu einem *Heben und Senken der Beckenhälften*. Diese Hebung und Senkung einer Beckenhälfte wird deutlich gemacht, wenn man einen Stab auf die beiden Spinae il. ant. sup. legt. Bei der Normaleinstellung muß dieser Stab rechtwinklig auf der Körperlängsachse stehen. Die Beckendrehung um die Sagittalachse ermöglicht den Ausgleich der Ab- und Adduktionskontraktur der Hüfte. Zur Kompensierung der Abduktion muß die kranke Beckenhälfte gesenkt werden. Die Interspinallinie strebt also gegen die gesunde Seite aufwärts. Wegen dieser Senkung der kranken Beckenhälfte erscheint im Primärstadium das koxitische Bein verlängert. Umgekehrt wird wegen der zur Kompensation der Adduktionskontraktur notwendigen Hebung der kranken Beckenhälfte im zweiten Stadium der Koxitis eine scheinbare Verkürzung des erkrankten Beines erfolgen.

c) Eine *Rotationskontraktur* im Hüftgelenk wird durch eine Rotation des Beckens um die vertikale Körperlängsachse ausgeglichen werden können in dem Sinne, daß die Außenrotation beim liegenden Patienten durch Hebung der Spina der kranken Seite von der Unterlage und Annäherung der Spina der gesunden Seite an diese, und die Innenrotationskontraktur durch die umgekehrte Rotation des Beckens um die vertikale Achse ausgeglichen wird.

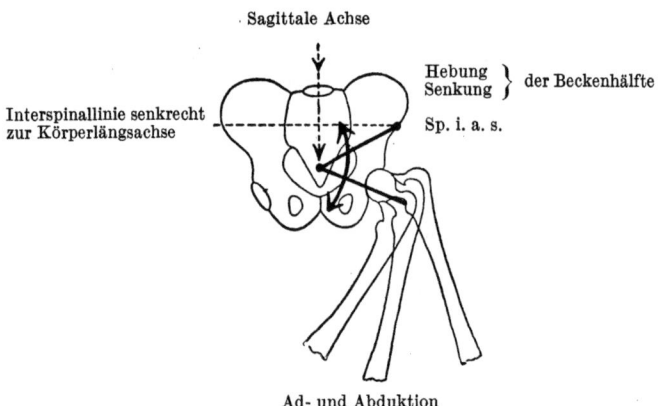

Abb. 62. Koxitis II (Sagittal-Achse)

Die Normaleinstellung des Beckens hat also derart zu geschehen, daß
1. die pathologische Lendenlordose ausgeglichen wird,
2. die Interspinallinie rechtwinklig auf der Körperlängsachse steht und
3. die beiden Darmbeinstacheln gleichweit von der Unterlage entfernt sind.

Durch eine solche richtige Einstellung des Beckens, die alle die Hüftkontraktur kompensierenden Bewegungen zur Normallage zurückführt, *wird die eigentliche Stellung des Beines demaskiert*, und die Feststellung, ob eine Abduktion und Außenrotation (= Primärstellung) oder eine Adduktion und Innenrotation (= Sekundärstellung) vorliegt, ermöglicht.

Die Feststellung der Kontrakturstellung ist deshalb so wichtig, weil man bei jeder schweren Koxitis mit einer Ausheilung durch Versteifung des Hüftgelenkes rechnen muß und eine solche Versteifung in günstiger Stellung erfolgen soll: Geringgradige Flexion, Abduktion und mittlere Rotation. Jede Adduktion, stärkere Rotation und jede stärkere Flexion bedeuten einen hochgradigen Dauerschaden, der durch entsprechende Behandlung vermieden werden kann.

IV. Feststellung anatomischer Veränderungen durch Untersuchung des Trochanterstandes:

a) ROSER-NÉLATONsche Linie: Eine in Seitenlage und leichter Hüftbeugung mit dem Meßband gelegte Verbindungslinie von der Spina il. ant. sup. zum Sitzbeinhöcker soll den oberen Rand des großen Rollhöckers treffen (Abb. 63).

b) BRYANTsches Dreieck: Über der Spitze des Trochanter major wird in der Körperlängsachse eine Linie gezogen. Eine von der Spina il. ant. sup. darauf gesetzte Senkrechte ergibt normalerweise (Spina—Trochanterhöhe—Linienkreuzpunkt) ein gleichschenkeliges Dreieck. Bei Trochanterhochstand entsprechende Verzerrung (= Verkürzung der Dreieckshöhe; Abb. 63).

c) SHOEMAKERsche Linie: Die Verbindung von der Trochanterspitze zur Spina

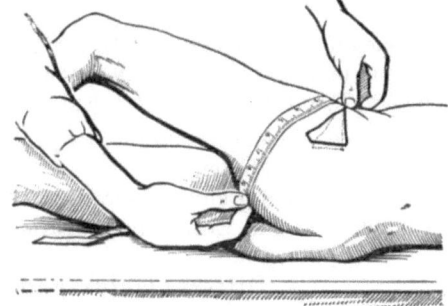

Abb. 63. ROSER-NÉLATONsche Linie: das Meßband verbindet Spina und Sitzbeinhöcker und bezeichnet die Normallage der Trochanterspitze. Das eingezeichnete BRYANTsche Dreieck (vgl. den Text!) ist schräg gesehen, also etwas verzerrt (z.T. nach BAILEY)

il. ant. sup. trifft normalerweise die Mittellinie oberhalb des Nabels. Bei Trochanterhochstand wandert dieser Schnittpunkt unterhalb des Nabels.
Bei Trochanterhochstand meist Insuffizienz der M. glutaei — beim Stehen auf einem Bein sinkt das Becken ab — TRENDELENBURG positiv!

V. Messung der reellen Extremitätenlänge („reell" zum Unterschied von der scheinbaren Länge infolge der die Hüftkontrakturen maskierenden Beckenbewegungen):

Voraussetzung für richtige Vergleichsmaße: Das gesunde Bein muß in gleicher Stellung wie das kranke Bein im Hüftgelenk gehalten werden, also ist auch hierfür vorhergehende Normaleinstellung des Beckens Voraussetzung.

Innere Hauptlinie: Spina il. ant. sup. — Oberrand der Patella (bzw. innerer Gelenkspalt) — innere Knöchelspitze.

Äußere Hauptlinie: Trochanterspitze — tastbarer Kniegelenkspalt — äußere Knöchelspitze.

Aus diesen beiden Abmessungen lassen sich die wahren Verhältnisse des knöchernen Skeletts auch ohne Röntgenbild weitgehend erschließen.

3. **Behandlungsgrundlinien** (vgl. ORATOR-KÖLE: Allg. Chirurgie)

a) *Allgemeinbehandlung:* Lange Behandlungsdauer, Ruhe, Licht, Luft, Sonne, Heilstättenbehandlung, Quarzlampe, Entzündungs-Röntgenbestrahlung, Ernährungstherapie (GERSON, SAUERBRUCH). Tuberkulostatika.

b) *Lokalbehandlung:* Absolute Ruhigstellung mit Becken-Beingipsverband.

c) *Operative Behandlung:* 1. In geeigneten Fällen operative Herdausräumung und lokale Instillation von Tuberculostaticis durch liegenbleibende Dränrohre (KASTERT, ERLACHER).

2. Seltener: Gelenksresektion oder paraartikuläre Spanverriegelung zur Ruhigstellung des Gelenkes.

Besonders wichtig eine entsprechende Nachbehandlung mit jahrelangen Kontrollen und Entlastungsapparaten.

4. **Differentialdiagnose der Koxitis**

Wir trennen zweckmäßig die erworbenen Hüftgelenkserkrankungen in drei große Gruppen, die folgende Leitsymptome aufweisen:

I. Reine Flexionskontrakturen, charakteristisch bei Psoasabszeß und anderen Reizzuständen am M. psoas.

II. Vorwiegende Abduktionsbeschränkung: PERTHES, Coxa vara, Epiphysen- und Schenkelhalserkrankungen.

II. Gelenktuberkulose

III. Hüfterkrankungen mit *allgemeiner Einschränkung der Gelenkfunktion*. Neben der spezifischen Koxitis: rheumatische, gonorrhoische u. a. Arthritis, Arthrosis deformans, Schenkelhalsosteomyelitis.

I. Flexionskontrakturen des Hüftgelenkes: „Reizpsoas"

Sie werden bei oberflächlicher Untersuchung auf eine Koxitis bezogen. Die sorgfältige Untersuchung zeigt aber, daß bloß die Extension im Hüftgelenk aufgehoben ist, dagegen Ad- und Abduktion, Beugung und vor allem die Rotation vollkommen frei sind.

Eine solche Flexionskontraktur beweist einen Reizzustand des Musc. psoas, der über die Vorderfläche des Gelenkes hinwegzieht.

Als Ursachen kommen in Frage:
1. ein in der Psoasscheide oder vor ihr sich senkender spondylitischer Abszeß;
2. eine akut entzündliche Reizung am Musc. psoas: Lymphadenitis entlang der Iliakalgefäße (Infekt am Bein!), retrozökale Appendizitis, paranephritischer Abszeß, Ureteraffektion (Stein!) u. a.

II. Abduktions- und Innenrotationsbeschränkung

Bei einer weiteren Gruppe von Hüftgelenkserkrankungen ist in bezeichnender Weise vor allem die Abduktionsbeschränkung und eine Einschränkung der Innenrotation festzustellen. Es ist für diese Fälle kennzeichnend, daß die vorsichtig geprüfte Außenrotation gut möglich ist, daß die Flexion und vor allem die Extension frei sind, so daß in rein klinischer Untersuchung die echten Koxitiserkrankungen ausgeschlossen werden können.

Diese Abduktionsbehinderung mit Einschränkung der Innenrotation ist bei diesen Fällen recht einheitlich aus anatomischen Gründen verursacht, da bei gleichzeitigem Trochanterhochstand der Schenkelhals nach oben und nach hinten konvex gebogen ist (Coxa vara, normaler Winkel 120—130°). Beim Versuch der Abduktion wird also die Trochanter-Schenkelhalsmasse gegen den Beckenrand stoßen; durch die hinten konvexe Verbiegung des Schenkelhalses kommt das Bein schon an sich in leichte Innenrotation, die eine weitere Bewegung in dieser Richtung behindert.

Die einzelnen Formen sind folgende:

a) PERTHES: Osteochondrosis deformans juvenilis coxae. Vorwiegend Knaben von 5 bis 10 Jahren. Oft ohne Schmerzen und ohne Allgemeinerscheinungen eintretende Gehstörungen (Hinken), vorwiegende Rotations- und Abduktionsbeschränkung. Klärung erbringt das *Röntgenbild* (Rö.A. 34): typische subchondrale Destruktion des oberen Kopfanteiles, allenfalls der oberen Pfannenpartie; *Verbreiterung* des Gelenkspaltes!

Th.: Extension, Beckengipsverband, dazwischen vorübergehende schonende Übungsbehandlung, dann wieder Gipsverband und schließlich entlastender (!) orthopädischer Stahlapparat mit gutem „Tubersitz". Lange Nachbehandlung! Auch aktiv chirurgisches Vorgehen: Extraartikuläre Bohrung, Knochenbolzung, Nagelung vom Schenkelhals her, um ein Eindringen reparatorischer Blutgefäße zu beschleunigen; bisher keine überzeugenden Erfolge.

Ätiologie ungeklärt. Gehört zu den aseptischen Epi- und Apophyseonekrosen *(aseptische Knochennekrosen)*. Darunter werden eine Reihe von aseptischen Nekrosen der Epi- und Apophyse zusammengefaßt, die ätiologisch umstritten sind. Vertreten werden 2 ursächliche Momente:

Eine **traumatische Ätiologie**; einmalige oder mehrfache kleinere Traumen bzw. die dadurch gesetzten Gefäß- und Ernährungsstörungen (Mißverhältnis zwischen Belastung und Belastungsfähigkeit).

Eine **traumenlose Entstehung**; als blande Infektion, aseptische Embolie, innersekretorische oder Vitaminstoffwechsel-Störung, konstitutionelle biologische Minderwertigkeit des Skeletts (HELLNER).

Die wichtigsten Krankheitsbilder sind:
1. PERTHES (Rö.A. 34) = Osteochondrosis deformans coxae juvenilis
2. KÖHLER I (Rö.A. 36 u. 37) = aseptische Nekrose des Os naviculare pedis
3. KÖHLER II (Rö.A. 38) = aseptische Nekrose an den Köpfchen der Metatarsen
4. KIENBÖCK (Rö.A. 39—41) = Malacie des Os lunatum (Mondbeinnekrose der Hand)
5. SCHLATTERsche Krankheit (Rö.A. 42) = aseptische Nekrose an der Tibiaapophyse
6. CALVÉS Vertebra plana osteonecrotica (Rö.A. 43) und SCHEUERMANNS „Adoleszentenkyphose" = Osteochondrosis vertebralis juvenilis
7. OSGOODS Osteonekrose der Kalkaneusapophyse (Fersenschmerz!)
8. KÜMMEL-VERNEUIL = posttraumatische vertebrale Osteonekrose.

Th.: Weitgehend konservativ (Ruhigstellung und Entlastung! Vitamine!!), in hartnäckigen Fällen kann die operative Entfernung des nekrotischen Knochens in Frage kommen.

b) **Coxa vara** (Verbiegung des Schenkelhalses mit vermindertem Schenkelhalswinkel).

II. Gelenktuberkulose

Schmerzen, Trochanterhochstand, TRENDELENBURG positiv, Abduktions- und Innenrotationsbeschränkung.

1. *Coxa vara congenita sive infantum* (angeborener dystrophischer Prozeß in der Mitte des Schenkelhalses)
2. *Coxa vara epiphysarea adolescentium sive Epiphysiolysis cap. femoris* (Ätiologie: statisch-mechanische, traumatische oder hormonelle Einflüsse; Rö.A. 44).
3. *Coxa vara rachitica* (D-Hypovitaminose)
4. *Coxa vara traumatica* (nach Schenkelhalsbrüchen)
5. *Coxa vara* nach anderen Schenkelhalserkrankungen, bei *Arthrosis deformans* usw.

Th.: Die Behandlung richtet sich nach dem Grundleiden z. B. bei 2 Ruhigstellung mit Entlastung durch Extension und Becken-Beingipsverband, bei abgerutschter Epiphyse Reposition (möglichst unblutig), zur Fixierung dann Gips oder Nagelung; operativ: Schenkelhalsschraube, subtrochantere Keilosteotomie oder intertrochantere Rotationsosteotomie zur Wiederherstellung eines normalen Schenkelhalsschaftwinkels.

III. Bewegungsbeschränkung im Hüftgelenk nach jeder Richtung

spricht für eine *entzündliche Erkrankung oder Reizung des Gelenkes selbst*. Neben der spezifischen Koxitis kommen dann in Frage:

1. **Coxitis acuta und chronica**, z. B. rheumatica, metastatica, gonorrhoica u. a., gekennzeichnet durch den akuten Beginn, die schwere Allgemeinstörung, ätiologische Anhaltspunkte; bei eitrigen Entzündungen allenfalls Epiphysenlösung, Subluxation u. a.
2. **Osteomyelitis des Schenkelhalses** mit entzündlicher Mitbeteiligung oder sogar

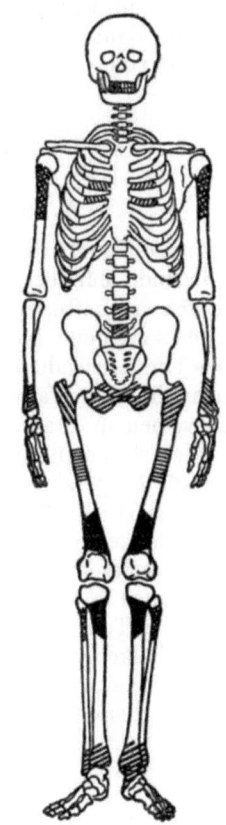

Abb. 64. Lokalisation des primären Chondromyxosarkoms (osteogener Sarkomtypus). Vollschwarz = sehr häufiger Sitz!; kreuzweise gestrichelt = nachsthäufiger Sitz; einfach gestrichelt = wenig häufiger Sitz. Am häufigsten sind die Metaphysen, insbesonders die des unteren Femur- und oberen Tibiaendes befallen (aus HERZOG, nach GESCHICKTER und COPELAND)

eitrigem Einbruch in das Gelenk. Jugendliches Alter, akuter Beginn, septisches Krankheitsbild; Röntgenbefund!

3. **Arthrosis deformans** = „Malum coxae senile" (siehe Arthr. def., S. 242).

III. Tumoren der Knochen

A. Osteogenes Sarkom (Rö.A. 46—49)

Klinisches Bild: Meist jugendliches Alter (2. und 3. Jahrzehnt; vorwiegend Männer); wechselnde neuralgische Beschwerden; derbe, nicht schmerzhafte, zunehmende, spindelige Knochenauftreibung in der Metaphysengegend (vor allem unteres Femurende, oberes Tibia- und oberes Humerusende u. a., Abb. 64), früh mit der Muskulatur verbacken, manchmal sehr gefäßreich, so daß differentialdiagnostisch tiefsitzende Aneurysmen in Frage kommen. Regionäre Lymphknotenschwellungen oder Metastasen in Lunge und Leber und zunehmender Körperverfall zeigen die Inoperabilität.

Röntgenbild (Abb. 65 u. Rö.A. 46): Weichteildichter, einer Metaphyse aufsitzender spindeliger Tumorschatten mit Annagung (Destruktion) der äußeren und inneren Kortikaliskontur *(osteoklastisch)*, im fortgeschrittenen Stadium weitgehende, unscharf begrenzte Knochenzerstörung. Im Tumorschatten, mehr oder minder gut ausgebildet, verkalkte Knochenbälkchen *(Spiculae)*, manchmal radiär ausstrahlend *(osteoblastisch)*. Oft zeigt am oberen und unteren Ende der durch die Geschwulst bewirkten Periostabhebung ein neugebildetes, vom äußeren Knochen-

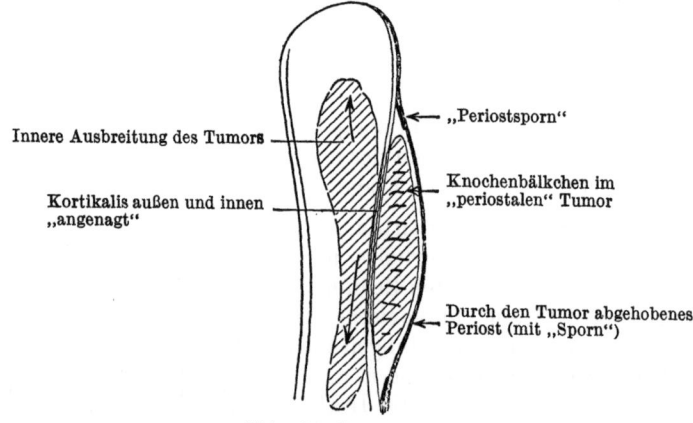

Abb. 65. Osteosarkom

kontur abstrahlendes, schräges Knochenplättchen (Periostsporn) die Größe des Tumors an. Unterformen des primären osteogenen Sarkoms: Chondrosarkom, Chondromyxosarkom, osteoblastisches Sarkom, osteolytisches Sarkom.

Untersuchung: Lokalbefund; Allgemeinzustand, Metastasen, Röntgen, besonders Angiographie; in 80% lassen sich dadurch gefäßreiche maligne Knochentumoren diagnostizieren (VOGLER); Senkung und Blutbild (Rö.A. 46—49). Bei unklaren, besonders bei röntgenologisch nicht sicheren Fällen *Biopsie* notwendig, an die *sofort* die therapeutischen Folgerungen anzuschließen sind (HELLNER).

Th.: Ausgedehnte Resektion mit Lymphknotenausräumung und Rö.-Nachbestrahlung, Zystostatika intra- und postoperativ. Osteosynthese durch Nagelung oder Knochenbankknochen. Amputation möglichst vermeiden. Bei *sicherer* Diagnose devitalisierende präoperative Röntgenbestrahlung angezeigt.

Differentialdiagnose des osteogenen Sarkoms

a) Abgrenzung anderer Knochenerkrankungen (vgl. Röntgenübersicht S. 234).

Bei etwas langsamer wachsenden oder mit stärkerer periostaler Reaktion einhergehenden Sarkomen kann die Abgrenzung nötig sein gegen:

I. Atypische subakut-chronische *Osteomyelitis*. Der „Osteophyt" und Sequester lassen meist die Osteomyelitis erkennen (Rö.A. 27). Ausnahmsweise Probeexzision nötig.

II. *Knochenlues*. Hochgradige Sklerosierung und kalkdichte periostale Apposition. Allfällige sonstige gummöse Herde und ätiologische Anhaltspunkte! WASSERMANN.

III. Posttraumatische *Periostitis*, in der Regel als rein reaktiv erkennbar.

IV. *Myositis ossificans*. Verkalkungen in mehr oder minder traumatischen Muskelnarben, meist an typischer Stelle, z. B. im Musc. brachialis nach Ellenbogenluxation und -frakturen, in den Adduktoren bei Reitern, im Trapezius bei Tornisterträgern. Chirurgische Behandlung nur, wenn Beschwerden vorliegen: Exstirpation des Muskelknochens, frühzeitige Röntgennachbestrahlung zur Verhinderung einer Wiederverknöcherung junger Bindegewebszellen. Am besten *Prophylaxe* nach Frakturen und Luxationen: Schonende Reposition, lange Ruhigstellung, keine brüsken Bewegungsversuche.

V. *Atypische Tuberkulose*. Die sonst charakteristische Knochenatrophie kann im Falle einer Sekundärinfektion überdeckt sein. Auch eine periostitische Reaktion kommt manchmal bei der Tuberkulose vor, in typischer Weise bei Spina ventosa.

b) Abgrenzung anderer Knochentumoren
Wir trennen hier die drei großen Gruppen:
I. Osteome und Chondrome
II. Die Gruppe der Osteofibrosen und Knochenzysten
III. Die Knochenmetastasen

Grundsätzlich kann jede dieser Formen als Einzelerkrankung mit einem oder wenigen Herden oder als Systemerkrankung, über das ganze Skelett verstreut, vorkommen.

Erinnerung an die pathologisch-anatomischen Merkmale:
Maligne Tumoren: Infiltratives Wachstum, mit unscharfer Begrenzung — weil die Umgebung zerstörend — und in Gefäße einbrechend, deshalb Metastasen und Rezidive bildend.

Benigne Tumoren: Expansives Wachstum mit glatter Grenze, keine *Zerstörung* der Umgebung, sondern nur *Verdrängung*.

B. Osteome und Chondrome

1. *Osteome* bestehen aus reifem Knochen; bevorzugt am Schädeldach und Nebenhöhlen. Im Rö.-Bild knochendichte Rundschatten. Abgrenzung gegen reaktive Knochenauswüchse nach chronischen Entzündungen oder Traumen und gegen Meningeome!

2. *Chondrome*, meist multipel an Händen und Füßen; angeborene Geschwülste, die zwischen dem 20. und 30. Lebensjahr in Erscheinung treten, hauptsächlich an kleinen Knochen, entweder zentral (Enchondrom) oder in der Schaftrinde gelegen. Jedes *rezidivierende Chondrom* neigt zu maligner Entartung. Als Systemerkrankung: *Chondromatose*.

3. *Osteochondrome* sind angeborene Mißbildungen, auch als ,,kartilaginäre Exostosen" bekannt, die in der Metaphyse der Röhrenknochen meist multipel vorkommen (Femur, Tibia, subunguale Exostose unter dem Großzehennagel). Bei multiplem Vorkommen ,,Exostosenkrankheit" (Rö.A. 50).

Grundsätzliche Vorstellung (Abb. 66): Während normalerweise in der ganzen Front der knorpeligen Verknöcherung der gesamte Knorpel nach Verkalkung resorbiert und durch Knochensubstanz ersetzt wird, bleiben hier an einzelnen Stellen kleine Knorpelinseln erhalten, die mit dem Längenwachstum diaphysenwärts vorrücken und später zu Chondromen auswachsen. Im Gefolge des epiphysären Längenwachstums und

III. Tumoren der Knochen

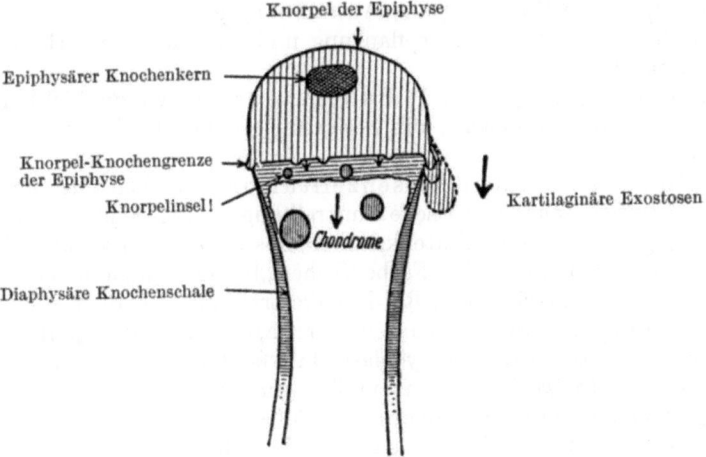

Abb. 66. Chondromatose

des Einscheidens der diaphysären Knochenschale wird ein Teil dieser Knorpelinseln ins Innere der Metaphyse zu liegen kommen und führt zu Enchondromen, während peripher gelegene Knorpelteile außerhalb der Kortikalis zu kartilaginären Exostosen werden (Rö.A. 51).
Bei multiplem Auftreten ist der exostosentragende Knochen verkürzt bzw. verbogen. Zur Diagnose: Rö.-Aufnahme möglichst vieler anderer Knochen. Möglich, aber selten ist in späterem Alter Übergang in *sekundäres osteogenes Sarkom* (etwa 5%)! (Über Gelenkchondromatose vgl. S. 245).

C. Gruppe der Knochenzysten

Solitäre Knochenzysten (früher Ostitis fibrosa localisata)

Vorwiegend in den proximalen Metaphysen der langen Röhrenknochen (Femur, Tibia, Fibula, Humerus) im Alter von 5 bis 15 Jahren. Entstehung durch Blutungen (meist traumatisch) in der gefäßreichen Metaphyse mit nachfolgender Exsudation und durch dadurch bedingte Druckerhöhung Atrophie der Spongiosabälkchen. Keine Störung des Kalzium- und Phosphorstoffwechsels. Im Rö.-Bild scharf begrenzte, rundliche Aufhellungen, die von Knochensepten durchzogen sind, die Metaphyse aufgetrieben und die Kortikalis eierschalendünn (Rö.A. 52). Diagnose durch Auftreten der Knochenzyste, pathologische Fraktur (Spontanheilung möglich) und Deformität.

Th. Operative Eröffnung und Ausräumung mit dem scharfen Löffel, bei größerem Defekt Spanverpflanzung und Ausfüllung der Höhle mit Spongiosa-Chips.

Differentialdiagnose: 1. BRODIE-Abszeß (entzündlich), keine Auftreibung des Knochens, oft Sequester, periostale Reaktion (siehe S. 214).

2. Der gutartige solitäre Riesenzelltumor (Osteoklastom), im Kindesalter selten, schalig-zystische Auftreibung, vorwiegend in der Epiphysengegend der Extremitätenknochen, das Gewebe stark durchblutet, zellreich und von bräunlicher Farbe (früher „braune Tumoren" genannt). **Th.:** Operative Ausräumung, Rö.-Nachbestrahlung angezeigt.

3. **Osteodystrophia fibrosa deformans juvenilis** (UEHLINGER), früher polyostotische fibröse Dysplasie JAFFÉ-LICHTENSTEIN; angeboren, keine Mineralstoffwechselstörung, mäßige Auftreibung des Knochens, exzentrische Lage meist in der Metaphyse, Pubertas praecox, Pigmentnaevi.

4. **Osteodystrophia fibrosa renalis** (ALBRIGHT), ähnliche Knochenveränderungen wie bei 3 mit Beteiligung der Nieren (RN-Erhöhung, RR-Erhöhung) und Azidose.

5. Die **Enchondrome** können ähnliche Rö.-Veränderungen zeigen, liegen jedoch vorwiegend im Hand- und Fußskelett.

6. **Plasmozytome** (multiple Myelome) bei älteren Leuten, in der Regel mit Schmerzen; im Schädel (Rö.A. 49) und im Becken charakteristische Herde mit ausgestanzter Begrenzung. Selten!

7. **Knochenechinokokkose**, selten!

8. Das sog. **eosinophile Granulom**, vorwiegend im Schädeldach und Rippen, gute Prognose, fließende Übergänge zum HAND-SCHÜLLER-CHRISTIAN.

9. Die **Lymphogranulomatose** (HODGKIN) ergreift bisweilen auch mit unregelmäßigen Zerstörungsherden das Knochensystem.

10. Das echte **myelogene Sarkom** (EWING-SARKOM) ist selten, es ist außerordentlich strahlenempfindlich: Intensive Röntgentherapie (Bilder ähnlich wie Rö.A. 47).

11. **Osteodystrophia fibrosa generalisata** (v RECKLINGHAUSEN). Ursprünglich beschrieb PAGET (1876) ein klinisches Krankheitsbild mit Verbiegung der Röhrenknochen, besonders der Tibia (Rö.A. 53), und der Wirbelsäule, Abplattung, Verbreiterung und Deformitäten des Schädels alter Leute = PAGETsche Krankheit (Osteopathia deformans) (siehe S. 21).

Bei Untersuchung ähnlich deformierter Knochen fand RECKLINGHAUSEN (1891) eine starke Verdickung der Kortikalis, Verwischung der Grenzen zwischen Kortikalis und Spongiosa und den ganzen Querschnitt solcher verbogener Knochen durchsetzt von kleinen und größeren Inseln fibrösen Gewebes, z. T. in zystischer Auflockerung. An einzelnen Stellen sog. „braune Tumoren", die dem früher gezeichneten Bild des gutartigen soltiären Riesenzelltumors entsprechen. Diesen Befunden entspricht der röntgenologische: Starke Kortikalisverdickung, die von vielen Aufhellungsherden (feinwabige Auflockerung) durchsetzt ist, stellenweise größere Zystenbildung (Rö.A. 52). Schmerzen; Hyperkalkämie (über 12mg-%), vermehrte Kalkausscheidung (400—500mg-% gegenüber normal 100—150mg-%), Hypophosphatämie, Nierendegeneration und Steinbildung, Duraverkalkung; Untererregbarkeit, Muskelschwäche, Bettlägerigkeit; in der Regel Erwachsene (Frauen).

Ätiologie der Osteodystrophia fibr. gen.: Störung der Epithelkörperchenfunktion mit Epithelkörperchentumor, meist Adenom, deren Entfernung den sonst unaufhaltsam fortschreitenden Prozeß zum Stillstand bringt (MANDL). Auch der gestörte Kalk- und Phosphorstoffwechsel wird wieder normal (vgl. ORATOR-KÖLE: Allg. Chirurgie).

Grundsätzlich sind zu unterscheiden:
1. Osteodystrophia fibr. gen. (M. RECKLINGHAUSEN): Endokrine Störung mit Epithelkörperchentumor, vorwiegend bei Frauen im Erwachsenenalter.
2. Solitäre Knochenzysten, angeboren, ohne Stoffwechselstörung.
3. Riesenzelltumoren, welche eine echte gutartige Geschwulst darstellen.

Zwischen Riesenzelltumoren und solitären Knochenzysten gibt es fließende Übergänge, letztere können auch aus diesen hervorgehen und sind sozusagen zystisch ausgeheilte Endstationen. (Vgl. den Überblick über die Knochensystemerkrankungen S. 235).

D. Metastatische Knochentumoren

Praktisch handelt es sich vor allem um Knochenmetastasen bestimmter Karzinome, vorwiegend Hypernephrom, Mamma-, Prostata-, Bronchus- und Schilddrüsenkarzinom. Sitz der Metastasen hauptsächlich im Schädelknochen, Humerus und anderen Röhrenknochen (klinisch manchmal erst als *pathologische Fraktur* bemerkt), Becken und Wirbelsäule (Gibbus, heftige Wurzelschmerzen, frühe Lähmung). Bei Verdacht auf Hypernephrom Pyelogramm!

Röntgenbild: osteoblastische Formen (Prostata), *osteolytische* Zerstörungen mit multiplen rundlichen Ausstanzungen ohne nennenswerte Knochenreaktion (Hypernephrom, Schilddrüse), *schalig-zystische* Metastasen und *Mischformen*. Knochenneubildung sieht man bei Metastasen von *hormonbehandelten* Mammakarzinomen. Beim zu operierenden Bron-

chuskarzinom vorher auch Wirbel- und Beckenröntgen! *Jedes Karzinom kann in das Skelett metastasieren!*
Differentialdiagnose: Osteolytisches Sarkom und osteoblastisches Sarkom (meist solitär!), Lymphogranulom, PAGET, Spondylitis tbc. (Tomographie), Osteodystrophia fibr. gen., multiple Myelome (Sternalpunktion!).
Th.: Rö.-Bestrahlung, bei Prostata- und Mammakarzinommetastasen gegengeschlechtliche Sexualhormone, bei Röhrenknochenmetastasen KÜNTSCHER-Nagelung vor einer Spontanfraktur und Rö.-Bestrahlung; auch Resektion des befallenen Röhrenknochens und Ersatz durch Knochenbankknochen und Fixation durch Nagelung.

Übersicht der für die hauptsächlichsten Knochenaffektionen kennzeichnenden Röntgeneigentümlichkeiten

Tuberkulose: Ausgesprochene Entkalkung des Knochens (Rarefikation) in der weiteren Umgebung des Krankheitsherdes (sowohl bei ossalen wie auch bei synovialen Gelenkherden). Ganz spärliche Periostreaktion, nur kleinste Sequester, rundlich, rauh (Rö.A. 28—31).

Lues: Sklerosierung in der Umgebung der Herde und große Kalkdichte der periostalen Knochenapposition, die meist sehr mächtig ist.

Osteomyelitis: Kräftige periostale Reaktion mit Apposition, Sequesterbildung, BRODIE-Abszeß (Rö.A. 24 u. 27).

Knochentumor: Destruktion des Knochens (Auslöschung) in mehr oder minder rundlicher Form, meist ohne nennenswerte Knochenreaktion (Rö.A. 46—49).

In jedem Fall sind zu beachten und zu beschreiben:
1. die Formabweichung der Knochen vom Normalen
2. die Konturen der Erkrankungsherde
3. die Strukturveränderungen in den Erkrankungsherden
4. die Reaktion in der Umgebung des Herdes.

IV. Beinbelastungsstörungen

A. Gefäßschädigungen: Varizen, Ulcus cruris, Beingangrän

1. Varizen

sind bleibende Ausdehnungen der großen und kleinen Venen des Beines, strang- oder knotenförmig, oberflächlich (subkutan) oder tief (in der Muskulatur).

Ursachen: 1. Konstitutionelle Venenwandschwäche und Stauungs-

IV. Beinbelastungsstörungen

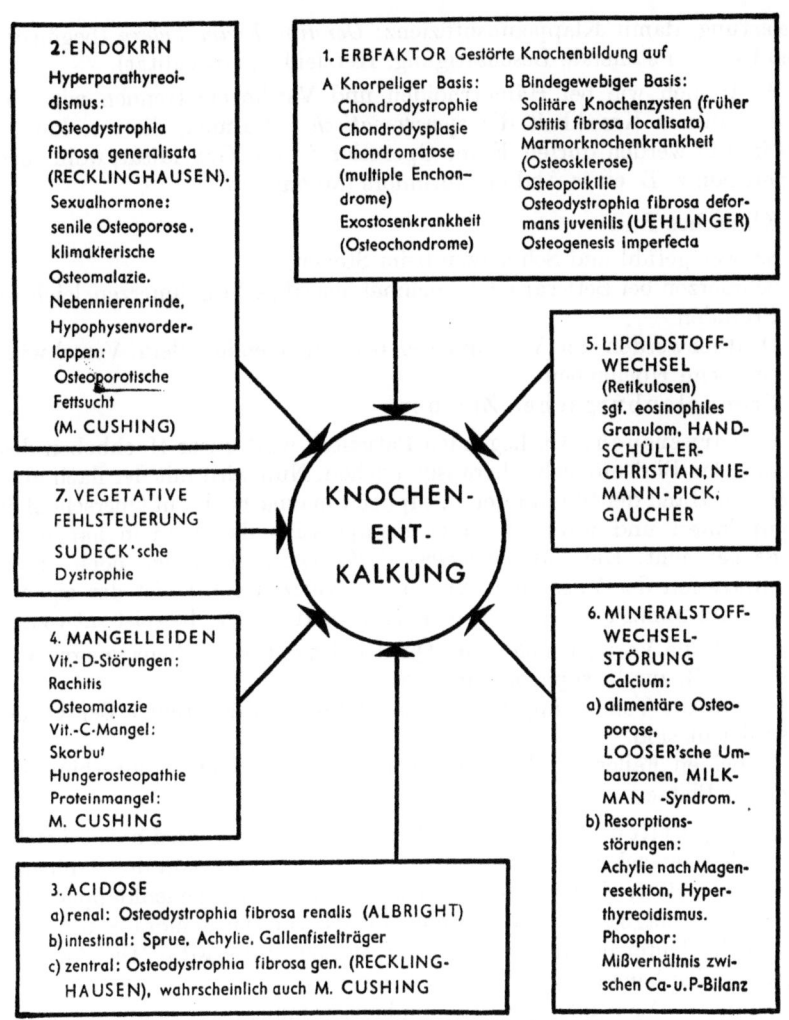

ÜBERSICHT DER KNOCHENSYSTEMERKRANKUNGEN
(z. T. nach HELLNER)

belastung, damit Klappeninsuffizienz: *Genuine Krampfadern* (begünstigend wirken stehende Beschäftigung, Herzleiden, Gravidität).

2. Ähnlich wie bei Hämorrhoiden und Varikozele trennen wir von der genuinen Krankheit die *symptomatischen* Formen, die nur kausal beeinflußt werden dürfen. Keine Operation in der Gravidität, wohl aber Operation z. B. eines Abdominaltumors (Myom usw.).

Klinisches Bild:

Schweregefühl und Schmerzen beim Stehen

Schmerzen bei Bettwärme, manchmal neuralgische Schmerzen, leichtes Ermüden

Deutlichwerden der Venenknoten beim hängenden Bein, Verschwinden beim Hochheben

Trendelenburgsches Zeichen

a) Vorversuch: Am liegenden Patienten wird unter Hochheben des Beines das Blut möglichst herausgestrichen. Nun wird mit der flach aufgelegten Hand der Stamm der V. saphena magna hoch am Oberschenkel komprimiert und während dieser Kompression das Bein in hängende Lage gebracht. Die *Varizen bleiben kollabiert.* Sollten sich noch unter Kompression der V. saphena magna die Varizen füllen, ist der eigentliche TRENDELENBURGsche Versuch unanwendbar. Das beweist entweder,

α) daß die Varizen nicht zum Quellgebiet der V. saphena magna gehören, z. B. zur V. saphena parva, oder

β) daß die Venenklappen der Anastomosen zu den tiefen Beinvenen insuffizient sind.

In beiden Fällen ist die TRENDELENBURGsche Saphenaunterbindung fehl am Platze.

b Eigentlicher TRENDELENBURG-Versuch: Wird nun bei richtigem Vorversuch beim hängenden Bein die Kompression des Saphenastammes gelöst, dann schießt bei Insuffizienz der Venenklappen der V. saphena magna das Blut mit einem Ruck von der Femoralismündung bis in die Unterschenkelvarizen — *Trendelenburg positiv:* Die Ausführung der Saphenaunterbindung ist sinnreich.

Wenn die Venenklappen des Saphenastammes aber suffizient sind, wird eine solche rückläufige Füllung gar nicht oder nur in ganz kleinem Umfang und langsam stattfinden. — *Trendelenburg negativ:* Die Saphenaunterbindung ist ohne Einfluß.

Th.: Konservativ: Erholungs- und Übungstherapie, Muskelkräftigung!! Hydrotherapie, möglichst wenig stehen, Idealbinde, nachts Hochlagerung.

Bei kleinen umschriebenen Varixknoten ambulante Varizenverödung mit Phlebocid, Varicocid. Varicosmon u. a., bei ausgedehnteren in mehreren Sitzungen in Verbindung mit der „Air-block-Technik" (Schaumverödung nach ORBACH).

Operativ: Sollte eine Thrombose oder Thrombophlebitis vorausgegangen sein, *muß* vor einer operativen Behandlung eine *Venographie* vorgenommen werden, um festzustellen, ob die tiefen Venen (V. femoralis) durchgängig sind; wenn nicht, ist eine operative Behandlung mit Unterbindung usw. *kontraindiziert*.

1. Zweckmäßig ist das Verfahren von TAVEL-MOSZKOWICZ: TRENDELENBURGS Saphenastamm-Ligatur mit Verödung der Varizen durch Einspritzung vom distalen Ende des resezierten Saphenastammes mit 8—15 ccm Phlebocid, Varicocid oder Presojod (100—150 ccm), ferner Schaumverödung in Verbindung mit Luft („Airblock-Technik"), um eine innige Benetzung der Intima mit der Verödungsflüssigkeit zu erzielen. Wesentlich ist, daß außer der V. saph. magna *sämtliche* in sie einmündenden Venenäste (oft bis 10 und mehr Äste) vor dem Eintreten in die V. femoralis unterbunden und durchtrennt werden. Anschließend Zinkleimverband bis ans Knie. Die Patienten stehen schon nachmittags auf und müssen weiter mehrmals täglich außer Bett. 6 Wochen Zinkleimverband, dann etwa 6 Monate ein passender Gummistrumpf.

2. Gleichartige ältere Verfahren: Perkutane Umstechungen (KOCHER), Diszision (KLAPP).

3. Exstirpation der Varixknoten von einem oder mehreren Schnitten (MADELUNG, NARATH, BABCOCK).

Komplikationen der Varizen:

1. Venenkomplikationen

a) Blutung: Bei zunehmender Hautatrophie über einem subkutanen Knoten: „Platzen eines Varixknotens", oft schwerste venöse Blutungen. Blutstillung durch Hochlagerung des Beines und Kompressionsverband. Ausnahmsweise Luftaspiration möglich. Blutungen geben Anzeige zu operativer Behandlung der Varizen.

b) Thrombose (vgl. ORATOR-KÖLE: Allg. Chirurgie).

Sy.: Sichtbare, tastbare, schmerzhafte Stränge, entsprechend dem Venenverlauf, allenfalls Stauungszeichen (Knöchelödem usw.), Ziehen, Ameisenlaufen, meist Fieber.

Teilursachen der Thrombose:

α) *Blutstromverlangsamung* (lokal, in klassischer Weise bei den Varizen gegeben, oder allgemein, z. B. Herz- und Kreislaufschwäche, postoperativ, im Wochenbett u. v. a.), daher *frühzeitige* und *ausgiebige Atem- und Beinübungen als Prophylaxe, Frühaufstehen!*

β) *Blutveränderungen* (Vermehrung der Globulin- und Fibrinogenfraktion bei jedwedem Zellzerfall: Entzündung, Tumor, Wundheilung, deshalb besondere Gefahr nach Karzinomoperationen).

γ) *Gefäßwandveränderungen* (traumatische, postoperative, entzündliche, arteriosklerotische).

Grundsätzlich unterscheiden wir die Symptome darbietende *Thrombophlebitis* und die oft übersehene blande *Phlebothrombose* mit wesentlich höherer Emboliegefahr.

Krankheitsbilder:

Unterschenkelthrombose: Tiefer Wadenschmerz, Schwellung, Knöchelödem, Schmerz an der Fußsohle, besonders bei Dorsalflexion.

Saphenathrombose: Gut tastbarer Saphenastrang, häufig ohne Stauungserscheinungen.

Entzündliche Thrombose (Thrombophlebitis): Gekennzeichnet durch die deutlichen GALENschen Symptome (vgl. S. 158).

Femoralisthrombose: Meist mit Stauungserscheinungen des Unterschenkels und halben Oberschenkels; bei höherer Thrombophlebitis (meist nach puerperalen Infektionen): ,,Phlegmasia alba dolens". Die lebensgefährliche *Pulmonalembolie*, am häufigsten bei *symptomlosen Femoralis-* oder *Beckenvenenthrombosen.* Der *blanden Embolie* (Pulmonalembolie oder Lungeninfarkt, thromboembolische Form, meist tiefe Venen) steht die *entzündlich-mykotische* gegenüber (Pyämie mit Lungenabszessen u. a., thrombophlebitische Form, meist oberflächliche Venen).

Prophylaxe: Atem und Beinübungen, elastische Binde, Venostasin, Hydergin-Panthesin. Th.: lokal Ruhigstellung, feuchter Verband, Hirudoidsalbe, Blutegel; allgemein Heparin, Liquemin, Dikumarol u. a., Antibiotika.

2. Komplikationen von seiten der Muskeln, Nerven und Knochen

Bei Beteiligung der tiefer gelegenen Muskelvenen oft äußerst schmerzhafte ,,Crampi" (daher ,,Krampfadern"). Varizen der die Nerven begleitenden Venen führen zu ischiasartigen Neuralgien, an den Gelenken findet sich in vorgeschrittenen Fällen meist eine Arthrosis deformans (*Beintrias:* Senkfuß + Varizen + Arthrosis deformans).

3. Hautkomplikationen

Ernährungsstörungen und Stauungen führen zu den verschiedensten Hautveränderungen: Stauungshypertrophie, Atrophie, Hornhautschwielen, Ekzemen und vor allem zu ulcus cruris.

2. Ulcus cruris

Erkrankung vorwiegend älterer Frauen mit stehender Beschäftigung, meist an der Vorderfläche des Unterschenkels im unteren Drittel.

Differentialdiagnose:

I. Luetische Geschwüre (charakteristisches Aussehen, Lokalisation am Knie oder Fuß. WASSERMANN; Heilwirkung von Jodkali; sonstige Luesherde usw.).

II. Karzinom: Bei lange Jahre bestehenden Ulzera eintretende maligne Entartung.

III. Spezifisch-tuberkulös, selten.

Komplikationen des Ulcus cruris:

a) Ausdehnung des Geschwüres in Fläche und Tiefe unter Verwachsung mit Muskeln, Knochen und Sehnen.

b) Infektion (Erysipel oder Lymphangitis und Sepsisgefahr, selten Tetanus).

c) Sekundäre Elephantiasis durch chronische Stauung und Verödung der ständig infizierten Lymphbahnen.

d) Maligne Degeneration.

Th.: α) Ätiologische Behandlung der Varizen.

β) Ulkusbehandlung (vgl. ORATOR-KÖLE: Allg. Chirurgie) unter gleichzeitiger Entlastung: Hochlagerung im Bett, NaCl- oder Kamillen-Umschläge. — Granulationsanregung durch Digitalis pulv. (1 auf 20—50 Sacch. lact. oder Digitalislösung 1 : 200 — WOLFRAM); Pinselung mit Pyoktanin, Hirudoidsalbe, Bepanthensalbe, Ulceroplast, Solcoseryl, Infektionsbekämpfung durch Antibiotika lokal, Durchblutungsförderung mit Hydergin, Acetylcholin u. a., Sympathikusblockade, u. U. bei besonders hartnäckigem Verlauf lumbale Sympathektomie. Nach Reinigung REVERDIN-Läppchen oder Exzision des Ulkus und plastische Deckung des Defektes mit frei transplantiertem Spalthautlappen (Dermatom). — Im Notfall Zinkleimverband.

3. Beingangrän

Die häufigste Form: Atherosklerotischer Altersbrand

I. Klinisches Bild: Höheres Alter, schleichender Beginn mit Parästhesien, Kaltwerden der großen Zehe, die anämisch (blaß) oder auch venös gestaut (blau) sein kann; manchmal „intermittierendes Hinken" = schmerzhafte Muskelischämien nach oft kurzen Wegstrecken (Claudicatio intermittens). Unter Kälte und Gefühllosigkeit tritt, meist mit heftigen Schmerzen, eine schwärzliche Verfärbung der Zehenspitze ein.

II. Befund:

a) Gangrän der Zehenspitze, meist Großzehe, Hautkälte, Schmerzen; *abzugrenzen:* neurotrophisches Geschwür (Mal perforant an der *Fußsohle* bei Tabes, Syringomyelie u. a.), Paronychie, entzündeter Unguis incarnatus u. a.

b) Fehlender Puls (A. dorsalis pedis, A. tib. posterior, A. poplitea, A. femoralis)

c) Tastbare Gefäßverkalkung und Gefäßröntgenbild (sichtbare Gefäßverkalkung, Rö.A. 56), Angiographie zur Feststellung der Höhe des Gefäßverschlußes

d) Blutdrucksteigerung mit oder ohne Kompensation

e) Unterscheidung zwischen *trockener Mumifikation* und der wegen Phlegmone- und Sepsisgefahr wesentlich bedrohlicheren *feuchten Gangrän*

III. Therapie:

Anfangsstadium: Schonung. Zur Ausbildung des Kollateralkreislaufes Gefäßgymnastik = Saugdruckbehandlung, synkardiale Massage (FUCHS), Unterkühlung (Minderung des O_2-Bedarfes), gefäßerweiternde Mittel = Injektionskur mit Padutin (Kreislaufhormon FREY), Hydergin, Ronicol comp., CCC, Monophosaden, Priscol u. ä., intraarterielle O_2-Insufflation (LEMAIRE, JUDMAIER). Paravertebrale Grenzstrangblockade (LERICHE) mit Impletol (4 ccm); bei Erfolg Alkoholblockierung (erst 2 ccm Novocain, dann 2 ccm 96%iger Alkohol); allenfalls Resektion des zervikalen oder lumbalen Grenzstranges, wobei bei der Resektion die Höhe der Gefäßverschlüsse zu berücksichtigen ist. Gefäßchirurgisch: Arteriektomie (LERICHE), Thrombendarteriektomie (DOS SANTOS), Gefäßverschlußüberbrückung mit Transplantaten (FONTAINE): autoplastisch: V. saph., homoioplastisch: gefriergetrocknete Arterien, alloplastisch: Gefäßprothesen aus Nylon oder Dacron.

Ausgebildete Gangrän: Auch hier Versuch der obenangeführten Maßnahmen. Bei Versagen Amputation. *Dringliche Operationsanzeige gibt die feuchte Gangrän!*

IV. Ursachen der Beingangrän im allgemeinen:

a Äußere Einwirkungen: traumatische (Quetschungen) u. a.; thermische (Erfrierungen, Verbrennungen); chemische (Karbol u. a.). Hühneraugenschneiden bei peripherer Mangeldurchblutung! Meist im Vergleich zur Wirkung unerhebliche äußere Schäden.

b Innere (vaskuläre) Ursachen: grobvaskuläre (Atherosklerose, Endarteriitis [Lues, Nikotin u. a.], Gefäßembolie); diabetische (stets in

IV. Beinbelastungsstörungen 241

Verbindung mit Atherosklerose); nervöse (RAYNAUD); entzündliche (nekrotisierende, Panaritium).

V. Differentialdiagnose:

1. Traumatische und thermische Gangrän, vor allem *Erfrierung. Feststellbare Ursache.* Behandlung weitgehend konservativ: austrocknende Behandlung! Gefäßerweiternde Behandlung! Strenge Asepsis! Später Abtragung der sequestrierten Knochenteile.

2 Diabetische Gangrän: Harnbefund! Blutzucker! Kausale Maßnahmen mit Insulin (unter Blutzuckerkontrolle) gehen der Behandlung der atherosklerotischen Zehengangrän voraus. Im frühen Stadium nach Diabetesregulierung oft weitgehende Rückbildung der Erscheinungen.

3 Endangiitis obliterans bzw. Endangiose (BÜRGER-WINIWARTERsche Krankheit) auf ätiologisch ungeklärter Grundlage. Ähnlich schleichender Beginn wie bei Atherosklerose, meist mit ihr vergesellschaftet. Begünstigende Faktoren: Nikotin! Witterungseinflüsse, Erfrierung. *Vorwiegend Männer!*

Th : Ausschaltung von Fokalherden und allergischen Ursachen, sonst siehe Atherosklerose.

4. Embolische Gangrän (auch an der Hand): Akuter Beginn, Gefäßspasmus, Kälte, Gefühllosigkeit, Schmerzen, Pulslosigkeit.

Ursache: Herzleiden, periphere Thrombose bei offenem Foramen ovale.

Th : Hochlagerung, gefäßerweiternde Mittel (Eupaverin! Grenzstrangblockaden! Hydergin-Panthesin [CAITHAML]), im Frühstadium bei gutem Allgemeinzustand Embolektomie zu erwägen.

5. Symmetrische Gangrän: RAYNAUD (öfters der Hände oder Hände und Füße). Anfallsweise, durch Kälte oder psychisch ausgelöste Parästhesien; kalte, schmerzhafte, blasse Finger oder Zehen mit Zyanose und trophischen Störungen: Kuppennekrosen. *Vorwiegend bei Frauen!* Starker Wechsel der Beschwerden; *trotz beginnender Gangrän gut tastbarer Puls!* Nagelgeschwüre, sklerotische Veränderungen (abnorme Reaktionsfähigkeit der vegetativen Gefäßnerven).

Th : Wechselbäder, Hydergin-Panthesin, Padutin, Versuch mit Sexualhormonen und Priscol; in hartnäckigen Fällen Exstirpation des Halsgrenzstranges bzw. lumbalen Grenzstranges, meist erfolgreich.

6. Mal perforant = ausgestanztes Sohlengeschwür bei Tabes u. ä. Weiter abzugrenzen: Syringomyelie (Gefühlstörungen!! für kalt und warm); Halsrippe (meist einseitig: Druck auf Plexus und Armschlagader, vgl. S. 43).

Chirurgie der Extremitäten

B. Arthrosis deformans[1]

Die deformierende Gelenkentzündung kommt vor entweder als *primäres, häufig monoartikuläres Altersleiden der großen Gelenke* oder als *sekundäre Folge einer Entzündung* (vgl. S. 216!), *einer Fehlbeanspruchung oder eines Unfallereignisses*. Handelt es sich dabei um ein älteres Individuum, dann ist die Abgrenzung der Unfallfolgen und der natürlichen Altersabnutzung oft schwer zu ziehen. Dann muß die Schwierigkeit der Beurteilung durch den Begriff „vorübergehende Verschlimmerung einer Altersarthrose durch ein Unfallereignis" überbrückt werden (vgl. ORATOR-KÖLE: Chirurg. Unfallheilkunde).

1. Arthrosis deformans als genuines Leiden: Altersabnutzung

Klinisches Bild: Oft vererbte konstitutionelle Veranlagung, schleichender Beginn, meist jenseits des 50. Lebensjahres. Steifheit und Gelenkschmerzen, anfangs meist gerade nach der Ruhe am stärksten. Fühlbares, auch hörbares Knarren und Reiben im Gelenk, zunehmende Bewegungsbeschränkung, an manchen Gelenken, z. B. am Knie, bemerkbare Gelenkschwellung. Auch Erguß.

Verlust der Knorpelelastizität (POMMER) und mehr oder minder früh einsetzende Abnutzung der Gelenkknorpel (Schliff-Furchen, ulzeröse Zerstörung, Gelenkmausbildung) führen zur Reizung des nun nicht mehr vom Knorpel entsprechend geschützten Knochengewebes. Die dadurch hervorgerufene Knochenwucherung kann vor allem seitlich der eigentlichen Hauptdruckflächen der Gelenkkörper zur Geltung kommen und führt zu den klassischen „Randwülsten" der deformierenden Arthrose.

Röntgenologisch: 1. Zackenförmige Ausziehung der Gelenkflächen, 2. Randwülste, 3. unregelmäßige Verschmälerung des Gelenkspaltes als Ausdruck der Knorpelschädigung, 4. walzenförmige, platt gedrückte Deformierung der Gelenkköpfe, 5. „Geröll- oder Schuttzysten" (HELLNER) und 6. in manchen Fällen Bildung von Gelenkmäusen.

Die Arthrosis deformans betrifft als Altersabnutzung (nicht selten klimakterisch!) mehr oder minder alle Gelenke und die Wirbelsäule, bevorzugt aber einige große Gelenke und entwickelt sich dort oft zu einem schweren monoartikulären Leiden. Ihre Haupttypen sind folgende:

a) **Malum coxae senile.** Typische Alterserkrankung, Bewegungseinschränkung mäßigen Grades, Schmerzen manchmal ischiasartig. Wenn

---

[1] Vom chirurgischen Standpunkt, vgl. die Übersicht S. 245

das Leiden, wie häufig, mit einer Verbiegung des Schenkelhalses einhergeht, entsteht ein Coxa vara-ähnliches Bild.

Die Diagnose ist röntgenologisch an der Deformierung des Schenkelkopfes (walzenförmig) und an den Randwülsten an Pfanne und Kopf zu stellen. Auch klinisch möglich: Hohes Alter, Schmerzlosigkeit kleiner Bewegungen und Fehlen der allgemeinen Koxitiserscheinungen.

b) Arthrosis deformans des Kniegelenkes. Häufiges Leiden alter Frauen. Sehr schmerzhaft, häufige Gelenkschwellungen, oft Erguß, Randwülste häufig direkt tastbar. Klassisches Röntgenbild — manchmal sekundäre Gelenkmausbildung.

c) Omarthrosis deformans. Oft Abgrenzung gegen spezifische Arthritis sicca schwierig. Auch hierbei Adduktionskontraktur, ,,Mitgehen des Schulterblattes". Röntgen: Abplattung des Oberarmkopfes, Verschmälerung des Gelenkspaltes, Randwulstbildungen nicht immer deutlich. Verwandt ist das Bild der

d) Periarthritis humero-scapularis (DUPLAY; Rö.A. 54). Degeneration und Verkalkung im *Supraspinatusansatz* und des subdeltoiden Schleimbeutels. Klinisch: Zunehmende Versteifung mit in den Arm ausstrahlenden Schmerzen, Druckschmerz an den Rollhöckern und am Rabenschnabelfortsatz. Röntgen: Kalkablagerung zwischen Akromion und Oberarmkopf.

e) Spondylarthrosis (vgl. S. 97; Rö.A. 55 u. 56).

Th. der genuinen Arthrosis deformans: Jede konservative Behandlung der Arthrosis deformans ist symptomatisch. Bäderbehandlung: Schwefel- und Moorbäder. Mediko-mechanische Behandlung: Heißluft, Diathermie, Kurzwellen und Ultraschall. *Ausschaltung von Fokalherden.* Reizkörpertherapie (Schwefel, Detoxin, Mirion), weiters Butazolidin, Irgapyrin u. a. *Röntgentherapie.* In Frühformen Versuch mit Goldbehandlung (Solganal) und Sexualhormonen; intraartikuläre Hydrocortisonbehandlung (in 3tägigen Abständen 25 mg, 4—6 mal). Behandlung gleichzeitig bestehender Plattfüße und Varizen. Nur bei *schweren* und *vorgeschrittenen* Fällen operatives Vorgehen: a) JUDET-Plastik mit Einfügen einer Kunststoffprothese; bei körperlich arbeitenden Patienten mit Gelenkplastik äußerste Zurückhaltung am Platz. b) *Arthrodese* mit sparsamer Resektion und Nagelung auf lange Sicht wesentlich besser! Beim Hüftgelenk Verriegelungsarthrodese: Doppelverriegelung mit einem Dreikantlamellennagel und Plombierung des Gelenkes durch ein kleines Knochenstück aus dem Trochanter oder dem Hüftkopf (LANGE) oder Doppelverriegelung mit zwei Nägeln oder mit einem Doppelnagel (WITT). Bei Schmerzen Durchtrennung des N. obturatorius.

2. Arthrosis deformans als Unfallfolge oder Unfallverschlimmerung

Das klinische und röntgenologische Bild gleicht weitgehend dem der genuinen Arthrosis deformans. Für ihre Annahme ist die *Sicherstellung des Unfallereignisses* Voraussetzung. Das befallene Gelenk muß von einem *ausreichenden Trauma* getroffen worden sein.

Eine eigene Form posttraumatischer Arthrosis deformans ist das als Unfallkrankheit anerkannte Gelenksleiden nach jahrelangem Arbeiten mit *Preßluftwerkzeugen*. Typische Arthrosis deformans-Veränderungen an Ellbogen-, Schulter- und Handgelenken, gemäß der Arbeitsweise meist rechtsseitig (vgl. ORATOR-KÖLE: Chirurg. Unfallheilkunde).

3. Tabische Arthropathie

Bei Tabes (Schmerzlosigkeit! fehlende Patellar-Sehnenreflexe, Pupillenstarre), Syringomyelie u. a. mit Störungen der Tiefensensibilität und der Trophik einhergehenden Leiden kommt es, vollkommen schmerzfrei, zu oft schwerster, mit Subluxation und Schlottergelenkbildung einhergehender deformierender Gelenkentzündung, in der Regel monoartikulär. Röntgenologisch bestehen die Zeichen schwerster deformierender Arthrose und periartikuläre kalkdichte Schatten. Knie, Fuß, Hüfte, Ellbogen.

Th.: Schienung der Gelenke (Stützapparat), antiluetische Behandlung.

4. Gelenkmaus

Bei der Arthrosis deformans des Kniegelenkes wurde die sekundäre Bildung von Gelenkmäusen infolge Absprengungen vom geschädigten Knorpel erwähnt. Außerdem kommt das Gelenkmausleiden als selbständige Erkrankung, vorwiegend am Kniegelenk (Abstoßung eines schalenförmigen Knorpelknochenstückchens aus dem medialen Femurkondyl oder Chondropathie der Patellagelenkfläche) und am Ellbogen, bei Jugendlichen in drei Formen vor, wobei in vielen Fällen die Ätiologie nicht sichergestellt ist.

a) Traumatische Gelenkmausbildung durch Unfallereignisse, sei es, daß diese zu vollständiger Absprengung eines Knorpelstückes führen, sei es, daß nach einer Knorpelläsion erst beim anschließenden Regenerationsvorgang ein Stück abgestoßen wird.

b) Osteochondrosis dissecans (KÖNIG): Konstitutionelle Minderwertigkeit der Gelenkfläche mit Ernährungsstörung des Knochens unterhalb des Gelenkknorpels, unabhängig von Traumen und ohne wesentliche funktionelle Beanspruchung. Hauptorte: Ellenbogen-, Knie- (Chondropathia patellae) und oberes Sprunggelenk.

c) **Gelenkchondromatose** (hat mit der Knochenchondromatose nichts zu tun): Bildung gestielter, später freier zahlreicher Knorpelkörperchen in der Synovialis, besonders des Knie- und Ellenbogengelenkes; ist eine gutartige Geschwulst der Gelenkskapsel.

Klinisches Bild: Maussymptom — plötzlich einsetzende Bewegungssperre mit heftigem Schmerz und anschließendem Gelenkerguß. Gelenkmaus manchmal zu tasten, in der Regel röntgenologisch sichtbar (vermeide die Verwechslung mit Fabella = Sesamknochen in der Sehne des lateralen Gastroknemiuskopfes).

Th.: Operativ *möglichst* zurückhaltend, nur bei wiederholten Einklemmungen mit Funktionsstörungen Operation: Entfernung der Gelenkmäuse und Wegnahme des erkrankten Knorpelteiles.

Übersicht der Gelenkerkrankungen

I. Monoartikuläre Formen
  A. Erkennbare Ursachen:

Akuter Beginn
  1. Metastatische Gelenkeiterungen
  2. Gonarthritis (Go.)

schleichend
  3. Fungus
  4. Syphilitische Arthritis (vielfach bilateral!)
  5. Blutergelenk (Hämophilie)
  6. Tabische und andere Arthropathien

  B. Ursache fraglich (Abnutzung, Trauma, Disposition u. a.):
    Arthrosis deformans
    Osteochondrosis dissecans
    Aseptische Knochennekrosen

II. Polyartikuläre Formen:
  Akute rheumatische Polyarthritis (vorwiegend große Gelenke)
  Sekundär chronische Polyarthritis (ebenfalls große Gelenke)
  Primär chronische Polyarthritis (in den kleinen Gelenken beginnend).

C. Fußdeformitäten[1]

Der komplizierte menschliche Fuß erleidet unter dem Einfluß des aufrechten Ganges und der Domestikation eine Reihe von Deformitäten.

---

[1] Vgl. J. SCHÜLLER: Leitfaden d. orthopäd. Krankheiten. 14. Aufl. München 1959, — P. PITZEN: Kurzgefaßtes Lehrbuch d. orthopäd. Krankheiten. 6. Aufl. München u. Wien 1950, — G. HOHMANN: Fuß und Bein, ihre Erkrankungen u. deren Behandlung. 5. Aufl. München 1951, — M. LANGE: Orthopädisch-chirurgische Operationslehre. München 1951

246 Chirurgie der Extremitäten

M. tibialis ant. und M. extensor digit.

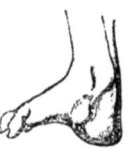

M. gastrocnemius

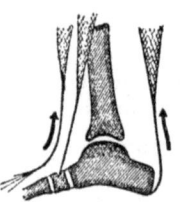

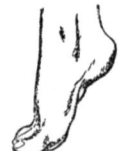

Dorsalflexion ++
Hackenfuß = Pes calcaneus

Oberes Sprunggelenk

Plantarflexion ++
Spitzfuß = Pes equinus

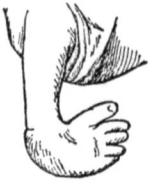

M. tibialis ant.
und post.

Supination
Klumpfuß = Pes varus

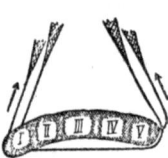

Unteres Sprunggelenk

Mm. peronaei

Pronation

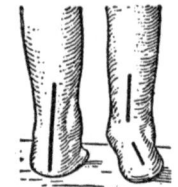

Knickfuß = Pes valgus

M. tibialis ant.
Hohlfuß = Pes excavatus

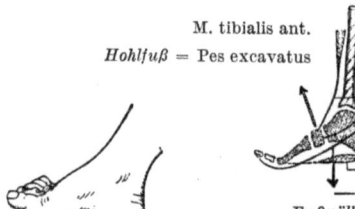

Fußwölbung

M. tibialis post.
M. flexor hall.
M. gastrocnemius = „Deflector pedis"

4 muskuläre Stützen des Fußgewölbes

Mm. flexores breves
Senkfuß = Pes planus

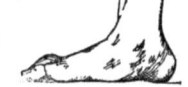

Abb. 67. Fußdeformitäten

Zum Zweck ihrer Analyse zerlegen wir den Fuß in seine drei Hauptbestandteile: oberes Sprunggelenk, unteres Sprunggelenk und Fußgewölbe. Die jeweiligen Extremstellungen in diesen drei Teilen geben die 6 Hauptdeformitäten des Fußes (Abb. 67).

a) Oberes Sprunggelenk: Im Talokruralgelenk erfolgt die Dorsal- und Plantarflexion durch die Mm. tib. ant. u. ext. digit. einerseits und M. gastrocnemius andererseits. Die extreme Dorsalflexion stellt den Pes calcaneus = Hackenfuß dar, die extreme Plantarflexion den Pes equinus = Pferdefuß.

Störungen der Sehnen und Muskeln (traumatische und neurogene) sind die Hauptursachen der Deformitäten.

b) *Unteres Sprunggelenk:* Drehbewegung des Fußes: Pronation durch Peronaeusfunktion macht Valgusstellung = Pes valgus = Knickfuß (gut erkennbar von hinten: Knickung der Kalkaneusachse gegen die Achillessehnenachse). Supination durch Zug des tib. ant. und post. bewirkt Varusstellung = Pes varus[1] = Klumpfuß (kombiniert mit Pes equinus, siehe unten).

c) *Fußgewölbe:* Längs- und Quergewölbe. Die Längsgewölbe mit innerem (Kalkaneus-Köpfchen des Metatarsus I) und äußerem Bogen (Kalkaneus-Köpfchen des Metatarsus V).

Die muskulären Träger des Gewölbes sind vor allem die Sehne des M. flex. halluc., die beiden Mm. tibiales und die kleinen Fußsohlenmuskeln. Vertiefung des Gewölbes = Pes excavatus = Hohlfuß. Abflachung des Gewölbes bei Überbelastung, bei Funktionsstörung der genannten Muskelträger, insbesondere bei relativem Überwiegen des M. gastrocnemius (Hochziehen des Kalkaneusendes geht einher mit Deflexion des Fußgewölbes!) führt zum Pes planus = Plattfuß, Senkfuß.

Ein Einsinken des *Quergewölbes* heißt Pes planus transversus = Spreizfuß.

Von diesen möglichen 6 Stellungsanomalien kommen Pes calcaneus, Pes equinus und Pes excavatus für sich vor, daneben die beiden Kombinationsformen: Klumpfuß = Pes equino-varus-adductus; Plattfuß = Pes plano-valgus (evtl. + planus transversus).

Plattfuß (vgl. „Beintrias" S. 238)

1. Verlust der Fußwölbung = Pes planus.

    a) Längswölbung: Änderung des Fußabdruckes (Abb. 68; „Senkfuß"!), Tieftreten der Tub. ossis navicularis.

    b) Quer, d. h. Eindrücken der Köpfchen II—IV, erkennbar an der Sohlenballen-Schwiele! („Spreizfuß").

---

[1] *Vor Verwechslung des Begriffes „varus" und „valgus" schützt die Vorstellung: „genu varum: Warum springt der Hund durch."*

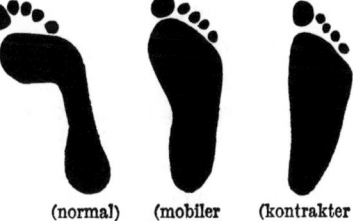

Abb. 68. Änderung des Fußabdruckes bei Plattfuß
(normal) (mobiler Plattfuß) (kontrakter Plattfuß)

2. **Pronation des Fußes** = Pes valgus (Überwiegen der Mm. peronaei bzw. Schwäche der Mm. tibiales), erkennbar an der Abknickung der Kalkaneusachse gegen die Unterschenkelachse.

Komplikationen
Arthrosis deformans an den Sprunggelenken, besonders am Navikulare.
Bei Reizzuständen des Periostes = entzündlicher oder kontrakter Plattfuß.
Muskelüberanstrengung und Fernschmerzen, oft ischiasartig.

Ursachen
Statisch, Überbelastung bei stehenden Berufen usw.
Selten angeborene Anomalie oder neurogen: Überwiegen der Mm. peronaei (spastisch: LITTLE) oder Schwäche der Mm. tibiales (Parese: spinale Kinderlähmung).

Prophylaxe: Vermeidung der Überbelastung, geeignetes Schuhwerk, (gerader) Tritt, gymnastische Übungen (Zehengang, Barfußgang auf unebenem Boden usw.). Elastische Spreizfußbandage.

Th.: 1. Übungsbehandlung: Gymnastik (Zehengang), aktive Übungen, Heißluft- und Wechselbäder, Redressement und Korrekturverband.
2. Bei unvermeidbarer Überbeanspruchung: Plattfußeinlagen (schädigen die plantaren Fußmuskeln und Bänder!!), Maßschuhe, bei Knickfuß supinierender Ferseninnenkeil.
3. Muskelausgleich: Verkürzung des M. tib. ant. und Verlagerung auf das Navikulare (MÜLLER, NIEDERECKER), Sehnenverpflanzung des M. peronaeus brevis auf den M. flexor hallucis longus (ERLACHER).
4. Bandplastik nach HOHMANN (bei Bänderschwäche wird mit einem dicken Seidenfaden das Talo-Kalkaneal- und das Talo-Navikulargelenk in Supinationsstellung gefestigt).
5. Knochenoperationen:

 a) Keilförmige Osteotomie am Kuneo-Navikulargelenk nach HOHMANN.
 b) Operation nach HOKE [α) Z-förmige Tenotomie der Achillessehne, β) Verriegelungsarthrodese im Kuneo-Navikulargelenk nach Korrektur der Fußform, Gipsverband]. Zusätzlich Verlagerung der Tib. ant.-Sehne wie bei 3.
 c) Bei schmerzhaft versteiftem Plattfuß mit sekundärer Arthrosis deformans Arthrodese im Talo-Kalkanealgelenk, wenn nötig auch des Talo-Navikular- und des Kalkaneo-Kuboidgelenkes.

IV. Beinbelastungsstörungen 249

Häufige Komplikationen des Senkspreizfußes (Pes planustransversus; vgl. ORATOR-KÖLE: Kurze chirurg. Operationslehre)
1. Hallux valgus, oft verbunden mit Arthrosis deformans des Grundgelenkes.
„Vestimentäre" Belastungsdeformität, entstanden zum Teil infolge engen Schuhwerkes.

Komplikationen:
Exostose am Köpfchen des I. Metatarsalknochens
darüber Schleimbeutel
Frostbeule an der Haut

Th.: a) Konservativ-orthopädische Maßnahmen: Polsterverband zwischen erster und zweiter Zehe, weites Schuhwerk, Plattfußausgleich.

b) Operativ:
α) Wegmeißelung der Exostose (SCHEDE), nicht ausreichend.
β) Entfernung des Großzehenmetatarsalköpfchens (MAYO) mit quer ovalärer Hautexzision und distaler Stielung der Bursa, welche in den Spalt eingeschlagen wird. 12 Tage Gipsstiefel in Korrekturstellung, dann Einlagen, Nachbehandlung.
γ) Drittelresektion des Großzehengrundgliedes (BRANDES).

2. Hammerzehe (oft mit Hallux valgus vergesellschaftet). Flexionskontraktur der 2. Zehe; Th.: Resektion des Grundgliedköpfchens (HOHMANN).

3. Unguis incarnatus (eingewachsener Nagel) an der Großzehe; infizierte Weichteilwunde bzw. Granulom nahe dem freien Nagelrand infolge Druckes des Seitenrandes der Nagelplatte, insbesondere bei rundem Ausschneiden der Nagelecken und engem Schuhwerk.
Th.: Vorbeugung: *querverlaufendes Abschneiden* des Nagels, Keilresektion des Nagelrandes oder Wegnahme des Nagels, bei Rezidiv mitsamt dem Nagelbett.

4. Selten: Subunguale Exostose der Großzehe, die den Nagel hochhebt.
Th.: Nach Nagelentfernung radikale Abmeißelung der Exostose mitsamt ihrem Bett.

Klumpfuß (Pes equino-varus-adductus)
Beschreibung:
Innerer Fußrand gehoben und adduziert (Pes varus)
Vermehrte Fußwölbung (Pes excavatus)
Oft ein Spitzfuß (Pes equinus)

Ursachen:
Erblich bedingte Entwicklungsanomalie
Entwicklungsstillstand
Exogene Faktoren:

a) Folge muskulärer Defekte bei tiefgreifenden amniotischen Unterschenkelabschnürungen,

b) Mißverhältnis zwischen langen und kurzen Fußmuskeln (bei neurologischen Störungen, z. B. Peronaeusschwäche nach Poliomyelitis mit Überwiegen der Mm. tibiales.

Th.: Frühreposition und Fixation mit der BROWNEschen Schiene, nach 6 bis 8 Monaten Nachtschiene, später Schuheinlagen für 5 bis 8 Jahre. Bei veralteten oder hartnäckigen Fällen *operativ:*

a) Verlängerung der Achillessehne und hintere Arthrotomie des Sprunggelenkes, Gipsverband in Korrekturstellung.

b) Durchtrennung der Aponeurose am Ansatz des Kalkaneus, gegebenenfalls Durchtrennung der Mm. adductor hall. longus und brevis an ihren distalen Ansätzen.

c) Knochenoperationen (nicht vor dem 7. Lebensjahr): Arthrodese des Talo-Kalkanealgelenkes mit Keilosteotomie des Mittelfußes (M. LANGE).

Spitzfuß und Hackenfuß

kommen nach Sehnen- und Muskelverletzungen, nach neurogenen Störungen (spastisch oder paralytisch), der Spitzfuß auch als Gewohnheitskontraktur bei Bettlägerigen und als Kompensation bei Beinverkürzung vor.

Th. des Spitzfußes:

1. Bei Weichteilverkürzung:

a) subkutane Tenotomie,

b) offene Z-förmige Tenotomie der Achillessehne (NICOLADONI).

2. Bei spastischem Spitzfuß STOFFELsche Operation (Nervenresektion der dorsalen Nervenbahn für M. soleus und zwei Drittel der Nervenbahn für die Gastroknemiusköpfe), dazu oft Tenotomie der Achillessehne.

3. Bei knöchern versteiftem Spitzfuß supramalleoläre sagittale V-förmige Osteotomie mit vorderem Keil.

Th. des Hackenfußes:

1. Bei Lähmungen: a) Sehnenverpflanzungen (Mm. peronaei, M. ti-

bialis post.) auf die Achillessehne unter gleichzeitiger Raffung derselben;
b) dazu Arthrodese des Talo-Kalkanealgelenkes unter Herausnahme eines
Knochenkeiles.

2. Bei versteiftem oberem Sprunggelenk supramalleoläre sagittale
V-förmige Osteotomie mit hinterem Keil.

Von *besonderer Wichtigkeit* sind bei allen orthopädischen Operationen
eine entsprechend lange und sorgfältige Nachbehandlung (Korrekturverbände, Kräftigungsübungen, Maßschuhe, Einlagen, Stützapparate
usw.) und Kontrolluntersuchungen, die sich über einen Zeitraum von
mehreren Jahren erstrecken.

D. Übersicht über die wichtigsten Deformitäten

1. Angeborene Mißbildungen

a) Kopf—Hals:

Dysostosis cleido-cranialis, selten! Schädeldachknochen und Klavikula
unterentwickelt. Schiefhals (vgl. S. 58).

b) Obere Extremität:

Radio-ulnare Synostose, Amelie, Mikromelie, Phokomelie, Radiusdefekt, Spalthand, Klumphand, Syndaktylie, Polydaktylie, Kamptodaktylie.

c) Thorax und Wirbelsäule:

Hühnerbrust sive Pectus carinatum, Trichterbrust, angeborene Skoliose, Halsrippen, Lumbalisation, Sakralisation, Keilwirbel, Wirbelsynostose, ventrale und dorsale Spaltbildung.

d) Becken:

Dysplasia coxae luxans (früher Luxatio coxae congenita). Angeborene Dysplasie der ganzen Hüftgelenksregion; die Luxation selbst ist
oft nicht angeboren, sondern erst eine Folge der Dysplasie. Vorwiegend
bei Mädchen, häufiger einseitig, aber auch doppelseitig. Ätiologie: nicht
befriedigend geklärt (teils exogen-mechanische Entstehung, teils Erbtheorie), wahrscheinlich primärer Entwicklungsrückstand der ganzen
Hüftgelenksregion; sehr früh, dann die Luxation bereits bei der Geburt
manifest. Anatomie: Flache Pfanne, schlauchförmige Ausziehung der
Kapsel, deformierter Femurkopf, vermehrte Antetorsion des Schenkelhalses, zunehmender Trochanterhochstand (Rö.A. 35).

Sy.: Ausrenkungsphänomen und schnappendes Geräusch bei der Reposition (ORTOLANI), Abduktionshemmung, Vermehrung der Hautfalten und Asymmetrie der Vulva und der Leistenfalte an der erkrankten Seite.

Röntgenzeichen (Abb. 69): 1. Pfannendach steht steiler (Winkel meist über 30⁰), 2. Pars acetabuli ist verbreitert, 3. Fernstand des Femur (PUTTI), 4. Hochstand des Femur, 5. Epiphysenkern ist kleiner und liegt meist im äußeren oberen Quadranten (Vertikale durch den äußeren Pfannenrand und Horizontale durch die Y-Knorpel nach HILGENREINER), 6. Störung der MENARD-SHENTONschen Linie (medialer Rand des Schenkelhalses bildet mit dem unteren Rand des Os pubis einen zusammenhängenden Bogen), 7. Verbreiterung und verzögerte Verknöcherung der Synchondrosis ischio-pubica.

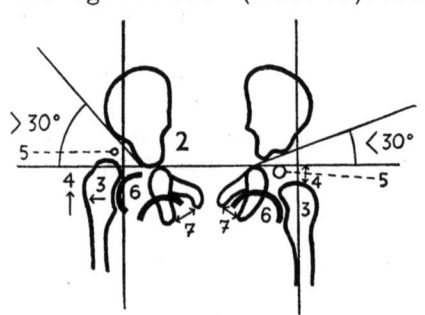

Abb. 69. Schematische Darstellung der röntgenologischen Zeichen einer Dysplasia coxae luxans (HILGENREINER-GROB), Bezeichnung 1—7

Von entscheidender Bedeutung ist in diagnostischer und therapeutischer Hinsicht die Arthrographie.

Th.: 1. Konservativ: a) Heftpflasterextension in Abduktion, b) schonende Reposition (LORENZ), c) Fixation im Gipsverband und Nachbehandlung: Beckengips in Extension, leichter Abduktion und leichter Innenrotation (GROB). Belastung nach 9 Monaten.

2. Operativ (wenn die Reposition bei Kapselverwachsungen, Verlegung des Pfanneneinganges durch Weichteile und Unterentwicklung der Pfanne nicht gelingt): a) Arthroplastik nach COLONNA mit Neubildung einer Gelenkspfanne und Überdecken des Schenkelkopfes mit der ausgezogenen Gelenkskapsel. b) Intertrochantere Derotationsosteotomie nach BERNBECK bei starker Antetorsion und Valgusstellung des Schenkelhalses mit Hüftbeugekontraktur mit SCHANZ-Schrauben. Bei veralteten unbehandelten Fällen zur besseren Abstützung einfache subtrochantere Osteotomie, Gabelungsosteotomie nach LORENZ, tiefe subtrochantere Osteotomie nach SCHANZ oder bei sehr schmerzhafter, deformierender Gelenkserkrankung Arthrodese.

Ferner Spaltbecken, Spina bifida.

e) Untere Extremität: Angeborener Oberschenkeldefekt, Femur varum congenitum, Genu recurvatum congenitum, angeborener Patellar-

IV. Beinbelastungsstörungen 253

defekt, tibio-fibulare Synostosen, angeborener Klumpfuß (Pes equinovarus-adductus), Syndaktylie, Polydaktylie, Spaltfuß.

f) Angeborene Systemerkrankungen:

α) Osteogenesis imperfecta sive Osteopsathyrosis: Störung der periostalen und endostalen Skelettentwicklung mit abnormer Knochenbrüchigkeit, ,,blauen Skleren" und Innenohrschwerhörigkeit.

β) Chondrodystrophie = krankhafter Zwergwuchs: Enchondrale Ossifikationsstörung bei normalem periostalem Wachstum, extrem verkürzte Oberarme und Oberschenkel bei annähernd normaler Rumpf- und Schädelgröße. Fließende Übergänge zur Chondromatose und Exostosenkrankheit (vgl. S. 230).

2. Statische Deformitäten

Belastungsdruck des aufrechten Ganges
Skoliose (S. 102)
Coxa vara (S. 226)
Genu valgum:
Sitz der Verbiegung kann im Femur, in der Tibia oder in beiden liegen. Folge einer Rachitis, einer sonstigen osteomalazischen Erkrankung oder auf konstitutioneller Grundlage; als auslösendes Moment wirkt z. B. langes Stehen (Berufsschaden ,,Bäckerbein").

Untersuchung in Rückenlage: Kniescheiben genau nach vorne einstellen: a) Messung des Oberschenkel-Unterschenkel-Winkels (über 160° gilt als schwere Form!); b) Distanz der inneren Knöchel in Zentimetern gemessen.

Therapie:
1. Möglichst *kausal* (Rachitis, Trauma, Lähmungen), Einschränkung des Stehens! Notfalls Berufswechsel, Muskelübungen.
2. Schienenbehandlung, besonders nachts.
3. Redressement mit anschließendem Gipsverband.
4. Operativ: Suprakondyläre Osteotomie (MACEWEN) oder an der Tibia infrakondylär und Fibula (SCHEDE) sowie V-Osteotomie (RÖPKE), je nach dem Sitz der Verbiegung.

Genu recurvatum
Genu varum
Pes plano-valgus (S. 247)

3. Rachitische Deformitäten

Knochenweichheit
Coxa vara
Genu valgum
Genu varum usw.

4. Neurogene Deformitäten

HEINE-MEDIN (spinale Kinderlähmung) verursacht schlaffe Lähmung. LITTLEsche Krankheit (zerebrale Kinderlähmung) verursacht spastische Lähmung.

Nach Kinderlähmung am häufigsten: Klumpfuß und Hohlklauenfuß infolge poliomyelitischer Schädigung des M. triceps surae (siehe S. 247). Pes calcaneus, Pes equinus (siehe S. 246ff.).

Schrifttum

A. Neuere Lehrbücher der Speziellen Chirurgie

1. *Brunner, A., Henschen, C., H. Heusser* u. a.: Lehrbuch der Chirurgie I/II. Basel 1949/50
2. *Garre, C., Stich, R.* u. *K. H. Bauer:* Lehrbuch der Chirurgie. 16./17. Aufl. Berlin-Göttingen-Heidelberg 1958
3. *Grob, M.:* Lehrbuch der Kinderchirurgie. Stuttgart 1957
4. *Hellner, H., Nissen, R.* und *K. Voßschulte:* Lehrbuch der Chirurgie. 4. Aufl. Stuttgart 1964
5. *Rostock, P.:* Lehrbuch der speziellen Chirurgie. 3. neu bearbeit. Aufl. von *C. v. Bramann.* Berlin 1957
6. *Saegesser, M.:* Spezielle chirurgische Therapie. 7. Aufl. Bern-Stuttgart 1963
7. *Schönbauer, L.:* Lehrbuch der Chirurgie I/II. Wien 1950
8. *Wullstein, L.* und *M. Wilms:* Lehrbuch der Chirurgie I/II. Hrsg. v. *E. Gohrbandt* und *E. v. Redwitz.* 11. umgearb. Aufl. Stuttgart 1956

B. Chirurgische Diagnostik

1. *Bailey, H.:* Die chirurgische Krankenuntersuchung. 4. Auflage, übersetzt von *J. Kastert.* Leipzig und München 1965
2. *Demel, R.:* Diagnostik chirurg. Erkrankungen m. Einschluß der Differentialdiagnostik und Röntgendiagnostik. 8./9. Aufl. Wien 1946
3. *de Quervain, F.:* Spezielle chirurg. Diagnostik. 10. Aufl., neu bearbeitet v. *K. Lenggenhager.* Berlin-Göttingen-Heidelberg 1950

C. Ältere Lehrbücher der Chirurgie

1. *v. Eiselsberg, A.:* Lehrbuch der Chirurgie I/II. Gewidmet v. s. Schülern, bearbeitet v. *P. Clairmont, W. Denk, H. v. Haberer, E. Ranzi,* Wien 1930
2. *Hochenegg, J.* und *E. Payr:* Lehrbuch der speziellen Chirurgie. 2. Aufl. Wien 1927

D. Kurzlehrbücher

1. *Holle, F.:* Grundriß der gesamten Chirurgie, 7. neubearb. Aufl. Berlin 1960

Chirurgennamen, die bestimmte Symptome und Operationsmethoden bezeichnen

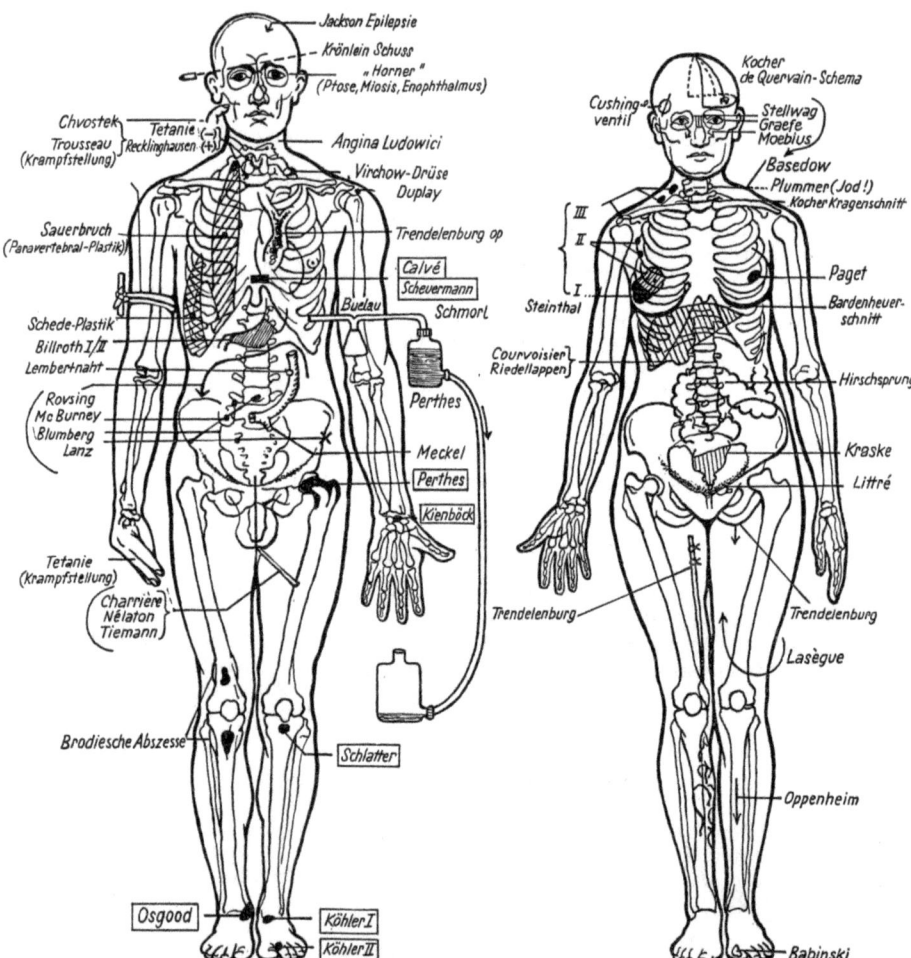

Abb. 70. Zusammengehörige Symptomgruppen sind durch Halbbogen zusammengefaßt. Alle aseptischen Knochennekrosen sind in rechteckige Kärtchen gesetzt. Der Übersichtlichkeit halber sind die Namen auf zwei Körperschemen verteilt. Die Schemen entstammen MERKELS Handbuch der topographischen Anatomie

Namenverzeichnis

(mit biographischen Angaben und Seitenhinweisen)

Babinski: 1857—1932, Neurologe, Paris. S. 9, 256
Bardenheuer: 1839—1913, Chirurg, Köln. S. 60, 64, 256
Basedow: 1799—1854, Arzt, Merseburg. S. 44, 47, 256
Bassini: 1847—1924, Chirurg, Padua. S. 119, 122
Billroth: 1829—1894, Chirurg, Wien. S. 130, 132, 256
Blumberg: geb. 1873, Chirurg, Berlin, S. 144, 256
Breitner: 1884—1956, Chirurg, Innsbruck. S. 47
Brodie: 1783—1862, Chirurg, London. S. 214, 232, 256
Bryant: 1828—1914, Chirurg, London. S. 223
Buelau: 1835—1900, Kinderarzt, Hamburg. S. 72, 74, 256 (vgl. Oper.-Lehre)
Calvé: geb. 1875, Kinderchirurg, Berck-sur-mer. S. 226, 256
Charrière: 1803—1876, Pariser Instrumentenmacher. S. 193, 256
Chvostek: 1835—1884, Internist, Wien. S. 46, 47, 54, 256
Courvoisier: 1843—1918, Chirurg, Genf. S. 141, 256
Cushing: 1869—1939, Neurochirurg, Philadelphia. S. 17, 22, 235, 256
Douglas: 1675—1742, Anatom, London. S. 142, 143, 145, 148, 166, 197
Duplay: 1836—1924, Chirurg (Periarthritis hum.-scap. 1872). Paris. S. 243,256
v. Eiselsberg: 1860—1939, Chirurg, Wien. S. 93, 132
Graefe: 1828—1870, Augenarzt, Berlin. S. 45, 256
v. Haberer: 1875—1958, Chirurg, Köln. S. 55, 130, 132, 156
v. Hacker: 1852—1936, Chirurg, Graz. S. 93, 132, 133
Haudek: 1880—1931, Röntgenologe, Wien. S. 126, 127, Rö.A. 14
Hirschsprung: 1830—1916, Arzt, Kopenhagen. S. 152, 166, 256
Holzknecht: 1872—1931, Röntgenologe, Wien. Rö. A. 14
Horner: 1831—1886, Augenarzt, Zürich. S. 54, 256
Jackson: 1834—1911, Neurologe, Augenarzt, London. S. 7, 19, 256
Kienböck: 1871—1951, Röntgenologe, Wien. S. 226, 256, Rö.A. 39—41
Kocher: 1841—1917, Chirurg, Bern. S. 16, 237, 256
Köhler: 1874—1947, Röntgenologe, Wiesbaden. S. 226, 256, Rö.A. 36—38
Kraske: 1851—1930, Chirurg, Freiburg/Br. S. 176, 256
Krönlein: 1847—1910, Chirurg, Zürich. S. 5, 256
v. Langenbeck: 1810—1887, Chirurg, Berlin. S. 29, 178
Lanz: 1865—1935, Chirurg, Amsterdam. S. 144, 256
Lasègue: 1816—1883, Neurologe, Paris. S. 256
Lembert: 1802—1851, Chirurg (Darm-Einstülpungsnaht 1826), Paris. S. 154, 256
Leriche: geb. 1879, Chirurg (Sympathektomie), Paris. S. 240
Littré: 1658—1726, Anatom, Paris. S. 109, 115, 256 (vgl. Oper.-Lehre)
Ludwig: 1790—1865, Chirurg (Angina Ludovici), Stuttgart. S. 56
MacBurney: 1845—1913, Chirurg, New York. S. 144
Meckel: 1724—1774, Anatom, Berlin. S. 129, 144, 152, 166, 256
Moebius: 1853—1907, Neurologe, Leipzig, S. 45, 256

Nélaton: 1807—1873, Urologe, Paris. S. 193, 223, 256
Nicoladoni: 1847—1902, Chirurg, Graz. S. 103
Oppenheim: 1858—1919, Neurologe, Berlin. S. 256
Osgood: geb. 1873, Chirurg, Boston. S. 226, 256
Paget: 1814—1899, Chirurg, London. S. 21, 62, 232, 256, Rö.A. 53
Perthes: 1869—1927, Chirurg, Tübingen. S. 72, 224, 225, 226, 256, Rö.A. 34
Plummer: 1874—1937, Internist, Minnesota. S. 50, 51, 256
Quervain de: 1868—1940, Chirurg, Bern. S. 16, 256
Raynaud: 1834—1881, Neurologe. Paris. S. 241
v. Recklinghausen: 1833—1910, Pathologe, Straßburg. S. 232, 233, 235, 256
Riedel: 1846—1916, Chirurg, Jena. S. 45, 256
Rovsing: 1862—1927, Chirurg, Kopenhagen. S. 143, 144
Sauerbruch: 1875—1951, Chirurg, Berlin. S. 47, 68, 75, 81, 224, 256
Schede: 1844—1902, Chirurg, Bonn. S. 75, 256
Scheuermann: geb. 1877, Orthopäde, Kopenhagen. S. 97, 226, 256
Schlatter: 1864—1934, Chirurg (Schlattersche Krankheit), Zürich. S. 226, 256, Rö.A. 42
Schmorl: 1861—1932, Pathologe, Dresden. S. 256
Shoemaker: 1871—1940, Chirurg, Haag. S. 130, 133, 223
Steinthal: 1859—1920, Chirurg, Heidelberg. S. 63, 256
Stellwag: 1823—1904, Augenarzt, Wien. S. 44, 256
Tiemann: Instrumentenmacher, New York. S. 193, 256
Trendelenburg: 1844—1924, Chirurg, Berlin. S. 83, 224, 236, 256
Trousseau: 1801—1867, Internist, Paris. S. 54, 256
Virchow: 1821—1902, Pathologe, Berlin. S. 31, 135
Wilms: 1867—1918, Chirurg, Heidelberg, S. 191
Wölfler: 1850—1917, Chirurg, Prag. S. 51, 132, 133

Sachverzeichnis

Abszeß 147 ff.
Abszeß, BRODIEscher 214
Abszeß, paranephritischer 185
Abszeß, periproktitischer 179
Abszeß, subphrenischer 148
Adamantinome 38
Adenom, toxisches 47
Adoleszentenkropf 46
Adoleszentenkyphose (SCHEUERMANN) 97, 226
Aktinomykose 30, 57
Altersbrand 239
Analfistel 180
Angiokardiopathien 83
Aorta 85
Apfelsinenhaut 62
Apikolysenplastik 81
Appendicite neurogène 146
Appendizitis 142 ff.
Appendizitis, lymphatische Form 145
Arteriogramm 16
Arthritis sicca 215, 216
Arthrosis deformans 242
Aseptische Knochennekrosen 226
Asphyxie, traumatische 70
Atherom 25, 26
Atresien 176
Autointoxikation, chemische 172

Bandscheibenprolaps 105
BARDENHEUERscher Bogenschnitt 61
BASEDOW 47
BASEDOW-Krise, postoperative 55
Bauchnarbenbrüche 123
Bauchtraumen 153
Bauchtumor 151
BECHTEREW 97
Beinbelastungsstörungen 234 ff.
Beingangrän 239 ff.
Berstungsfissuren 4

Blase 192
Blasendivertikel 200
Blasenruptur 153
Blasenspiegelung 183, 194
Blasenstein 195
Blasentumor 197
BLUMBERG 144
Bougierung 93
Brillenhämatom 4
Bronchiektasen 76
Bronchographie 77, 79
Bronchus-Tumoren 77
Bruchentzündung 112
Bruchinhalt 109
Bruchpforte 107
Bruchpfortenschema 119
Bruchsack 108
Bruchzufälle 111, 117
Brüche, erworbene 109
Brüche, kongenitale 109
Brustkorb 60
Brustkorbquetschung 70
BRYANTsches Dreieck 223
BUELAU-Dränage 74

CALVÉ 226
Caput obstipum 58
Cheilo-gnatho-palato-schisis 28
Choledochotomie 140
Cholelithiasis 136
Cholezystektomie 140
Chondrome 230 f.
Coarctation 86
Colitis ulcerosa 156
Commotio 8
Compressio cerebri 9
Contusio cerebri 9
Coxa vara 226

Darmkrebs 155
Darmruptur 153

Sachverzeichnis

Darmruptur bei Hernienträgern 153
Darmtuberkulose 166
Darmunwegsamkeit 157
Darmwandbruch (LITTRÉsche Hernie) 115
Deformitäten, neurogene 254
Deformitäten, rachitische 253
Deformitäten, statische 253
Dekortikation 75, 83
Dermoid 25, 26
Dermoid-Kreuzbeinfistel 181
Dickdarmkarzinom 155, 166
Divertikulitis 156
Douglasabszeß 148
Druckdifferenzverfahren SAUERBRUCHS 68
Ductus Botalli 84
DUPLAY 243
DUPUYTRENsche Kontraktur 207
Dysplasia coxae luxans 251
Dysurie 193

Ectopia vesicae 192
Einklemmung 113
Eiserne Lunge 68
Elephantiasis 239
Empyem 70
Empyem, interlobäres 71
Enchondrome 230, 232
Endangiitis obliterans 241
Endotracheale Narkose 68
Enzephalitis 13
Enzephalographie 16
Enzephalozelen 23
Epikondylitis 214
Epilepsie, traumatische 7
Epispadie 201
Epulis 39
Erysipel 29
Exostosen 230
Exostosenkrankheit 230
Extremitäten 204 ff.
Extremitätenlänge, reelle 224

FALLOTsche Tetralogie 86
Fazialislähmung 40
Follikularzysten 38
Fungus 215, 216
Fungus genus 218
Funktionelle Stellungsanomalien 220
Fußdeformitäten 245

Gallensteinleiden 136
Ganglionektomie 59
Ganglion stellatum 59
Ganglion stellatum, Blockade des 59
Gangrän, diabetische 241
Gangrän, embolische 241
Gangrän, Endangiitis 241
Gastritis 134
Gastroenterostomie 132
Gastroptose 134
Gehirndruck 9
Gehirnerschütterung 8
Gehirnquetschung 9
Gelenkerkrankungen, Übersicht 245
Gelenkmaus 244
Gelenkchondromatose 245
Gelenktuberkulose 215
Geschwürkomplikationen 125
Gesichtsfurunkel 30
Gesichtskarzinom 31
Gibbus 96
Gipsbett (LORENZ) 101
Gleitbruch 108
Gonorrhoischer Erguß 217
Grippeempyem 70

Hackenfuß 250
Hämangiome 27
Hämaturie 190
Hämorrhoiden 177
Hallux valgus 249
Hals-Grenzstrang 59
Halslymphome 56
Halsrippe 43
Hammerzehe 249
Handeiterungen 204
Handphlegmonen 208
Harnröhrenstriktur 195
Harnsperre, totale 196 ff.
Hasenscharte 28
Hautläppchen 32 ff.
Heberdränage 74
Hernia epigastrica 123
Hernien, irreponible 110
Hernien, LITTRÉsche 109, 115
Hernien, properitoneale 116
Hernienlehre 107
Herniotomie 118
Herz 82 ff.
Herz, künstliches 84
HIPPOKRATES 181

Sachverzeichnis

Hirnabszeß 13
Hirndruck 9
Hirndruck, chronischer 14
Hirndruckchirurgie 22
Hirnfolgen, traumatische 7
Hirnhautentzündung 12
Hirnprolaps 7
Hirnschädigung, Spätfolgen der traumatischen 11
Hirntumor 17
HIRSCHSPRUNG 152
Hochdruck 106
Hormoneinfluß 60
Hydronephrose 186
Hydrops 215
Hydrops genus 217
Hydrozele 202
Hydrozephalus 20
Hypernephrom 190
Hypertension 106
Hyperthyreosen 44
Hypochlorämie 173
Hypophysentumor 20
Hypospadie 201

Ikterus 141
Ileitis, regionale 144
Ileozökal-Tbc. 154
Ileus 157 ff.
Ileus, dynamischer 164
Ileus, gemischter 168
Ileus, kombinierter 116
Ileus, spastischer 165
Inkarzeration 113 ff., 163
Inkarzeration, retrograde 115
Insufflationsnarkose 68
Intervall 151
Intrakranielle Blutungen 9, 10
Invagination 163

Jejunostomie 132
Jodbasedow 47, 51
Jodipinstop 104
Jodmangel 49
Jodprophylaxe 50

Kardiakarzinom 135
Kardiospasmus 95
Kardiolyse (BRAUER) 83
Karzinom, Mamma 61
Karzinom, branchiogenes 58

Karzinom der Gallenwege 141
Katheterismus 193
Kiefer 36
Kiefergeschwülste 39
Kieferspalte 28
Kieferzysten 38
KIENBÖCK 226
Klumpfuß 249
Kniegelenkserguß 217
Knochensystem-Erkrankungen 235
Knochentumoren 228 ff.
Knochentumoren, metastatische 233
Knochenzysten 231
Knotenkropf 46
Kochsalzverarmung 173
KÖHLER I 226
KÖHLER II 226
Kongenitale Hüftgelenksluxation 251
Kontrakturstellung 221
Koronarerkrankung, Behandlung 88
Koteinklemmung 113
Kotstauung 111
Koxitis 220 ff.
Kretinkropf 47
Kropf 43
Kropf, maligner 45, 52
Kropfursachen 48
Kryptorchismus 200
Kyphoskoliose 102

Lappenplastik 31
Leberschädigung 138
Leibschaden 107
Lippenplastik 33
Liquorfistel 5
Lobektomie 76, 79, 81
LORENZsches Gipsbett 101
Lumbalabszeß 148
Lumbaler Grenzstrang 105
Lumbalpunktion 22
Lunge 65 ff.
Lungenabszeß 76
Lungenfunktionsprüfung 79
Lungentuberkulose 80
Lungenzysten 79
Lymphadenitis 41
Lymphadenose 57
Lymphogranuloma 181
Lymphogranulomatose 57
Lymphome, maligne 57

Sachverzeichnis

Lymphome, tuberkulöse 56
Lymphosarkomatose 57

MacBurney 144
Magen-Duodenalulkus 125
Magenkarzinom 134
Malum coxae senile 242
Mamma 60
Mamma, blutende 64
Mastitis 60
Mastitis fibrosa 64
Mastopathia cystica chronica 64
Meckel 152
Mediastinalflattern 66
Mediastinitis 89
Megakolon 152
Meningitis 12
Meningozelen 23
Mesenterialgefäßstörungen 164
Miktionsbeschwerden 193
Milzbrand 30
Milzruptur 153
Milzruptur, zweizeitige 153
Mißbildungen, angeborene 251
Mitralstenose 87
Morbus Basedow 44, 47
Mundhöhle 33
Myxödem 45, 47
Myxödem, postoperatives 54

Nabelbruch 122
Nasenplastik 32
Nephroptose 186
Netzbruch 109
Netzeinklemmung 115
Niere 182 ff.
Nieren„leit"symptome 191
Nierenstein 188
Nierentrauma 184
Nierentuberkulose 189

Oberkieferkarzinom 39
Ösophagoskopie 90
Ösophagus 90
Ösophagusatresie 90
Ösophaguskarzinom 93
Ösophagusstriktur 93
Ösophagusvarizen 91
Okklusionsileus 162
Omarthrosis deformans 243
Osgood 226

Osmotherapie 7, 23
Osteogenes Sarkom 228 ff.
Osteochondrome 230
Osteome 230
Osteomyelitis 209
Osteodystrophia fibr. gen. 232
Osteopathia deformans 232
Ostitis fibr. loc. (jetzt solitäre Knochenzysten) 231
Oxyuren-Appendikopathie 144

Paget-Karzinom 62
Pagetsche Krankheit 21, 232
Panaritium 204
Paraffinplombe 81
Paraphimose 201
Parotistumoren 41
Parotitis 41
Parulis 37
Peniskarzinom 203
Perforation 127
Perforationsperitonitis, akute 167
Periarthritis humero-scapularis 243
Perikarditis 83
Peritonismen 163
Peritonitis 164, 166 ff.
Peritonitisschmerz 158
Perityphlitis 146
Perthes 225
Pfählungsverletzungen 177
Phimose 201
Phlegmasia alba dolens 238
Plastische Operationen 31
Plattfuß 247
Pleura 65 ff.
Pleuraschock 67
Plummer-Vorbehandlung 50
Pneumonektomie 79, 82
Pneumolyse, extrapleurale 80
Pneumoperitonitis, akute 167
Pneumothorax 66, 80
Postikuslähmung 53
Priapismus 203
Prolapsus ani 178
Prostata 192
Prostataabszeß 197
Prostatahypertrophie 196
Psoasabszeß 98
Psychochirurgie 25
Pulmonalstenose 86
Pulsionsdivertikel 94

Sachverzeichnis

Pustula maligna 30
Pyelitis 187
Pylorospasmus 124
Pylorusstenose, kongenitale 124

QUECKENSTEDT 104
Querschnittläsion 99

RAYNAUD 241
Reizpsoas 225
Reklination 100
Rektalprolaps 178
Rektumkarzinom 174
Rekurrensparese 53
Resektion zur Ausschaltung 131
Resektionstherapie, Lungentuberkulose 81
Restempyem 75
REVERDIN-Läppchen 32
Rezidivprophylaxe, Struma 52
Riesenzelltumor 232
Rippenfelleiterung 70
Rippenfraktur 68
Röntgeneigentümlichkeiten (Knochen) 234
ROSER-NÉLATONsche Linie 223
Rotlauf 29
ROTTER 63
Rückenmarkstumor 20, 104

Schädel, raumbeengender Prozeß 14
Schädel-Hirntrauma 3
Schädelhirnverletzte, Therapie 10
Schädelbasisbrüche 4
Schädelbrüche 4
Schädelschuß 5
Schädeltumoren 25
Scheineinklemmung 116
Scheinreduktion 116
SCHEUERMANN 97, 226
Schiefhals 58
SCHLATTERsche Krankheit 226
Schornsteinfegerkrebs 202
Schultergelenk 216
Schulterschmerz 154
Schweißdrüsenabszeß 61
Seminom 201
Sexualhormone 63, 64
SHOEMAKERsche Linie 223
Sinusthrombose 14

Skrotaltumoren 201
Solitäre Knochenzysten 231
Speicheldrüsen 40
Speicheldrüsenschwellung 40
Speichelsteine 40
Speiseröhre 90
Speiseröhrendivertikel 94
Speiseröhrenfremdkörper 92
Speiseröhrenkrebs 93
Sphinkterligatur, mehrzeitige 181
Sphinktersklerose 200
Spitzfuß 250
Spondylarthrosis ankylopoetica 97
Spondylitis 95
Spondylarthrosis 243
Spondylarthrosis deformans 97
Stammhirnkompression 8
Stauungsgallenblase 141
STEINTHAL 63
Strangileus 166
Strangulationsileus 162
Strangurie 193
Struma 43
Strumitis 45
Stufen der klinischen Untersuchung 1
Subokzipitalpunktion 22
Subpektoralphlegmone 61
Subunguale Exostose 249
Sympathektomie 240
Sympathikusläsion 54
Symptome 1
Syndrome 1

Tabische Arthropathie 244
Taxis 117
Tetanie, postoperative 54
Tetralogie (FALLOT) 86
THIERSCH-Lappen 32
Thorakoplastik 75, 81
Thorakotomie 74
Thrombose 237
Tracheomalazie 52
TRENDELENBURGsches Saphena-Zeichen 236
Trepanation 22
Trigeminusneuralgie 24
Tumoren der Knochen 228ff.

Überdruckverfahren 68
Ulcus cruris 239

Ulcus pepticum jejuni 131, 132
Ulkuskarzinom 129
Umbilikalhernie 122
Unguis incarnatus 249
Unterdruckverfahren (SAUERBRUCH) 68
Untersuchungsmethoden 2
Ureter 186
Ursachenreihe 1

Vagotomie 131
Varikozele 202
Varizen 234
Ventilpneumothorax 67
Ventrikelpunktion 22

Ventrikulographie 16
Volvulus 163

WILMS-Tumor 191
Wirbelfraktur 101
Wirbelsäule 95
Wirbelsäulenverkrümmung 102
Wurmfortsatzentzündung 142
Wurzelgranulom 37

Zahnfisteln 38
Zökalblähung 152
Zunge 33
Zwerchfellbruch 123
Zystenmamma 63

Röntgenanhang

Im Textteil wird mit Rö.A. auf die Abbildungen im Röntgenanhang verwiesen.
Die Erläuterungen bringen jeweils die ausführliche Diagnose sowie *(kursiv)* eine kurze Bildbeschreibung, die in das „Lesen" von Röntgenbildern einführen soll.

Wichtige Literatur:

GRASEY, R. und BIRKNER, R.: Röntgentafeln des Skeletts. 4. Aufl. München-Berlin 1954

HAENISCH, G. F. und HOLTUSEN, H.: Einführung in die Röntgenologie. 5. Aufl. Stuttgart 1951

JANKER, R.: Röntgen-Aufnahmetechnik.
  Teil I Einstellungen. 4. Aufl. München 1958
  Teil II Röntgenbilder. 4. Aufl. Leipzig 1958

KINGREEN, O.: Röntgendiagnostik des Chirurgen. 4. Aufl. Leipzig 1958

KÖHLER, A.: Grenzen des Normalen und Anfänge des Pathologischen im Röntgenbild. 10. Aufl. Stuttgart 1956

LANGENBACH, H. J.: Röntgeneinstelltechnik. 3. Aufl. Leipzig 1957

SCHINZ, H. R., BAENSCH, W. E., FRIEDL, E. und UEHLINGER, E.: Lehrbuch der Röntgendiagnostik. Stuttgart 1952

Erläuterungen zu Tafel I

Abb. 1: **Hirnkompression durch Subduralhämaton links.**
Angiogramm der li. A. carotis interna (←), a.p.-Strahlengang, arterielle Phase. Ausgeführt mit 10 ccm 45% Urografin. Die sonst median verlaufende vordere Hirnarterie ist nach rechts verdrängt (→), die den parietalen Cortex versorgenden Ausläufer der mittleren Hirnarterie („Sylviische Gefäßgruppe") sind von der Tabula interna bis zu 3 cm abgedrängt (↙).

Abb. 2: **Raumfordernder Prozeß in den zentralen Partien des linken Temporallappens.**
Ventrikulogramm, aufgenommen in Hinterhauptslage bei a.p.-Strahlengang, Bohrlöcher im Scheitelbein re. und li. (↓), Luft in den vorderen Abschnitten des Hirnkammersystems, gefüllt mit 40 ccm Luft durch die CUSHING-*Nadel. Das re. Vorderhorn ist erweitert, das li. Vorderhorn von lateral unten her verschoben (↖). Das Septum pellucidum ist um 1 cm nach re. verdrängt (↘) und nach li. gekippt. Es bildet mit dem 3. Ventrikel einen nach li. offenen Winkel.*

Abb. 3: Durch linksseitigen Kropfknoten nach rechts verdrängte **Trachea** (mit Pfeilen bezeichnet); keine nennenswerte Trachealeinengung.
p.—a.-Aufnahme [posterior-anterior] der Halswirbelsäule; vom Kinn bis Brustbeinkörper reichend. Man erkennt die Reihe der Halswirbel, die obersten Rippen, den Brustbeingriff und die Schlüsselbeine. Die Luftsäule der Trachea hebt sich als Aufhellungsband gegenüber dem Weichteil- und Knochenschatten deutlich ab. Man sieht die seitliche Verlagerung der nicht verengten Luftröhre. Man beachte die Schräglage — nach vorn abfallend — der oberen Brustapertur.

Abb. 4: **Ausgedehnte sackförmige Bronchiektasen im re. Mittel- und Unterlappen.**
*Bronchographie in Pentothal-Lysthenon-Narkose, Verwendung von 25 ccm Joduron B, das Kontrastmittel wird sofort wieder abgesaugt, Aufnahme im Atemstillstand (*LEB-HOLZER*). 1 Tubus mit Katheter in der Trachea, 2 multiple, sackförmige mandel- bis taubeneigroße Bronchiektasen an sämtlichen Segmentbronchien des re. Mittel- und Unterlappens. 3 Geringe Verplumpung der Verzweigungen des re. Oberlappens (Bronchitis deformans), durch Schrumpfungsvorgänge im re. Mittel- und Unterlappen ist das vordere Oberlappensegment nach abwärts und medialwärts verzogen (a).*

TAFEL I

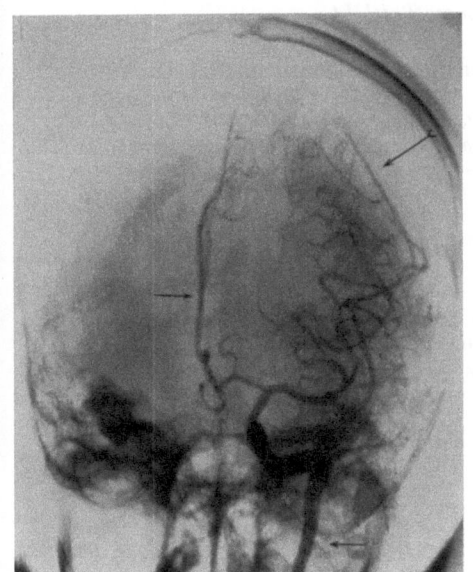

Abb. 1

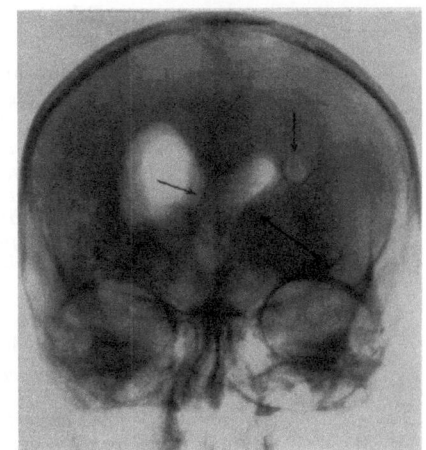

Abb. 2

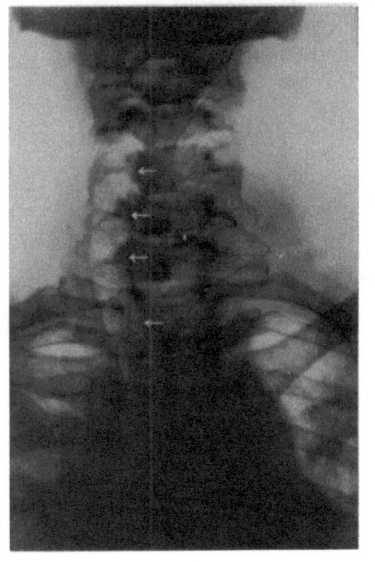

Abb. 3

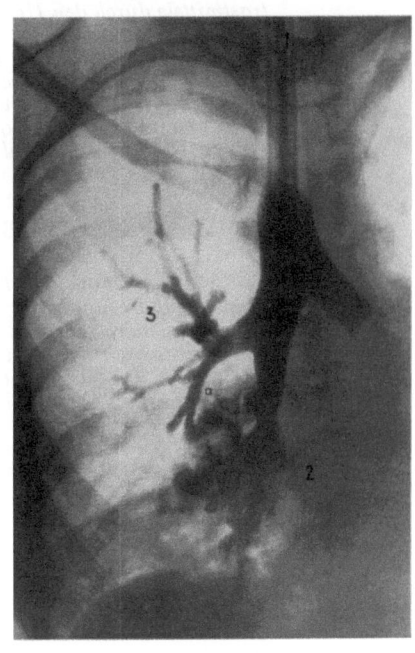

Abb. 4

Erläuterungen zu Tafel II

Abb. 5: **Stenosierendes Bronchuskarzinom des li. Lungenunterlappens.**
Bronchographie wie bei Abb. 4. Tubus in der Trachea (→), Carina (↑), hochgradige Stenose des li. Unterlappenbronchus, die bereits an seinem Abgang vom li. Stammbronchus beginnt, Einengung bis auf Strohhalmdicke (↗↗↗). Distalwärts, also prästenotisch, bis über mandelgroße bronchiektatische Ausweitungen der Segmentbronchien des li. Lungenunterlappens (↠). Der Oberlappen zeigt noch keinen pathologischen Befund (↙), die Verzweigungen hier ganz zart. Der Stammbronchus selbst ist noch glatt konturiert.

Abb. 6: **Kongenitale Zystenlunge im Bereiche des li. Lungenmittel- und Unterfeldes sowie im medialen Anteil des re. Unterfeldes.**
Tomogramm in einer Schichttiefe von 5 cm vom Rücken her. 1 Trachea, 2 re. Hauptbronchus, 3 li. Hauptbronchns, 4 zahlreiche Zysten im li. Lungenmittel- und -unterfeld („Wabenlunge"), 5 einige Zysten im medio-basalen Segment des re. Unterlappens.

Abb. 7: Fallotsche **Tetralogie.**
*Angiokardiographie mit 20 ccm 70% Dijodon. Injektion des Kontrastmittels durch den Herzkatheter (H) über die V. cubitalis re. in den Beginn der V. cava sup.
Rechter Vorhof (1) und V. cava sup. intensiv kontrastgefüllt. Trikuspidalklappe geschlossen und re. Ventrikel in Kontraktion (2). Reitende Aorta über Septumdefekt, Aorta vom re. Ventrikel aus schon kontrastgefüllt (3). Ausflußbahn des re. Ventrikels (4) und Pulmonalklappe (5). A. pulmonalis sehr gering mit Konstrastmittel gefüllt (Pulmonalisstenose).*

Abb. 8: **Typisches Pulsionsdivertikel** der Speiseröhre. Darstellung von der Seite.
Seitliche Aufnahme der Halswirbelsäule. Die Reihe der Halswirbelkörper und Dornfortsätze; spondylotische Knochenbildungen. Vor den letzten Halswirbelkörpern liegt ein eigroßes, rundliches Kontrastdepot von Bariumbrei; die Kontur z.T. wellig begrenzt wie bei peristaltischer Bewegung. Reste des Kontrastbreies in der erweiterten Speiseröhre und im Epipharynx hängengeblieben.

TAFEL II

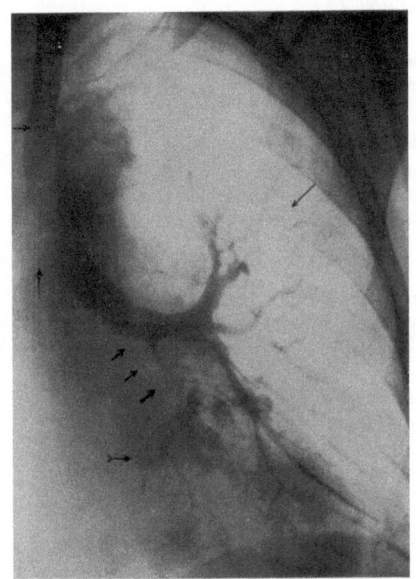

Abb. 5

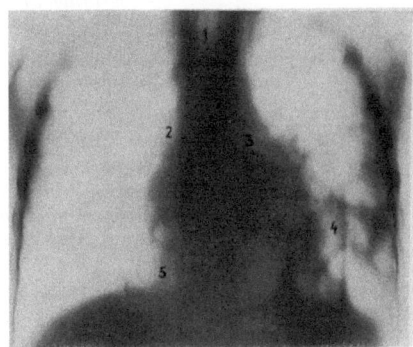

Abb. 6

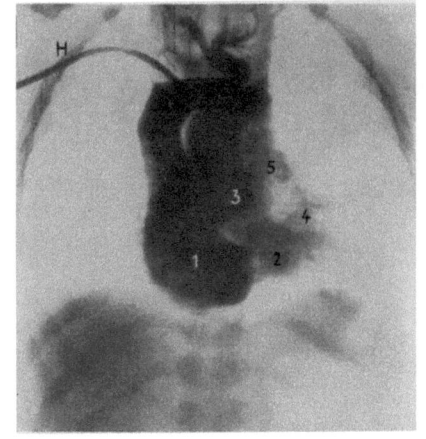

Abb. 7

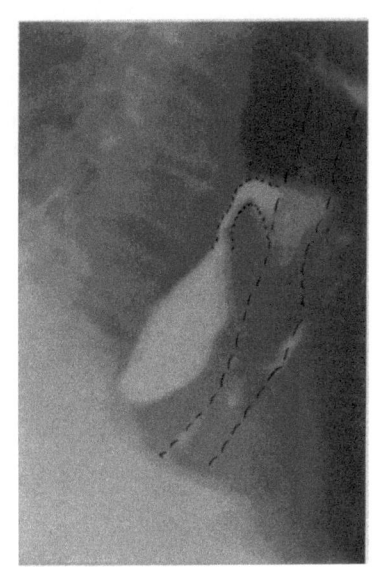

Abb. 8

Erläuterungen zu Tafel III

Abb. 9: Kontrastdarstellung eines **Ösophaguskarzinoms**. Deutliche Aussparung des Füllungsbildes zwischen den Pfeilen.

Abb. 10: Kontrastdarstellung eines **Kardiospasmus**.
Bis Armdicke hochgradig ausgeweitete Speiseröhre, welche sich im Bereich der Kardia (↓) konisch verengt. Die Passage an der Kardia zeitweise für 1 bis 2 mm durchgängig. Die Einengung glatt begrenzt, kein Verdacht auf Malignität.

Abb. 11: **Spondylitis** des 11. Brustwirbels mit Keilwirbelbildung (←) und Zerstörung der darunter gelegenen Zwischenwirbelbandscheibe. Der kalkarme Keilwirbel sitzt dem 12. Wirbel auf. Achsenknickung der Wirbelsäule = Gibbus.
Seitliche Aufnahme der Brustwirbelsäule von D5 bis LII, die Brustwirbelkörper nur bis D9 erkennbar, die höheren durch den Lungenluftgehalt verwischt. Die viereckig begrenzten Wirbelkörper, besonders der pathologisch veränderte Keilwirbel D11, die Gelenk- und Dornfortsätze, die regelmäßigen Aussparungen der strahlendurchlässigen Bandscheiben — dabei wieder der Verlust der durch die Spondylitis zerstörten Bandscheibe zwischen D11 und D12 —, endlich die schräggestellten unteren Rippen sind deutlich erkennbar. Etwa in der Höhe des Pfeiles grenzt der Zwerchfellschatten das helle Lungenfeld vom Weichteilschatten des Bauches ab.

Abb. 12: Bei der Aufnahme der unteren Brustwirbelsäule erkennt man — dem Zwerchfellschatten aufsitzend — den spindeligen Schatten eines **prävertebralen Abszesses** (mit Pfeilen bezeichnet: → ← z. T. durch den Herzschatten gedeckt).
a.—p.-Aufnahme der unteren Brustwirbelsäule. Die Reihe der Wirbelkörper durch den überlagerten Herzschatten und den prävertebralen Abszeß etwas flau. Zwerchfellschatten trennt helles Lungenfeld, das von den unteren Rippen überquert wird, vom Weichteilschatten des Bauches.

TAFEL III

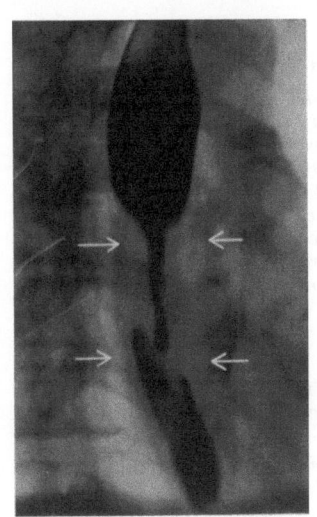

Abb. 9

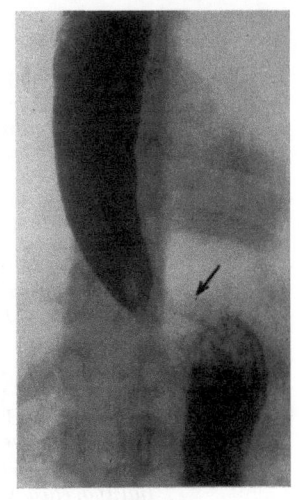

Abb. 10

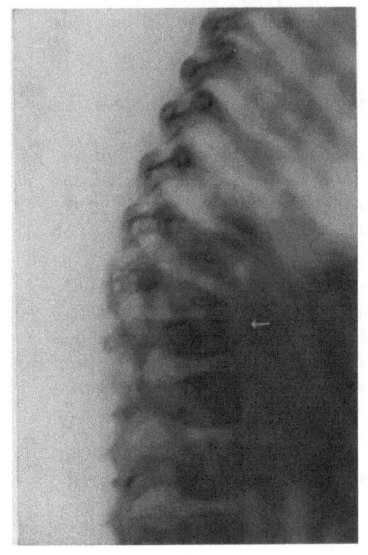

Abb. 11

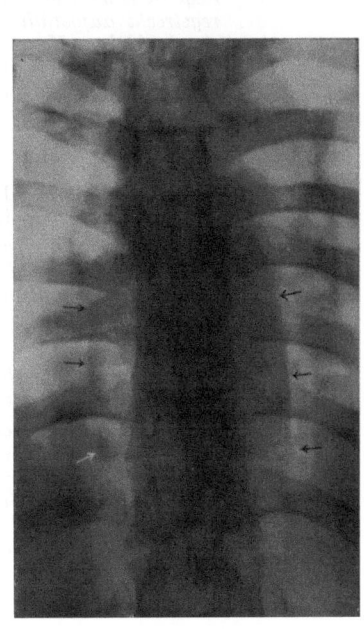

Abb. 12

Erläuterungen zu Tafel IV

Abb. 13: **Bandscheibenprolaps bei L 4/5 und L 5/S 1.**
Lumbale Myelographie mit 10 ccm Abrodil in Lumbalanästhesie, Schrägaufnahme li. Bandscheibenprolaps bei L 4/5 (↖) und L 5/S 1 ↖).
Zwischenwirbelraum bei L 5/S 1 hochgradig verschmälert und regionäre deformierende Spondylarthrose, die Verdrängung und Kompression der Nervenwurzel kleiner als bei L 4/5, dort Zwischenwirbelraum nur angedeutet enger. Die bandförmigen Aufhellungen entsprechen den Nervenwurzeln (Grad der Bandscheibenverschmälerung geht nicht konform mit Größe des Prolaps! Zwischenwirbelraum kann bei Prolaps normal breit sein! Auch bei großer Verschmälerung der Bandscheibe kein Prolaps!).

Abb. 14: **Ulkusmagen.** ← Ulkusnische der kleinen Kurvatur, oberhalb des Angulus; ↓ Ulkus am schmetterlingsförmig verzerrten Bulbus duodeni; ⇉ Hyperperistaltik an der großen Kurvatur des Magens infolge relativer Pylorusstenose.
Kontrastdarstellung eines Ulkusmagens im Stehen; Bariumbreifüllung, etwa ¾ Liter; Pars pylorica und Magenkörper leicht atonisch kontrastgefüllt; darüber mehrfingerbreit eine Sekretschicht: Hypersekretion, überdacht von der Luftblase des Magenfundus. Der Pylorus liegt in Höhe von L III; der Bulbus duodeni (HOLZKNECHT) nicht regelrecht aufgefüllt, ungleichmäßig, schmetterlingsförmig verzogen. An der kleinen Kurvatur oberhalb des Magenangulus deutliche Ulkusnische (HAUDEK); präpylorisch an der großen Kurvatur peristaltische Wellen sichtbar. Der untere Magenpol reicht unter die Darmbeinkammhöhe herab; leichte Ptose. Unter ihm gefüllte Dünndarmschlingen.

Abb. 15: **Karzinommagen.** ⇋ Deutlicher Füllungsdefekt (Aussparung) an der großen Kurvatur-Seite des Magens.
Kontrastdarstellung eines Karzinommagens. Gute tonische Füllung des Magens ohne Sekretschicht und undeutliche Fundusluftblase. Zähnelung der großen Kurvatur und grobes Faltenrelief des Magenkörpers: chronische Gastritis. Füllungsdefekt.

Abb. 16: Leeraufnahme der **Gallenblase.** Blase und Blasenhals von kalkhaltigen Tetraedersteinen erfüllt; → drei Steine im D. choledochus.
Leeraufnahme der Gallenblasengegend. Gute Darstellung der rechten Hälfte der Lendenwirbelsäule: deutlich die Reihe der Wirbelkörper, Bandscheibenaussparungen, Dornfortsätze und die Quer- und Gelenkfortsätze mit den sagittal gestellten Gelenken; schräg abfallend die 12. und 11. Rippe. Auf die 12. Rippe projiziert sich der Haufen der Gallenblasensteine und Zystikussteine. Die Choledochussteine liegen neben L II und L III. Luftfüllung im Dickdarm läßt die Haustrenzeichnung erkennen.

TAFEL IV

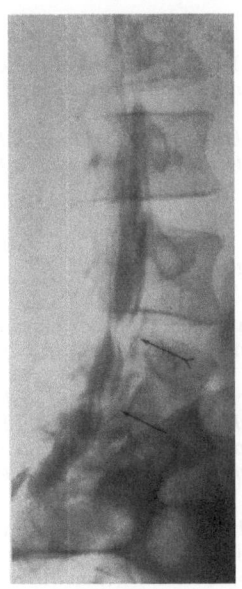

Abb. 13

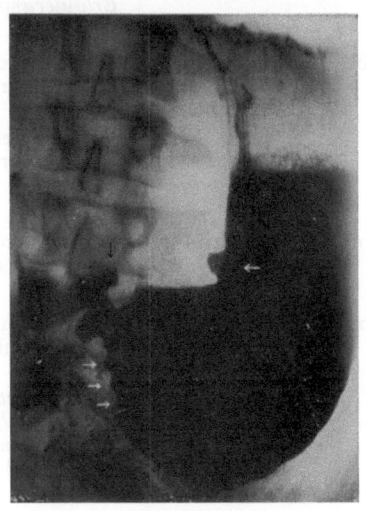

Abb. 14

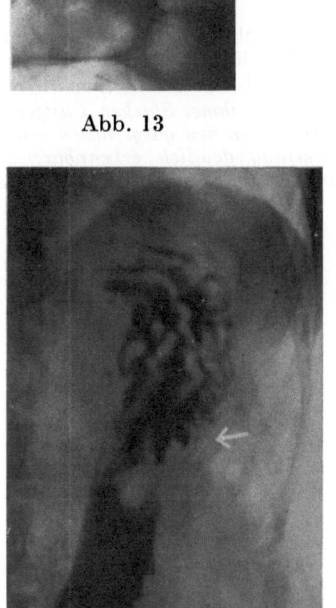

Abb. 15

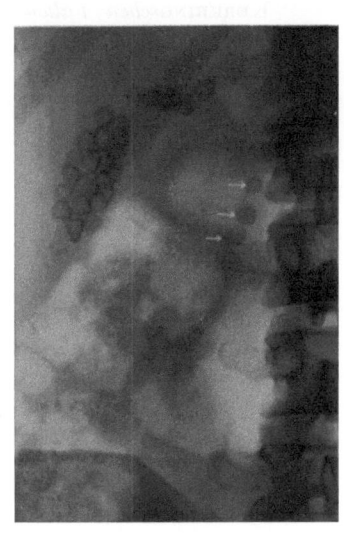

Abb. 16

Erläuterungen zu Tafel V

Abb. 17: **Cholezystographie.** Durch di- (Jodobil) oder trijodierte (Bilijodon peroral, Biligrafin forte intravenös) Kontrastmittel dargestellte Gallenblase.

Unterhalb der 12. Rippe neben den erkennbaren Querfortsätzen L II und L III ein birnförmiger Kontrastschatten. Keine störende Luftfüllung des Dickdarms.

Abb. 18: **Dickdarmkrebs.** Röntgenkontrasteinlauf. Durch Pfeile die Aussparung des Karzinoms gekennzeichnet (gezielte Aufnahme).

Abb. 19: Flüssigkeitsspiegel in erweiterten Dünndarmschlingen bei akutem mechanischem Darmverschluß: **Ileus.** Aufnahme in aufrechter Körperstellung.

p.—a.-Aufnahme des Mittelbauches im Stehen. Die Reihe der Lendenwirbelkörper erkennbar. Leeraufnahme ohne Kontrast. In stark erweiterten Darmschlingen — Dünndarm, weil keine Haustrierung! — Flüssigkeitsspiegel mit überdachender Luftblase erkennbar.

Abb. 20: Dünndarmschlingen bei **Peritonitis.** Gebläht, deutliche KERKRINGsche Falten, vermehrter Gas- und Flüssigkeitsgehalt, keine Spiegelbildung. Aufnahme in aufrechter Körperstellung.

Ausschnitt aus einer Bauchübersichtsaufnahme. Starker Luftgehalt läßt die Lendenwirbel schlecht erkennen. An den gasgefüllten erweiterten Darmschlingen eine Querstreifung deutlich erkennbar: die KERKRINGschen Falten [Jejunumschlingen]. Keine Flüssigkeitsspiegel erkennbar.

TAFEL V

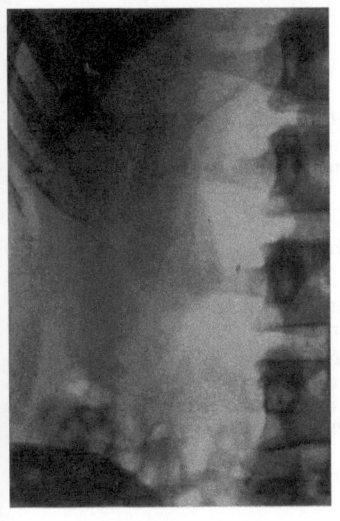

Abb. 17

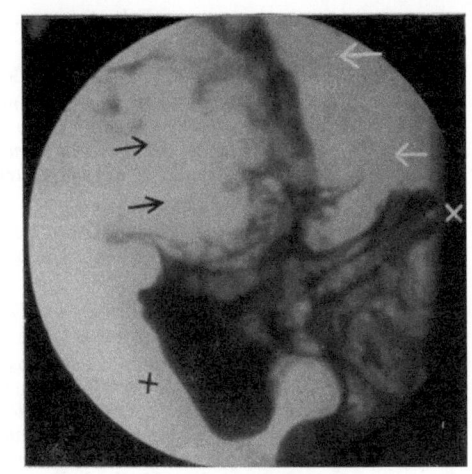

Abb. 18

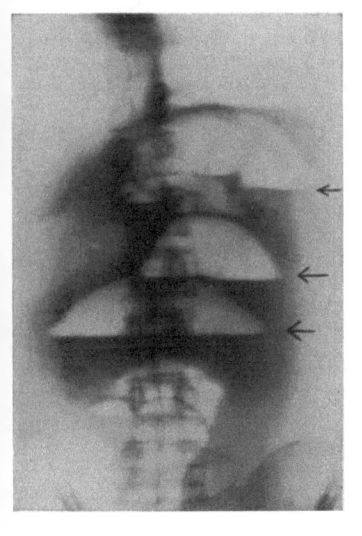

Abb. 19

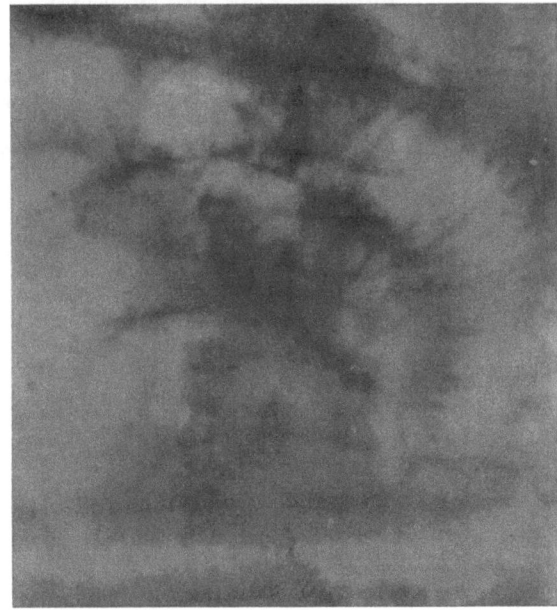

Abb. 20

Erläuterungen zu Tafel VI

Abb. 21: **Nierenbeckenausgußstein links.**
a.—p.-Aufnahme der Nierengegend. I. v.-Pyelogramm: Fehlende Ausscheidungsfunktion links mit Darstellung eines großen, zackig begrenzten Nierenbeckenausgußsteines, normale Ausscheidungsfunktion rechts bei normal konfiguriertem Nierenhohlraumsystem.

Abb. 22: Retrogrades **Pyelogramm**. Rechts regelrechte Füllung eines normalgroßen Nierenbeckens. Links Hydronephrose.

Abb. 23: **Blasenkontrastfüllung.** → ← Großes Blasendivertikel, der TIEMANN-Katheter liegt in der seitlich verdrängten Blase.
p.—a.—Aufnahme der Blasengegend. Symphyse mit Sitz- und Schambein und rechtes Hüftgelenk erkennbar. Ein Katheter liegt in der nach links verdrängten Blase. Durch eine deutliche zirkuläre Einschnürung abgesetzt liegt ihr nach rechts zu ein zweifaustgroßer rundlicher, glatt begrenzter Kontrastschatten auf. Der Blasenkontrastschatten schneidet oberhalb des oberen Symphysenrandes ab.

Abb. 24: **Panaritium osseum** mit zentralem Sequester (→ ←) im Mittelglied; Gelenksdestruktion mit Subluxation wegen **Panar. articulare** im Mittelgelenk (Arthritis purulenta).
a.—p.-Aufnahme eines Fingers. Der Spalt des Endgelenkes erscheint aufgehoben. Die Strukturzeichnung des Mittelgliedes verwischt, unregelmäßig; in seiner Mitte ein schmetterlingförmiger kompakter Knochenschatten (zentraler Sequester), das Mittelgelenk steht in Subluxationsstellung. Der Gelenkspalt verschmälert, das Köpfchen des Grundgliedes z. T. zerstört und unregelmäßig begrenzt, desgleichen die Basis des Mittelgliedes im mittleren Drittel usuriert und unscharf begrenzt.

TAFEL VI

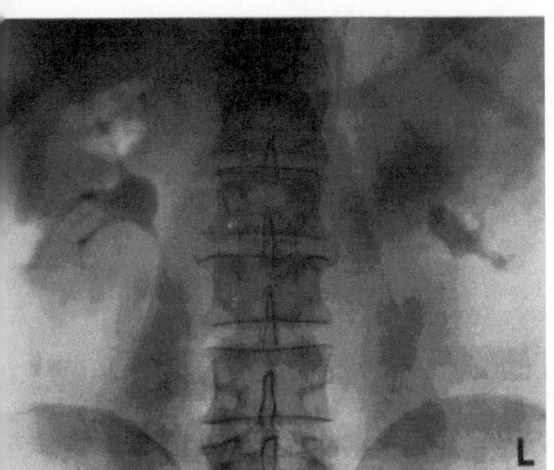

Abb. 21

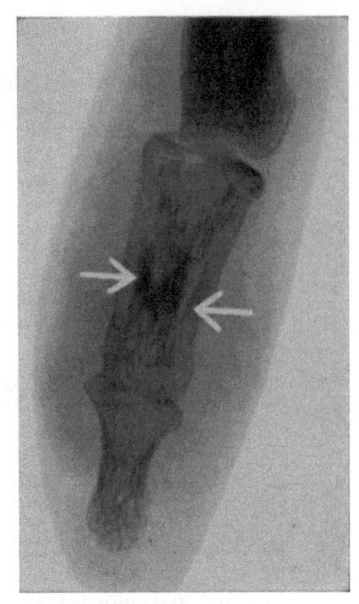

Abb. 24

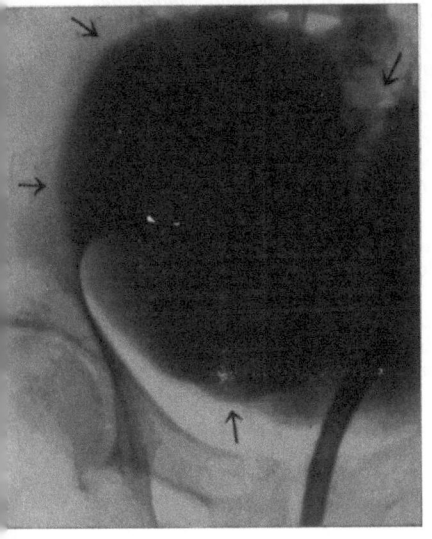

Abb. 23

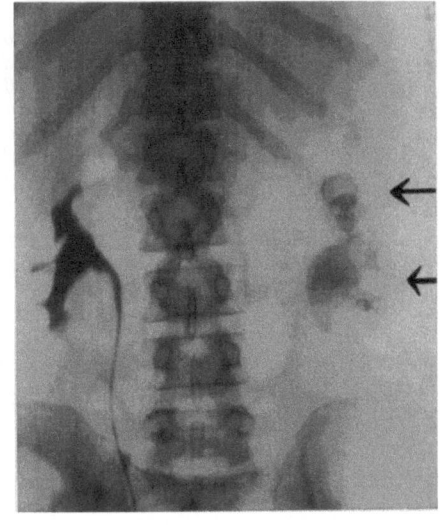

Abb. 22

Erläuterungen zu Tafel VII

Abb. 25: **Femurosteomyelitis** bei 15Jährigem; **Frühstadium** (8 Tage nach Erkrankungsbeginn!!). Andeutung von Kalkverarmung, Unschärfe der Knochenbegrenzung ↙. Vgl. die Konturzeichnung der anderen Seite.

a.—p.-Aufnahme des unteren Femurdrittels mit Kniegelenkspalt. Die untere Epiphysenfuge des Femur noch offen. Schatten der Kniescheibe erkennbar. Die gelenkbildenden Knochenränder regelrecht begrenzt. Der Kalkgehalt des Knochens, seine Konturen, der Bau der Kortikalis und die Knochenstruktur im allgemeinen regelrecht, nur bei der mit einem Pfeil bezeichneten Stelle geringere Kalkverarmung und Unschärfe der Knochenbegrenzung.

Abb. 26: Dieselbe **Osteomyelitis** 10 Tage später. Deutliche Knochendestruktion und fleckige Atrophie. Vgl. die Abb. 33 der akuten Koxitis.

a.—p.-Aufnahme des Kniegelenkes mit unterem Femurende. Epiphysenfugen offen. Im Bereiche der inneren Metaphyse des Femur krankhafte Veränderungen: verwachsene Begrenzung des Knochenrandes, unregelmäßige Strukturzeichnung und fleckige Atrophie: Kalkverarmung. Die deutliche Abgrenzung von Kortikalis und Spongiosa der Abb. 31 ist verlorengegangen.

Abb. 27: **Osteomyelitis-Spätstadium.** 6jähriges Kind, schwerste Knochenzerstörung, mächtige periostale Knochenapposition, Totenlade mit zentralem Sequester (→ ←).

Seitliche Aufnahme von Kniegelenk und unterer Femurhälfte. Epiphysenfugen offen. Die untere Femurhälfte ist weitgehend umgebildet. Mächtige periostale Knochenneubildungen verdicken das untere Metaphysenende bis zum Dreifachen. Die Begrenzung der neu gebildeten Knochenlagen, vor allem hinten, unregelmäßig wellig. Die Knochenstruktur ist eine unregelmäßig wechselnde: In den Randzonen beträchtliche Kalkdichte; nach innen zu mehr aufgehellt; inmitten liegt ein unregelmäßig begrenzter kompakter Knochenschatten: Totenlade mit zentralem Sequester. Auch der Weichteilschatten läßt eine Auftreibung erkennen. Das Kniegelenk erscheint unbeteiligt.

Abb. 28: **Fungus II: Arthritis sicca.** Kapselschrumpfung mit Knorpelzerstörung: Gelenkspalt „verschmälert" oder „aufgehoben" (bevorzugt im Schultergelenk!).

a.—p.-Aufnahme des Schultergelenkes. Schlüsselbein, Acromion und Schulterblatt sowie oberes Drittel des Humerus erkennbar. Beträchtliche Kalkverarmung des Oberarmkopfes mit angerauhter Knochenbegrenzung. Gelenkspalt kaum erkennbar. Kalkverarmung und teilweise Zerstörung der Pfanne.

TAFEL VII

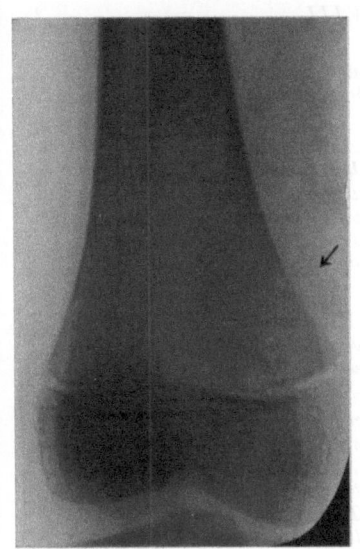

Abb. 25

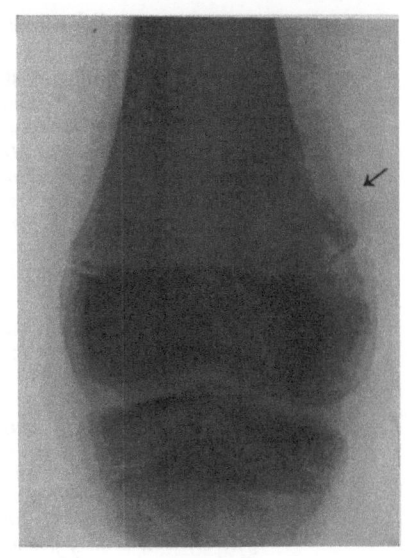

Abb. 26

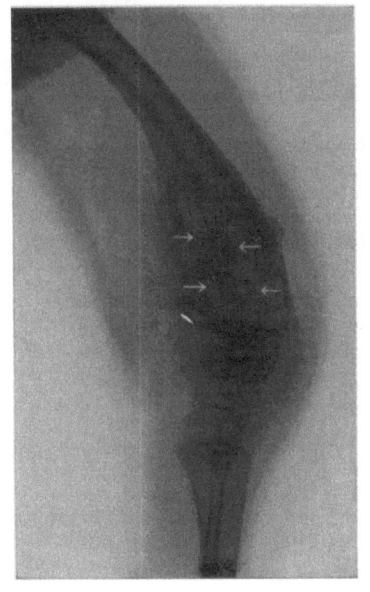

Abb. 27

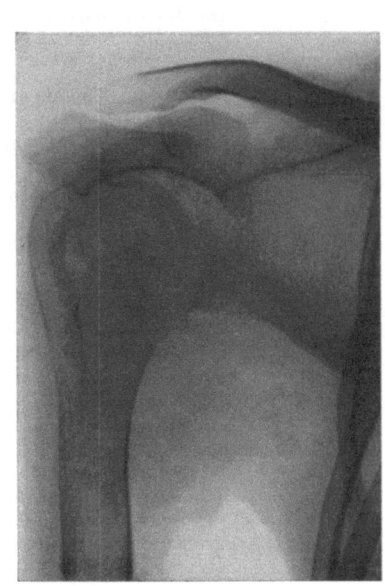

Abb. 28

Erläuterungen zu Tafel VIII

Abb. 29: **Fungus IV: Fistulös-destruierende Form** (häufig ,,Altersfungus" an Hand und Fuß). Kalkschwund! Gelenkszerstörungen! Knochen miteinander verbacken.
a.—p.-Aufnahme des Handgelenkes und der Mittelhand. — Schwere unregelmäßige, vor allem die Gelenknähe erfassende Kalkverarmung aller Knochen. Dabei tritt der Kortikalissaum verstärkt hervor. In der Handwurzel z. T. die Gelenkspalten aufgehoben und die in ihrer Struktur weitgehend zerstörten Handwurzelknochen miteinander verbacken. Die Zerstörung trifft vor allem den 3. und 5. Strahl.

Abb. 30: **Fungus I: Kapselfungus.** Hochgradige Kalkverarmung (,,Knochenatrophie", rarefiziert"); deutlich hervortretender Randsaum der Kortikalis!), Gelenkskonturen wenig gestört, eine stärkere Knochendestruktion fehlt.
Seitenaufnahme des Fußgelenkes. Man sieht das untere Ende vom Schienbein und Wadenbein in seitlicher Ansicht mit dem deutlichen äußeren Knöchel: demnach die Fibula, weil schärfer konturiert, bei der Aufnahme plattennahe gelegen, weiter den Gelenkspalt des oberen Sprunggelenkes mit der gut erkennbaren Talusrolle; das untere Sprunggelenk, weil schräg getroffen, nur angedeutet erkennbar. Deutlich die CHOPART*sche und* LISFRANC*sche Gelenkslinie. Der Kalkgehalt aller Mittelfußknochen und der Unterschenkelknochen stark herabgesetzt: der Kortikalissaum deutlich vortretend: schwere Kalkverarmung, ,,Atrophie". Die Begrenzung der Knochen und Gelenke im ganzen regelrecht. Im Weichteilschatten sind die Achillessehne und der Plantarbogen erkennbar. Leichter Spitzfuß.*

Abb. 31: **Fungus III.** Gelenksnaher kariöser Knochenherd, **,,ossäre Gelenkstuberkulose"** im unteren Tibia-Ende.
Seitliche Aufnahme des Sprunggelenkes. Der Kalkgehalt wenig vermindert. Begrenzung der Knochen und ihr Strukturaufbau im allgemeinen regelrecht. Im Metaphysenende der Tibia ein rundlicher zweimarkstückgroßer, ziemlich scharf begrenzter Aufhellungsherd mit fleckförmiger unregelmäßiger Knochenstruktur der Umgebung.

Abb. 32: **Coxitis tuberculosa.** Knorpel- und Schenkelkopfzerstörung. Pfannendestruktion, ,,Pfannenwanderung", deutliche Kalkverarmung!
a.—p.-Aufnahme des Hüftgelenkes. Man erkennt das obere Femurende mit großem und kleinem Trochanter, Linea intertrochanterica und Schenkelhals. Der Schenkelkopf ist unregelmäßig gestaltet, von unscharfer Begrenzung und fleckiger Knochenstruktur. Die Gelenkpfanne erscheint nach oben ausgeweitet: Pfannenwanderung, unregelmäßig begrenzt. Ein Gelenkspalt ist nicht zu erkennen. Das obere Femurende steht infolge der Pfannenwanderung auffallend hoch: Trochanter-Hochstand. Vgl. Rö.-Abb. 44 und 45 rechts. Trochanter-Hochstand durch PERTHES *Abb. 34 rechts; durch Hüftluxation Abb. 35.*

TAFEL VIII

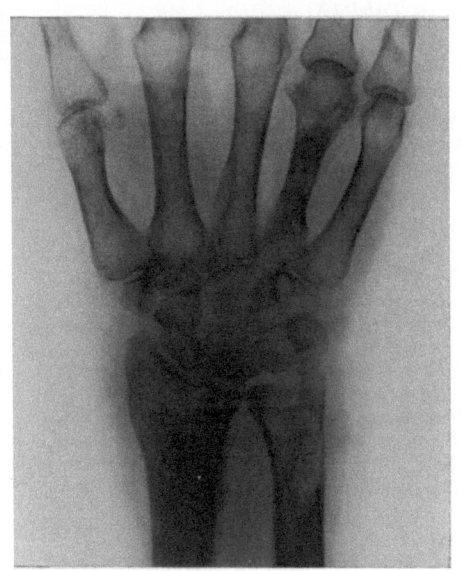

Abb. 29

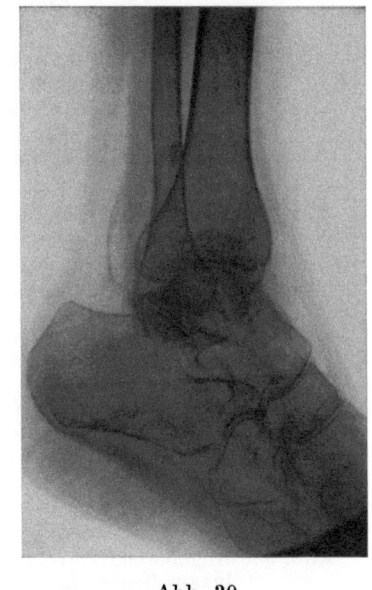

Abb. 30

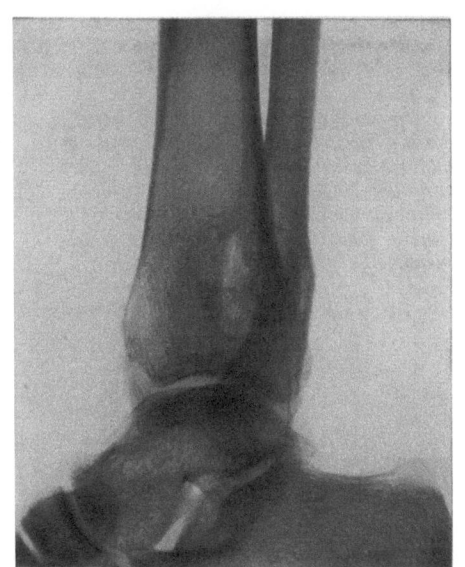

Abb. 31

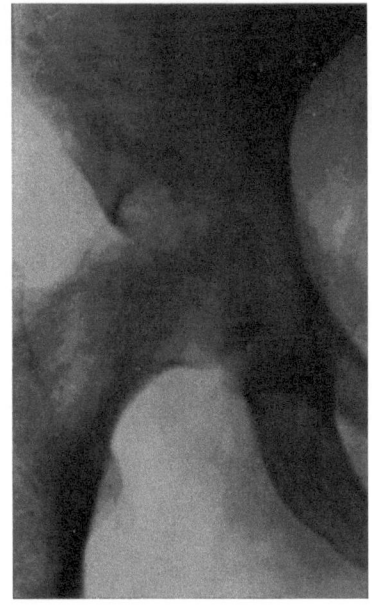

Abb. 32

Erläuterungen zu Tafel IX

Abb. 33: **Akute Coxitis** (gripposa). 5 Wochen nach Krankheitsbeginn; Gelenkspalt verschmälert, Destruktionsherd im Pfannendach.
a.—p.-Aufnahme des Hüftgelenkes. Deutliche Kalkverarmung im oberen Femurende. Destruktionsherd im Pfannendach. Verschmälerung des Gelenkspaltes: Knorpelzerstörung.

Abb. 34: **PERTHES**-Erkrankung der rechten Hüfte. Schenkelkopfkappe ↘ breit gestaucht und destruiert; oberer Gelenkspalt verbreitert, Schenkelhalsverbiegung (coxa vara); vgl. die gesunde Seite.
a.—p.-Übersichtsaufnahme des Beckens und der Hüftgelenke. Epiphysenfugen noch offen: an der Hüftpfanne; oder noch erkennbar: am Schenkelkopf, Trochanter major und zwischen Sitz- und Schambein. Das Kreuzdarmbeingelenk rechts gut erkennbar. Linkes Hüftgelenk mit Kopf, Hals und Rollhügeln regelrecht. Die rechte Kopfkappe breit gestaucht, die Schenkelhalsmasse verkürzt, verplumpt und von unregelmäßiger verdichteter Knochenstruktur; leichte Coxa vara mit Trochanter-Hochstand. Der obere Anteil des Gelenkspaltes eher breiter als auf der gesunden Seite. Die Gelenkpfanne nicht wesentlich verändert.

Abb. 35: Angeborene Verrenkung des *rechten* Hüftgelenks. **Dysplasia coxae luxans** (früher Luxatio coxae congenita). Gestrichelt die MENARD-SHENTONsche Linie (links „regelrecht" und rechts „gebrochen"). Die Kopfepiphyse der luxierten Seite unterentwickelt; Sitz-Schambeinfuge weiter (vgl. S. 252).
Hüftpfanne steiler gestellt!

Abb. 36: **KÖHLER I**. Schiffbeinnekrose ↓. — Abb. 37 Kontrollbild der gesunden Seite!
Seitliches Bild beider Fußwurzeln und der Basen der Mittelfußknochen. Sprung- und Fersenbein, Navikulare und Kuboid sind bei 37 gut erkennbar. Die 3 Keilbeine sind aufeinander projiziert. Bei 36 ist eine leichte Kalkverarmung der Fußwurzelknochen erkennbar. Das Navikulare ist auf eine schmale, stark kalkhaltige Knochenscheibe verschmälert. Beachte nebenbei das fersenartige Vorspringen der Basis des 2. Mittelfußknochens: wichtig bei LISFRANC-Exartikulation.

Abb. 37: Kontrollbild zu Abb. 36

TAFEL IX

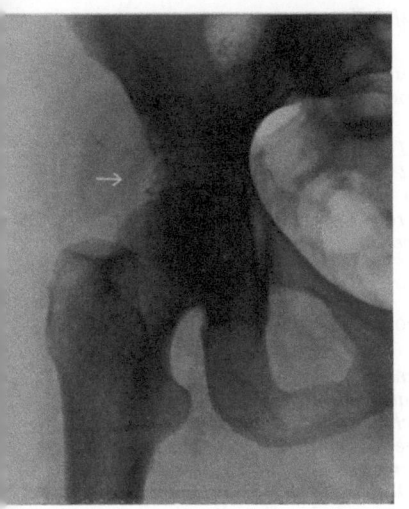

Abb. 33

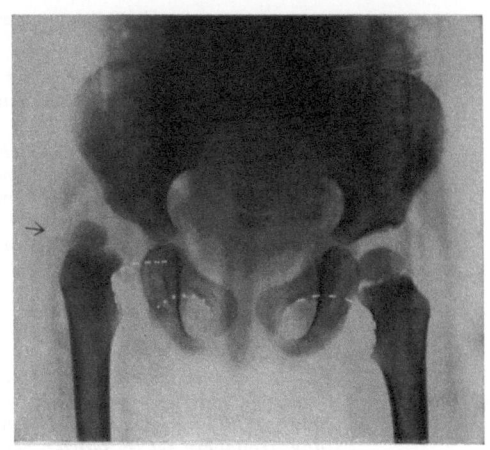

Abb. 35

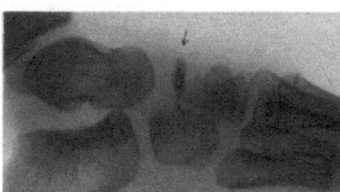

Abb. 36

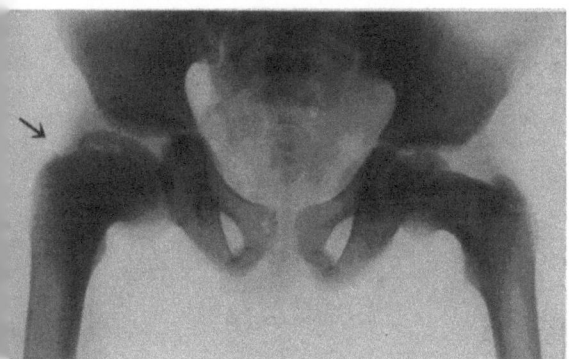

Abb. 34

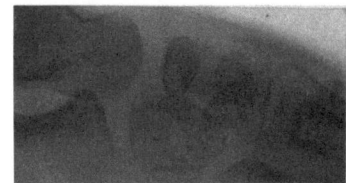

Abb. 37

Erläuterungen zu Tafel X

Abb. 38: **KÖHLER II.** Osteonekrose des zweiten Mittelfußköpfchens; vgl. die gesunden Köpfchen; Abplattung und nekrotische Knochenscholle erkennbar.
Aufnahme der Mittelfußköpfchen 1 bis 4. Während die übrigen Köpfchen regelrecht gestaltet sind, ist das 2. abgeplattet, wie hineingestaucht, zeigt eine Kalkverarmung mit Einlagerung von unregelmäßigen Kalkschollen. An der inneren Begrenzung ist die Kontur unregelmäßig. Am Großzehengrundgelenk erkennt man die Sesamknöchelchen.

Abb. 39/40: **KIENBÖCK.** → Mondbeinnekrose von vorne (39) mit Kontrollbild der gesunden Hand (40).
a.—p.-Aufnahmen beider Handgelenke. Gegenüber den normal-gestalteten, glatt begrenzten und gut kalkhaltigen Knochen der Handwurzel (40) findet sich bei 39 eine leichte, allgemeine Kalkverarmung; das Mondbein ist im ganzen verkleinert, förmlich in sich zusammengestaucht, von erhöhtem, fleckförmig unregelmäßigem Kalkgehalt. Anscheinend läuft bogenförmig eine Destruktionslinie, vielleicht eine sekundäre pathologische Fraktur, quer durch den Knochen.

Abb. 41: **KIENBÖCK.** Mondbeinnekrose.
Seitenbild des Handgelenkes. Das verbildete, breit gestauchte, verschmälerte Mondbein mit seiner verdichteten Knochenstruktur tritt scharf hervor, da die übrigen Knochen infolge Inaktivitätsatrophie, Schonung der schmerzhaften Hand, deutlich kalkverarmt.

Abb. 42: **SCHLATTER**sche Krankheit. Zerklüftung des schnabelförmigen Epiphysenfortsatzes an der Tuberositas tibiae mit wolkiger Apposition.
Seitenbild des Kniegelenkes mit offenen Epiphysenfugen an Femur, Schienbein und Wadenbein. Die Gelenkkörper der Knochenenden sind regelrecht gestaltet und scharf begrenzt. Der Kalkgehalt ist ein guter, die Knochenstruktur regelmäßig. Der schnabelförmige Epiphysenfortsatz der Tuberositas tibiae ist zerteilt und weist an der Vorderfläche wolkige Apposition auf.

TAFEL X

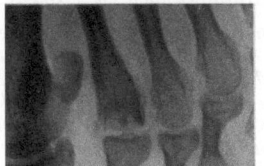

Abb. 38

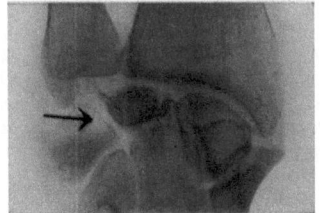

Abb. 39

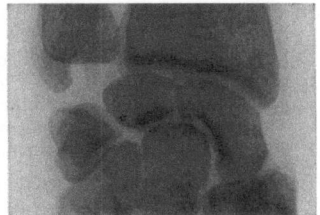

Abb. 40

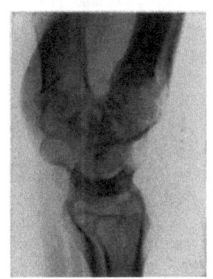

Abb. 41

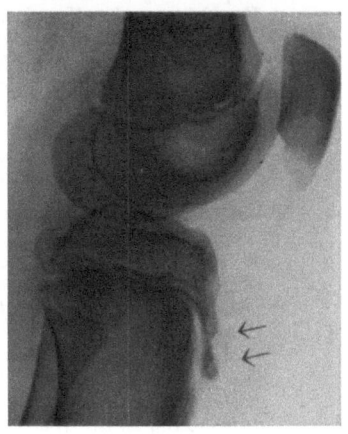

Abb. 42

Erläuterungen zu Tafel XI

Abb. 43: **Vertebra plana osteonecrotica** (CALVÉ) des 3. Lumbalwirbels.
Seitenaufnahme von Lendenwirbelsäule und Kreuzbein eines 8jährigen Kindes. Man erkennt — vgl. Rö.-Aufnahme 11 — die übereinanderstehende Reihe der Lendenwirbelkörper mit Bogen-, Gelenk- und Dornfortsätzen. Der Rückenmarkskanal ist gut erkennbar. Während die darüber und darunter gelegenen Lendenwirbelkörper abgerundet — viereckig in gleicher Größe, getrennt durch die Aussparungen der Zwischenbandscheiben in geordneter Reihe — erkennbar sind, ist der 3. Lendenwirbel in eine ganz schmale Knochenplatte mit etwas verminderter Kalkdichte verwandelt; die angrenzenden Bandscheiben erscheinen nicht verändert. Die unveränderten Bandscheiben sprechen gegen einen tuberkulösen Prozeß. — Im Seitenbild des Bauches erkennt man die Luftfüllung des Darmes, darüber der Weichteilschatten der Leber.

Abb. 44: **Coxa vara** bei nichttraumatischer Epiphysenlösung links.
a.—p.-Aufnahme des Hüftgelenkes. Vgl. das normale Hüftgelenk Rö.A. 34 links. Der Beckenknochen ohne Besonderheit, der Hüftgelenkspalt regelrecht. Am äußeren oberen Ende der Pfanne ein kleines Os acetabuli. Der Schenkelhals ist im Sinne einer Coxa vara verborgen, der Kopf — anscheinend nach Epiphysenlockerung — etwas herabgerutscht. Am unteren Ende der Kopfkappe abnorme Knochenapposition.

Abb. 45: **Handgelenkfungus** rechts.
Vergleichsaufnahme der Handgelenke. Rechts deutlicher Kalkschwund der ganzen Hand! Handwurzelgelenke verwischt, Handwurzelknochen verbacken.

Abb. 46: **Osteosarkom I. Osteoblastisches Sarkom** des unteren Femurendes, radiäre Knochenbälkchenstruktur.
Untere Hälfte des Femur. Der Bau der oberen Diaphyse und der Gelenkknorren regelrecht. Im unteren Drittel des Femurschaftes leichte Auftreibung des Knochens an der Innenseite und außenseitig unten. Verdichtung der Knochenstruktur. Nach innen und nach außen und auch in der Strahlenrichtung ist dem Kortikalismantel des Femur ein wolkenschleierartiger Knochengürtel aufgesetzt, der im wesentlichen eine radiärgestellte Knochenbälkchenstruktur aufweist. Im ganzen findet sich sowohl endostal wie periostal reichlich Knochenneubau, kein Zeichen von Knochendestruktion. Die Begrenzung der neu gebildeten Knochenmassen ist überall eine unregelmäßige, in die Weichteile hinein fortschreitende: Anzeichen maligner Knochenneubildung.

Abb. 47: **Osteosarkom II.** Chondroblastisches Sarkom des Fibulaköpfchens, „Schalensarkom".
a.—p.-Aufnahme vom Schienbein und Wadenbeinköpfchen. Schienbein regelrecht begrenzt und strukturiert. Das Wadenbeinköpfchen ist zu Kleinapfelgröße aufgetrieben, oben und innen von einem zarten Knochenrandsaum glatt begrenzt, im Inneren strukturarm, von geringem Kalkgehalt. Nach außen unten zu fehlt der Kortikalissaum und ist die Begrenzung vom aufgetriebenen Wadenbeinköpfchen und Weichteilschatten verwischt: Hinweis auf Einbruch der Knochenauftreibung in die Weichteile, d.h. maligne Infiltration.

Abb. 48: **Osteosarkom III.** Osteosarkom des Kalkaneus.
Seitliche Aufnahme des Kalkaneus. Die Abgrenzung gegenüber dem stehengebliebenen Teil des Kalkaneus ist wellenförmig, unregelmäßig, z.T. ausgesprochen unscharf. Der stehengebliebene Knochen ohne Zeichen von Reaktion, desgleichen keine Periostreizung. Der erkrankte Knochen nach unten zu aufgetrieben, zusammenfassend Ausdruck maligner Knochendestruktion.

TAFEL XI

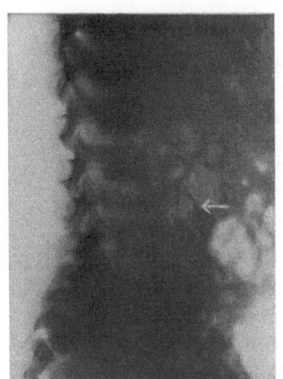

Abb. 43

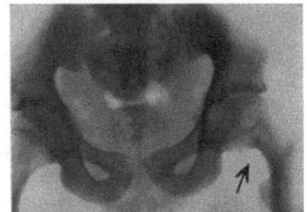

Abb. 44

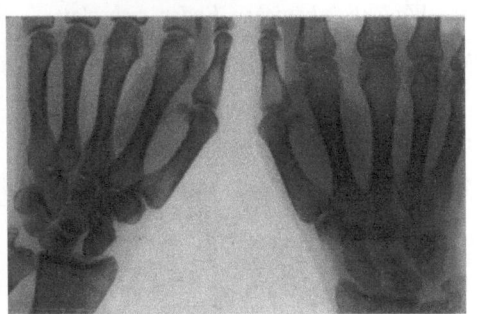

Abb. 45

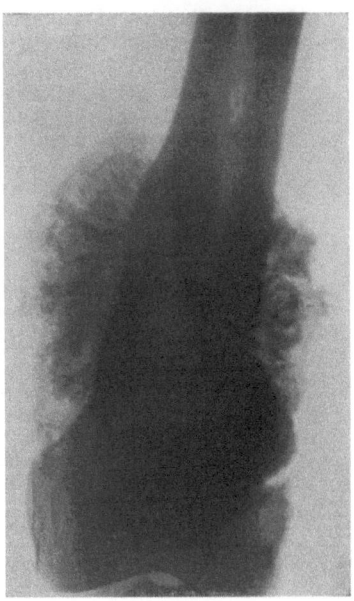

Abb. 46

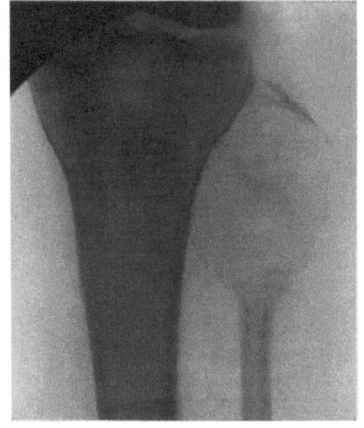

Abb. 47

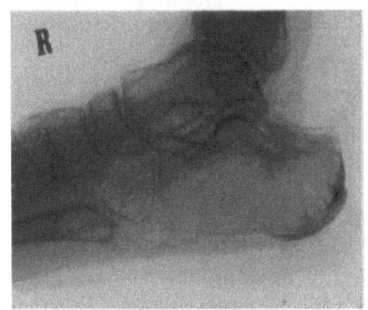

Abb. 48

Erläuterungen zu Tafel XII

Abb. 49: **Multiple Myelome.** Vielfach rundliche Schädelaufhellungsherde (Schädelmetastasen geben oft ähnliche Bilder).
Seitliches Schädelbild. Im Bereiche des Schädeldaches finden sich vielfach verschieden große, rund begrenzte Aufhellungsherde, in deren Bereich die Knochenstruktur ausgelöscht — ausradiert — erscheint. Die Grenze der Herde ist glatt. Eine Reaktion im angrenzenden gesunden Knochengewebe ist nicht erkennbar. Nirgends findet sich ein Sequester. Kalkgehalt und Bau des übrigen Knochens sind regelmäßig.

Abb. 50: **Exostosenkrankheit.** Vielfache Exostosen der Kniegegend (am distalen Femurende, Tibiakopf und Fibulaköpfchen).
a.—p.-Übersichtsaufnahme beider Kniegelenke. Gelenkspalte regelrecht. Die Gelenkknorren und der Schienbeinkopf regelmäßig begrenzt. Kalkgehalt und Knochenstruktur im übrigen regelrecht. In der Metaphysengegend beider Oberschenkelknochen, ebenso am Schienbeinkopf innen wie auch unterhalb der Wadenbeinköpfchen finden sich glatt begrenzte, teils zackenförmige, teils rundliche vom Gelenk weg diaphysenwärts weisende Knochenauswüchse, die im geordneten Knochenbau den Metaphysen aufsitzen.

Abb. 51: **Kartilaginäre Exostose** am unteren Femurende. Singulär diaphysenwärts gerichtet.
a.—p.-Bild des unteren Oberschenkeldrittels mit Kniegelenkspalt. Knochenbegrenzung der Gelenkflächen, Weite des Gelenkspaltes, Kalkgehalt und Knochenstruktur im übrigen regelrecht. Etwa handbreit oberhalb des Kniegelenkspaltes sitzt dem Innenrand der Femurmetaphyse ein etwa daumengroßer glattbegrenzter, in der Mitte stumpfwinkelig gebogener, körperwärts gerichteter, gut strukturierter Knochenvorsprung auf, der mit verbreiteter, abgerundeter Basis in den Femurknochen übergeht.

Abb. 52: **Solitäre Knochenzysten.** Früher Ostitis fibr. localisata genannt: Zystische Auftreibung einer Meta-Epiphysengegend, gute Begrenzung gegenüber dem übrigen Knochen.
a.—p.-Aufnahme des re. Oberarmes mit Schultergelenk. Die obere Hälfte der Diaphyse aufgetrieben, wabig gebauter Innenraum, schaligdünne Kortikalisrandzone, Begrenzung scharf und glatt. Keine Zeichen einer malignen Entartung.

TAFEL XII

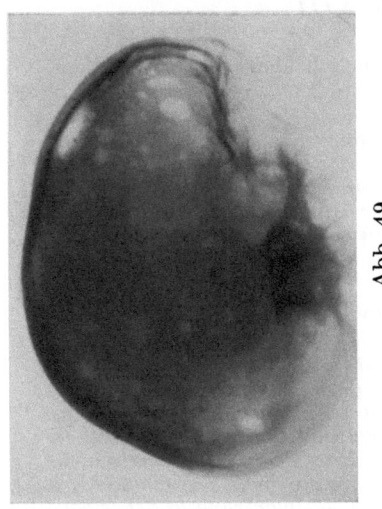

Abb. 49

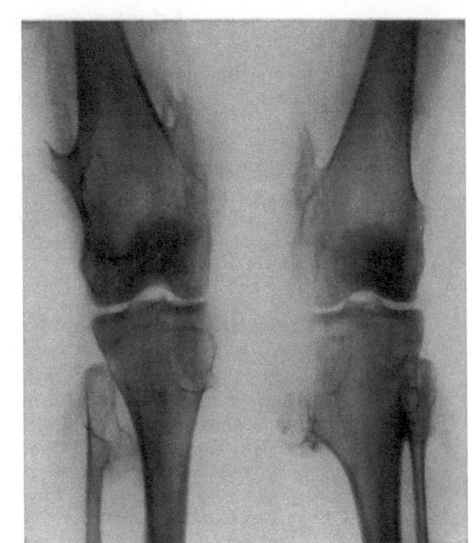

Abb. 50

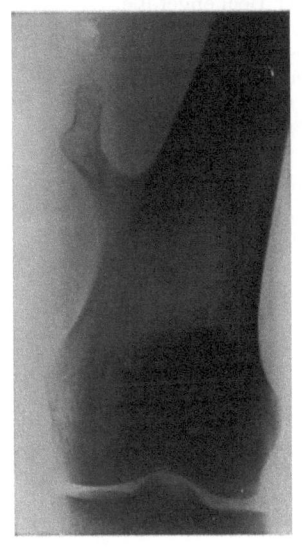

Abb. 51

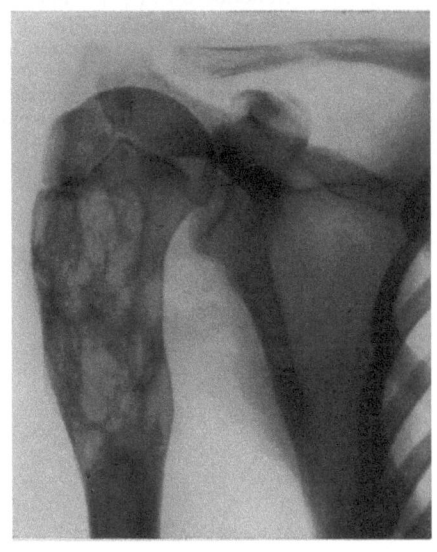

Abb. 52

Erläuterungen zu Tafel XIII

Abb. 53: **Osteopathia deformans** (PAGET). Säbelscheidentibia, Rundrücken, Schädeldeformierung bei alten Leuten.
Seitliche Aufnahme eines stark verbildeten Unterschenkels. Die eben noch erkennbaren Femurgelenkrollen anscheinend regelrecht. Schienbein und Wadenbein im ganzen türkensäbelartig gekrümmt. Der Knochen verdickt und verplumpt, völlig unregelmäßig in seiner Struktur, teils verdichtet (Sklerose), vielfach von Aufhellungsherden durchsetzt. Periost-Apposition erkennbar. Die Beteiligung der Fibula stellt eine Ausnahme dar.

Abb. 54: **Periarthritis humero-scapularis** (DUPLAYsche Krankheit). Verkalkung in der Supraspinatussehne.
a.—p.-Aufnahme des Schultergelenkes. Schultergelenksdach mit Acromio-Klavikulargelenk und darunter nach innen zu der in Aufsicht gesehene Proc. coracoideus gut erkennbar, die Gelenkpfanne regelrecht begrenzt. Der normalgeformte Oberarmkopf steht richtig in der Pfanne. Außen erkennt man am Kopf das Tuberculum majus. Oberhalb und außer dem Tuberculum majus findet sich ein schalenförmiger Kalkschatten: periartikuläre Kalkeinlagerung in Sehne oder Schleimbeutel.

Abb. 55/56: **Spondylarthrosis deformans** der Lenden- und unteren Brustwirbelsäule. Randwulst, Zacken- und Spangenbildungen (→). Als Nebenbefund (↑ ↑) deutliche Verkalkung der Beckengefäße.
Seitliche Aufnahme der Wirbelsäule von D11—LIII. Der Ansatz der letzten Rippe kennzeichnet den 12. Brustwirbel. Im Vergleich mit dem normalen Wirbelseitenbild Abb. 11 deutliche zackige Ausziehungen am vorderen oberen und unteren Wirbelende, besonders bei D11 und D12. Die Aussparung der strahlendurchlässigen Bandscheibe regelrecht.
a.—p.-Aufnahme der Lendenwirbelsäule und Kreuzdarmbeingelenke. Vgl. die normalen Röntgenbilder 16 und 17. Deutliche Randwulstzacken und Spangenbildungen, die die benachbarten Wirbelkörper verbinden. Unterhalb der Kreuzdarmbeingelenke bandförmige abnorme Verkalkungen: Kalkeinlagerung in den Beckengefäßen.

TAFEL XIII

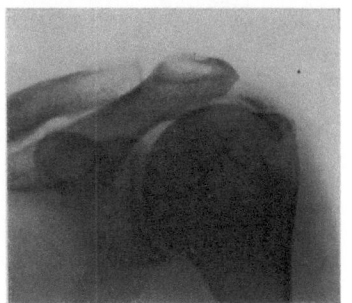

Abb. 54

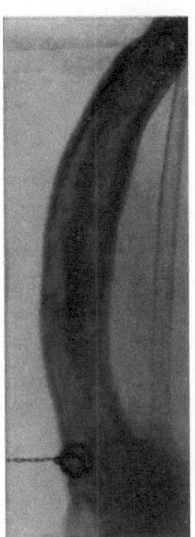

Abb. 53

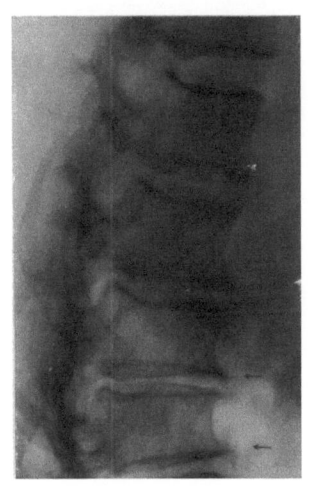

Abb. 55

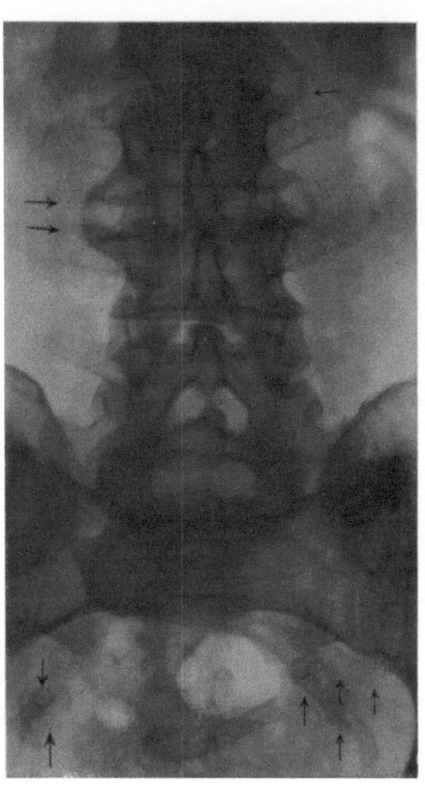

Abb. 56

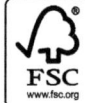

MIX
Papier aus verantwortungsvollen Quellen
Paper from responsible sources
FSC® C105338

If you have any concerns about our products,
you can contact us on
ProductSafety@springernature.com

In case Publisher is established outside the EU,
the EU authorized representative is:
**Springer Nature Customer Service Center GmbH
Europaplatz 3, 69115 Heidelberg, Germany**

Printed by Libri Plureos GmbH
in Hamburg, Germany